Manuelle Medizin

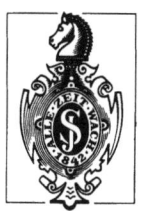

H. Tilscher
M. Eder

Der Wirbelsäulen-patient

Rehabilitation · Ganzheitsmedizin

Dritte, neu bearbeitete und erweiterte Auflage
mit 76 Abbildungen und 20 Tabellen

Springer-Verlag Berlin Heidelberg GmbH

Univ.-Prof. Dr. Hans Tilscher
Orthopädisches Spital, Speisingerstraße 109
A-1130 Wien

Univ.-Doz. Dr. Manfred Eder
Schönaugasse 4, A-8010 Graz

Die 1. Auflage erschien im Verlag für Medizin Fischer, Heidelberg, unter dem Titel: Tilscher H, Die Rehabilitation von Wirbelsäulengestörten. Die 2. Auflage erschien unter dem Titel: Tilscher H, Eder M, Die Rehabilitation von Wirbelsäulengestörten, in der Reihe Manuelle Medizin

ISBN 978-3-662-00966-6   ISBN 978-3-662-00965-9 (eBook)
DOI 10.1007/978-3-662-00965-9

Cip-Kurztitelaufnahme der Deutschen Bibliothek
Tilscher, Hans: Der Wirbelsäulenpatient : Rehabilitation - Ganzheitsmedizin / H. Tilscher ; M. Eder. -
3., neu bearb. u. erw. Aufl. -
Berlin ; Heidelberg ; New York ; London ; Paris ; Tokyo : Springer, 1989 (Manuelle Medizin)
2. Aufl. u. d. T.: Tilscher, Hans: Die Rehabilitation der Wirbelsäulengestörten
ISBN 978-3-662-00966-6

NE: Eder, Manfred

Dieses Werk ist urheberrechtlich geschützt. Die dadurch begründeten Rechte, insbesondere die der Übersetzung, des Nachdrucks, des Vortrags, der Entnahme von Abbildungen und Tabellen, der Funksendung, der Mikroverfilmung oder der Vervielfältigung auf anderen Wegen und der Speicherung in Datenverarbeitungsanlagen, bleiben, auch bei nur auszugsweiser Verwertung, vorbehalten. Eine Vervielfältigung dieses Werkes oder von Teilen dieses Werkes ist auch im Einzelfall nur in den Grenzen der gesetzlichen Bestimmungen des Urheberrechtsgesetzes der Bundesrepublik Deutschland vom 9. September 1965 in der Fassung vom 24. Juni 1985 zulässig. Sie ist grundsätzlich vergütungspflichtig. Zuwiderhandlungen unterliegen den Strafbestimmungen des Urheberrechtsgesetzes.

© Springer-Verlag Berlin Heidelberg 1989
Ursprünglich erschienen bei Springer-Verlag Berlin Heidelberg 1989
Softcover reprint of the hardcover 3rd edition 1989

Die Wiedergabe von Gebrauchsnamen, Handelsnamen, Warenbezeichnungen usw. in diesem Werk berechtigt auch ohne besondere Kennzeichnung nicht zu der Annahme, daß solche Namen im Sinne der Warenzeichen- und Markenschutz-Gesetzgebung als frei zu betrachten wären und daher von jedermann benutzt werden dürften.

Produkthaftung: Für Angaben über Dosierungsanweisungen und Applikationsformen kann vom Verlag keine Gewähr übernommen werden. Derartige Angaben müssen vom jeweiligen Anwender im Einzelfall anhand anderer Literaturstellen auf ihre Richtigkeit überprüft werden.

2119/3145-543210 - Gedruckt auf säurefreiem Papier

Vorwort

So wie immer, wenn sich die Notwendigkeit ergab, die Neuauflage eines medizinischen Buches ins Auge zu fassen, standen auch diesmal die Autoren vor der Entscheidung: 3. Auflage unverändert - oder Neubearbeitung? Nach Überwindung der begreiflichen Scheu, sich selbst Zusatzbelastungen aufzubürden, reifte dann doch die Bereitschaft, ans Werk zu gehen und eine Neubearbeitung vorzunehmen.

Als Vorläufer und Erstauflage gab es unter dem Titel *Die Rehabilitation von Wirbelsäulengestörten* ein kleines Büchlein, das dann in der 2. Auflage sowohl textlich als auch abbildungsmäßig beträchtlich erweitert wurde und in den Rezensionen eine positive Beurteilung fand. Lediglich der Titel des Buches schien nicht ganz mit jenen Vorstellungen vereinbar, die mit dem Terminus Rehabilitation eine zu enge Begriffsbestimmung verbunden sahen. Dies war der Grund für die vorgenommene Titeländerung, bei der der Rehabilitationsbegriff nur mehr als Untertitel erscheint, dafür der Wirbelsäulenpatient in den Vordergrund rückt.

„Rehabilitation - Ganzheitsmedizin". Im Untertitel symbolisiert ein einfacher Gedankenstrich seine ursprüngliche Bedeutung und will zum einem aussagen, daß nur die Verbindung der beiden Begriffe Rehabilitation und Ganzheitsmedizin - im Sinne des Zusammengehörens - den Schlüssel zur erfolgreichen Hilfe für den Wirbelsäulenpatient geben kann, zum anderen soll darüber hinaus versinnbildlicht werden, daß Ganzheitsmedizin keine ideologische Separierung braucht, sondern nur als Ausdruck einer einheitlichen optimalen Form der Medizin verstanden sein will, die den ganzen Menschen in seinen gesunden und kranken Tagen mit allen darüber entscheidenden Faktoren erfaßt. In Weiterführung dieses Gedanken ergibt sich wie von selbst die Sinnlosigkeit jeglicher wie auch immer gearteter Polarität zwischen sog. Schulmedizin und Ganzheitsmedizin. Puristen des einen oder anderen Lagers wären daher gut beraten, Extrempositionen und gegenseitige Beschuldigungen abzubauen und das vorhandene Gemeinsame zu erkennen.

Als Brücke der Annäherung empfiehlt sich einmal mehr die Betrachtung historischer Gegebenheiten, die erkennen läßt, daß es immer schon Schulen gegeben hat und medizinisches Wissen eben von solchen vermittelt wurde und wird. Dem Wissensstand und Zeitgeist folgend, verändern sich zwar Wertigkeit und Interpretation der einzelnen Lehrgebiete, das Wertvolle aber bleibt letztlich stets erhalten und wird zur erweiterten Basis nachfolgender Generationen. Festzuhalten ist darüber hinaus: Gesammeltes medizinisches Wissen hat seinen Ursprung in der Empirie, deren wissenschaftliche Bestätigung bzw. Untermauerung immer erst nachfolgend und parallel mit der zunehmenden Weiterentwicklung entsprechender Forschungstechnologien möglich wurde. Universitäres medizinisches Wissen von heute ist daher nichts anderes als in vielen Bereichen wissenschaftlich abgesicherte ärztliche Erfahrung von gestern. Dazu sei noch angefügt, daß es dabei keinen Anspruch auf volle Objektivierbarkeit aller empirischen Erkenntnisse geben darf, denn Medizin gehört nicht zu jenen exakten Naturwissenschaften, wie etwa Physik, Chemie oder Mathematik, wo der experimentelle oder rechnerische Beweis eine selbstverständliche Forderung sein kann.

Das Unbehagen, das heute von seiten vieler Patienten dem üblichen Medizinvorgehen entgegengebracht wird, hat mehrere Wurzeln, begründet sich aber hauptsächlich aus der überdimensionalen Technikverherrlichung und Medikamentengläubigkeit des derzeitigen Gesundheitswesens. So wertvoll die über wissenschaftliche Forschung und Spitzentechnologien erreichbaren Teilerkenntnisse und Behandlungsergebnisse – v. a. für vital bedrohliche Situationen – auch sein mögen, so sehr trüben sie den Blick bei der Beurteilung chronischer Erkrankungen. Ihr alleiniger Einsatz verleitet zur Überbewertung gewonnener Einzelbefunde und läßt dabei die Multikausalität der Pathogenese, v. a. im Bereich nichtmeßbarer Faktoren, oft unbeachtet. Das ist die eine Seite der Medaille. Die andere wird geprägt durch die Unpersönlichkeit und Kälte einer vordergründig apparativen Medizin mit dem verbundenen Mangel an zwischenmenschlichen Kontakten zwischen Patient und Arzt. Kritik erfordert diese Entwicklung, die über objektivierbare Symptome und subjektive Beschwerdeangaben hinaus einen Bereich unbedachter Störfaktoren weiterwirken läßt schon deshalb, weil daraus therapeutisches Versagen, speziell bei symptomatisch ausgerichteter Behandlung, resultiert. In weiterer Folge erwächst daraus die fatale Tendenz der zunehmenden und ungerechtfertigten psychosomatischen Interpretation jener chronischen Beschwerden, die sich einer apparativen Diagnostik entziehen.

Wenn nach all diesen Feststellungen der Begriff der Ganzheitsmedizin wiederum ins Blickfeld gerückt wird, so ergibt sich als einfaches Resümee, daß eigentlich nur ein Rückbesinnen auf jene Werte einsetzen muß, die von verschiedenen medizinischen Schulen vergangener Tage erarbeitet wurden. Medizin so zu betreiben verlangt daher lediglich danach, im ursprünglichen Maße das Gespräch mit dem Kranken zu suchen, die Inspektion, Palpation und weitere einfache körperliche Untersuchungen zur Diagnostik zu nützen und therapeutisch u. a. auch Lebensführung, Ernährung, Ausscheidung, Fasten, Schwitzen und Setzen von Reizen zu berücksichtigen. Ohne zu übertreiben darf man dazu bemerken, daß all diese Methoden seit Tausenden von Jahren zum Rüstzeug der Heilkunde gehören und eigentlich nichts an Aktualität verloren haben. Sie sind daher auch heute und zukünftig unersetzlich und sollten gemeinsam mit jenen Maßnahmen, die der medizinisch-wissenschaftliche Fortschritt bereit hält, Verwendung finden.

So ergibt sich abschließend als Standortbestimmung: Vernünftige Ganzheitsmedizin ist Schulmedizin von heute, ergänzt und unterstützt von bewährten Untersuchungs- und Behandlungsarten, die zu Unrecht in den Schatten des wissenschaftlichen Fortschritts gedrängt worden sind.

Konsequenterweise wollen die Ausführungen der vorliegenden Monographie gleichfalls nichts anderes, als ganzheitsmedizinisches Denken und Handeln am Beispiel der Wirbelsäulenpatienten vorzustellen. Vordergründig bleibt dabei die Durchleuchtung jener pathogenen Faktoren, die in ihrem variablen Zusammenwirken den gesunden Menschen zum Wirbelsäulenpatienten machen und deren Ausschaltung erst eine rezidivfreie Rehabilitation ermöglichen. Ganzheitsmedizinisch im aufgezeigten Sinne zu verstehen sind auch die einzelnen Stationen des therapeutischen Weges, die das Ziel der Beschwerdefreiheit erreichen lassen.

Die vom üblichen abweichende Themengestaltung ergibt sich aus der langjährigen Beschäftigung mit den Problemen der Wirbelsäulenpatienten. Die Autoren hoffen, über die gebotene Betrachtungsweise, die Materie so dargestellt zu haben, daß daraus die generelle Anregung erwächst, die üblicherweise weniger gewürdigten Störfaktoren mitzubedenken und die zur Behandlung von Wirbelsäulenpatienten praktisch unerläßlichen reflextherapeutischen Methoden in die Rehabilitationsbemühungen einzubeziehen.

Geändert wurde in der vorliegenden 3. Auflage aber nicht nur der Titel. Die Gesamtgestaltung der Monographie erfuhr eine gründliche Überarbeitung. Durch Einfügung von Merksätzen, bessere Überschriftengestaltung, Korrekturen und Feinschliff im Text sowie Änderung bzw. Ergänzung des Bildmaterials hat das Buch ein völlig neues Gesicht und – wie die Autoren hoffen – eine ebenfalls verbesserte Übersichtlichkeit bekommen.

Allen jenen, die in ideeller und materieller Hinsicht zum Werden der vorliegenden Monographie beigetragen haben – dazu muß besonders die Unterstützung durch die Ludwig-Boltzmann-Gesellschaft hervorgehoben werden – sowie dem Verlag für die Bereitwilligkeit der weitgehenden Umgestaltung trotz verbundener erhöhter Produktionskosten sei abschließend herzlichst gedankt.

Wien und Graz, im Winter 1988

HANS TILSCHER
MANFRED EDER

Inhaltsverzeichnis

1	**Einleitung**	1
2	**Pathogene Faktoren**	8
2.1	Unbeeinflußbare Faktoren	9
2.1.1	Der Konstitutionsfaktor	9
2.1.2	Angeborene und irreversible Veränderungen	12
2.1.3	Biometeorologische Störfaktoren	15
2.1.4	Der Faktor M	20
2.2	Beeinflußbare körperliche Faktoren	21
2.2.1	Schmerzgeschehen	21
2.2.2	Statik und Haltung	26
2.2.3	Strukturelle Störfaktoren	28
2.2.4	Stoffwechselfaktoren	34
2.2.5	Fokalgeschehen	39
2.2.6	Entzündungsfaktoren	57
2.2.7	Der Faktor Psyche	59
2.3	Beeinflußbare Umweltfaktoren	61
2.3.1	Beruf und Arbeit	61
2.3.2	Sport	70
2.3.3	Alltagsnoxen	77
2.3.4	Iatrogene Störfaktoren	80
3	**Der therapeutische Weg**	85
3.1	Manuelle Medizin	85
3.1.1	Diagnostik	86
3.1.2	Therapie	101
3.2	Therapeutische Lokalanästhesie (TLA)	113
3.3	Therapiemaßnahmen über die Hautrezeptoren	124
3.4	Akupunktur	126
3.5	Krankengymnastische Rehabilitation	129
3.6	Therapeutisches Reiten	148
3.7	Diätetische Rehabilitation	150
4	**Synopse**	160
5	**Literaturverzeichnis**	162

1 Einleitung

> „Ein Ganzes ist mehr als die Summe seiner Teile".

- Ehrenfels-Kriterium
- Systemgesetze und Kybernetik
- Stabilität und Stufenfunktion
- Reafferenzprinzip und Regelkreis
- Informationsgeschehen im Organismus
- Die Wirbelsäule als System
- Das Computerbild von L. D. Harmon

Der als Ehrenfels-Kriterium bekannte Satz kann als Leitmotiv auch jene Gedankengänge anführen, die zum Verständnis komplexer medizinischer Abläufe erforderlich sind. Das Sammeln von Daten, Details und Statistiken bleibt eine unbestrittene Notwendigkeit, wird aber erst sinnvoll, wenn über ein Ordnungsprinzip aus Teilen ein Ganzes, aus einem Haufen loser Bausteine ein funktionsfähiges Bauwerk erwächst. Die Elemente Kraft und Stoff formten das vergangene Weltbild. Das eigentlich Verbindende aber, jenes Element, das Energie und Materie erst sinnvoll zusammenwirken läßt, das Phänomen der Organisation, hat eben erst begonnen, unsere Vorstellungswelt zu reformieren. Die Ganzheit, die wir suchen und deren Strukturen wir analysieren, repräsentiert sich stets als System und gehorcht den Gesetzmäßigkeiten einer offenen Ordnung, deren tragende Säulen Informationsübermittlung und Schaltprinzipien bilden. Grundlegendes dazu verdanken wir dem jungen Wissensgebiet der Kybernetik (Wiener 1969), die als Wissenschaft der Steuermechanismen bezeichnet werden kann. In Verbindung mit den Systemgesetzen eröffnet sie Erkenntnisse, die in ihrer Elementarität so herausragend sind, daß Maruyama (1978) nicht zu Unrecht die Einführung biokybernetischen Denkens als den größten Bewußtseinsschritt bezeichnet hat, den die abendländische Welt seit den alten Griechen aufweisen kann.

Das Denken in Systemen ist es also, das gleichfalls den weiteren Schlüssel zum Zugang biologischer Komplexe eröffnet und das, unter Einbeziehung kybernetischer Regeln, auch die Basis der Ausrichtung der vorliegenden Monographie liefern soll.

Im Bereich medizinischer Probleme stehen ausschließlich extrem komplexe Systeme zur Überlegung, wobei die Komplexität nicht von der Zahl der beteiligten Elemente, sondern vom Reichtum ihrer Beziehungen abhängt (Wieser 1959). Ferner müssen Systeme die überleben, offen, anpassungsfähig und wandelbar sein, denn Überleben bedeutet mehr als bloßes vegetieren und schließt Weiterentwicklung, Entfaltung und Evolution in sich ein. Dieses Offensein sowohl in Richtung der

Untersysteme als auch letztlich zum Superkomplex des Systems unserer Welt läßt sich grob vereinfacht auf die Konstruktion des Regelkreisgeschehens zurückführen. Die Verflechtung untereinander im Zustand eines stabilen Fließgleichgewichtes kennzeichnet die Regelkreise komplexer Systeme, ihre intelligente Organisation ist das eigentlich Geheimnisvolle. Das stabile Fließgleichgewicht der Regelkreise erlangt in den Supersystemen der 3. Kategorie, zu der praktisch die hier medizinisch interessierenden ohnehin gehören, eine Eigenschaft, die als Ultrastabilität bezeichnet wird. Sie garantiert Ersatzschaltungen der Untersysteme, die im Fall von Störungen in weitem Maß das vorgegebene Milieu des Systems zu erhalten versuchen. Der Ablauf der notwendigen Kompensationsmechanismen erfolgt dabei nach dem Prinzip der Stufenfunktion, die die Fähigkeit der Anpassung mit der des Wahlvermögens verbindet, wobei das System entlang einer neuen Variablen den alten stabilen Zustand zurückzugewinnen versucht. Der Gesamtablauf, das Zusammenwirken von Feedbacksignalen und Stufenfunktion zum Zweck der Stabilisierung, wird auch als Homöostase bezeichnet.

Das Wirkungsgefüge des Regelkreises und seiner Feedbackmechanismen, die ja weithin als bekannt anzusehen sind, können aus dem Schema und dem zugehörigen Text rekapituliert werden (Abb. 1).

5 Hauptelemente beherrschen den Funktionsablauf im Regelkreis:

1. *Regelgröße.* Sie ist gleichzusetzen mit dem eigentlichen Funktionsziel im System.
2. *Regler.* In ihm wird die eintreffende Information (Input) über den Istwert mit dem Sollwert verglichen. Wenn nötig beeinflußt ein korrigierender ausströmender Impuls (Output) die Regelgröße.
3. *Meßfühler.* Er liegt in der Regelstrecke und erfaßt den aktuellen Istwert im System.

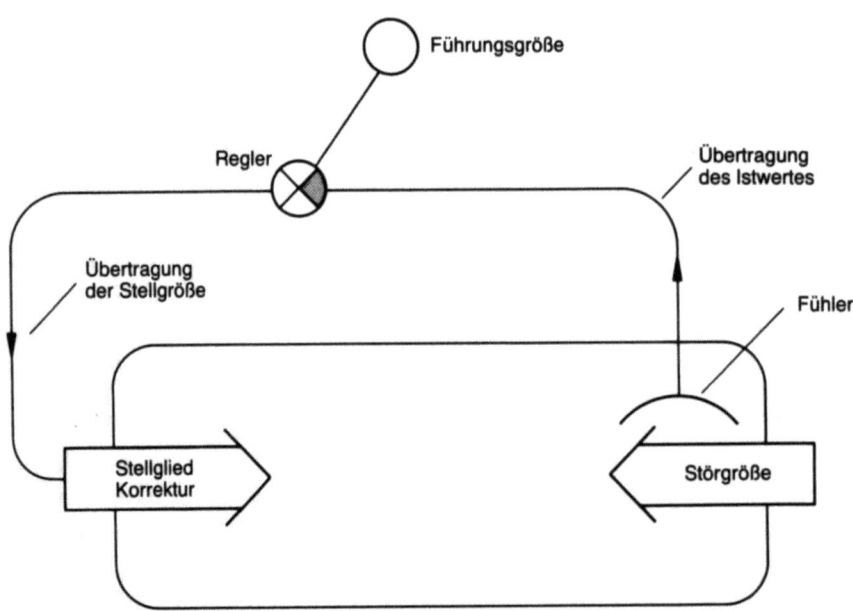

Abb. 1. Regelkreis

4. Stellglied. Als ausführender Teil der Steuerung und Empfänger des Output gleicht es die Istwerte an die Sollwerte an.

5. Rückkoppelung (Feedback). Für den Regelkreis als Ganzes ist die Rückwirkung vom Ausgang des Reglers über die Regelstrecke auf seinem Eingang unter Umkehrung der Wirkung der charakteristische Vorgang. Jeder positive Informationserfolg auf der Ausgangsseite führt zu einem konträren negativen Effekt am Reglereingang, der als negativer Feedback bezeichnet wird. Man hat es hier also einmal damit zu tun, daß ein negatives Ereignis positive Auswirkungen besitzt. Unterbleibt hingegen die Verpolung der rückgeführten Wirkung, dann liegt ein positiver Feedback vor und aufklingende Reaktionen führen zur Instabilität des Systems, die Regelung pervertiert sich über einen Aufschaukelungseffekt zur Regelkatastrophe. Um eine Grundstabilität des Regelkreises abzusichern, sind in komplexen Systemen D-Anteile (Glieder mit differentieller Empfindlichkeit) zwischengeschaltet, welche neben den Absolutwerten von Störungen auch die Änderungsgeschwindigkeiten berücksichtigen. Darüber hinaus verlangt die erwünschte Flexibilität komplexer Systeme eine Variationsbreite der Sollwerte über eine zentrale superponierte Steuerung, wobei die periphere Regelung der zentralen Vorgabe angepaßt wird (Folgeregler). Extrem komplexe biologische Systeme sind dementsprechend in zahlreiche Steuerebenen gegliedert und folgen einem Hierarchieprinzip, das unmittelbar lebensnotwendige Schaltungen vorrangig einsetzt.

> Biologische Systeme befinden sich in einem labilen Fließgleichgewicht – ihr Ordnungszustand wird durch die Homöostase aufrechterhalten.

Die Integrierung der bisherigen Aussagen in die zu beschreibende medizinische Materie läßt das Nervensystem (NS) als komplexestes aller Systeme und Zentrum biokybernetischer Aktivitäten in den Vordergrund treten. Das fundamentale Element seiner Organisation liegt im Reafferenzprinzip (Holst u. Mittelstaedt 1950), nach dem die Rückmeldung des Erfolges einer bestimmten Leistung in das Steuerzentrum den weiteren Verlauf der Leistung bestimmt. Wir haben es hier also wiederum mit dem klassischen Rückkoppelungseffekt des Regelkreisgeschehens zu tun.

Die im NS ablaufenden Impulsfolgen haben aber, und das macht die Durchschaubarkeit schwerer, immer die Wahl verschiedener Bahnen und vieler Schaltelemente. Die Gestaltung nervöser Abläufe und resultierender Leistungen ist somit keine starre, sondern eine wandelbare, und Voraussagen über Ereignisse im System beschränken sich auf den Wahrscheinlichkeitsbereich einer statistischen Ordnung. Erkennbar sind Input und Output, für die inneren Vorgänge bleibt das Bescheiden auf den Blackboxbegriff der Kybernetik gewahrt.

Wesentlich erweitert sich jedoch die Betrachtungsmöglichkeit physiologischer oder pathophysiologischer Reaktionen, wenn in den Funktionskreis Materie-Energie und Steuerung, der von Wolff (1967) erstmalig auch für vertebrologische Probleme als Basis vorgeschlagen wurde, sozusagen als 4. Dimension die Zeit einbezogen wird. Erst die Verknüpfung von räumlicher und zeitlicher Ordnung schafft für die Informationsvermittlung die Grundlage, den Nachrichtengehalt zu kodieren. Die Nachrichtenvermittlung im NS bedient sich ja nur eines einzigen Weges, nämlich der Variation von Impulsfrequenzen. Daraus sowie aus der differenten Nervenleitgeschwindigkeit der einzelnen Faserarten (A-, B-, C-Fasern), also deutlich zeitabhängig, rekrutieren sich die Nachrichtenmuster. Der Zeitfaktor bedingt des weiteren, daß der Informationsgehalt einer Nachricht nicht allein durch den Alles-oder-Nichts-Charakter der Einzelimpulse im binären Sinn bestimmt wird, sondern sich über Impulsfolgen in einen Analogiemechanismus auflöst.

Als weitere Variationsmöglichkeit der Informationsvermittlung wirkt darüber hinaus der sog. Elektrotonus (Sherrington 1906; Aldrian 1947), das konstant vorhandene elektrische Feld, das als 2. Schicht die nervösen Aktivitäten über Intensitätsschwankungen fördert oder hemmt.

> Reize bevorzugen vorerregte Bahnen und sensibilisierte Synapsen.

Ein weiterer Punkt, der zur Erklärung des Auftretens pathologischer Zustände des öfteren herangezogen werden muß, betrifft die Bahnung des Reizgeschehens über die Komponenten Speicherung und Leitung, wobei erstere mehr räumlich, letztere mehr zeitlich orientiert erscheinen. Das Phänomen der Bahnung ist letztlich dann darauf zurückzuführen, daß Reizimpulse vorerregte Nervenbahnen bevorzugen und in oft erregten Synapsen das Erregungsniveau nur langsam abklingt. Ein auf diesem Weg erfolgendes Einschleifen pathogener Muster begünstigt das gleichartige Wirksamwerden ansonsten unterschwelliger Sekundärreize. Die Erregungsschwelle selbst variiert zusätzlich über den Momentanzustand des Gesamtsystems, wobei, und das erscheint speziell für die Tonussituation der Muskulatur wesentlich, der Formatio reticularis die Funktion der superponierten Steuerebene im Sinn des Regelkreisgeschehens zukommt.

Nach dieser, aus didaktischen Aspekten schrittweise erfolgenden Vorstellung der Grundlagen vom Systemverhalten, Regelkreisgeschehen, von Informationsabläufen und von der diesbezüglichen neuralen Ausgangssituation erscheint es an der Zeit, der Wirbelsäule (WS) den zugehörigen Platz in entsprechendem Milieu einzuräumen.

Betrachtet man die WS als Organ und unterstellt auch ihr wie jedem Organ ein Systemverhalten im Sinne des Offenseins sowohl in Richtung zu weiteren Untersystemen beteiligter Einzelstrukturen als auch zur Ganzheit des menschlichen Organismus, so ist damit die beabsichtigte

Basis zur biokybernetischen Interpretation der vertebralen Störbarkeit bereits gegeben.

Aus den vorausgegangenen Ausführungen läßt sich ableiten, daß Störfaktoren, die die WS betreffen, dann an Pathotropie gewinnen, wenn sie

- eine gewisse Intensität überschreiten,
- ein vorsensibilisiertes Terrain antreffen,
- mit anderen Faktoren kumulieren,
- die Kompensationsfähigkeit überfordern.

Das Eintreten dieser Konstellation führt nur zu leicht dazu, daß Störungsursachen und schließliche Auslöser in einen Topf geworfen werden, ohne zu unterscheiden, daß die Krankheitsursachen aus lange und unterschwellig einwirkenden Störfaktoren, vielfach im Sinne der gezeigten Bahnung, bestehen und die Auslöser nur der kompensationsüberschreitende Letztimpuls sind. Es entspricht dem Kausalitätsbestreben, unmittelbare Ereignisse in ihrer Bedeutung so zu überwerten, daß diese Auslöser vielfach als eigentliche Krankheitsursachen behandelt werden, während die wahren Verursacher weiterwirken und den Boden für künftige Rezidive bereithalten. Der Spielraum zwischen Beschwerdefreiheit und Rezidiv, der Kompensationsbereich, ist eine individuelle Variable, die von Mensch zu Mensch verschieden und von der aktuellen Grundbelastung abhängig ist. Das anschließende Gebiet der Krankheit erstreckt sich von der Grenze der Toleranzfähigkeit bis zu jenem Punkt, in welchem die Störfaktoren irreversible Veränderungen, also den Zustand des Leidens, nachgezogen haben.

Übliche Behandlungsmethoden zielen zu vordergründig auf die Beseitigung der Symptomatik und erbringen bestenfalls die Wiedergewinnung der vor dem Krankheitsbeginn vorhanden gewesenen Toleranzfähigkeit. Dieses Vorgehen genügt sicherlich für den Augenblick, ist aber insofern unbefriedigend, weil die Rezidivbasis dabei unberücksichtigt bleibt. Das Ausschalten der erkennbaren Störfaktoren mit dem Ziel einer optimalen Wiederherstellung aller Funktionen und der damit einhergehenden bleibenden Beschwerdefreiheit sollte das Ziel unserer Therapiebemühungen bilden. Im Grund genommen ist das die Definition der Rehabilitation. Die Analyse vertebragener Beschwerdebilder, im Sinne der in den nachfolgenden Buchkapiteln getroffenen Aufschlüsselung möglicher Störfaktoren, kann als diesbezügliche Voraussetzung angesehen werden.

Rehabilitation bedeutet: Ausschaltung der Störfaktoren, Wiederherstellung gestörter Funktionen, Rezidivfreiheit.

Betrachtet man die vorgestellten Störmöglichkeiten im systemtheoretischen Sinne und billigt ihnen die Anspeisung des offenen biologischen Systems Mensch mit seiner Unzahl vermaschter Untersysteme zu, so schließt sich der Kreis mit den eingangs getroffenen Ausführungen. Einmal mehr muß aber daran erinnert werden, daß jede Detaillierung nur solang sinnvoll ist, als die verbindenden Elemente, die Schaltregeln und Systemgesetze, integriert bleiben. Eine noch so subtile Erforschung von Einzelkomponenten läßt kein sinnvolles Bild des Ganzen entstehen und deshalb gewinnen auch die einzelnen Störfaktoren des Achsenorganes, die darüber hinaus in den meisten Fällen ja in Form von Belastungspaketen pathotrope Wirkung erlangen, erst dann Gestalt, wenn wir uns bemühen, Details durch eine gewisse Unschärfe zu verwischen und ineinander überfließend zu sehen. Das scheinbare Paradoxon des sinnvollen deutlichen Bildes über den absichtlichen Schärfeverzicht läßt sich über das von Harmon (1973) konzipierte Computerbild von Grautonwürfeln am besten klären. Betrachtet man Abb. 2 wie gewohnt im Sinne analytischen Schauens, so bleibt der Bildinhalt rätselhaft. Selbst das mathematisch exakte Erfassen der verschiedenen Grautonwerte und ihrer Beziehungen zueinander würde nicht in die Lage versetzen, ein erkennbares Bild entstehen zu lassen. Hält man jedoch die Abbildung etwas weiter von sich weg und verzichtet auf eine genaue Fokussierung unter Zusammenkneifen der Lider, so verwischen die Details, die Beziehungen zwischen ihnen treten hervor und formen das Gesicht einer bestimmten Person, in diesem Fall von Abraham Lincoln.

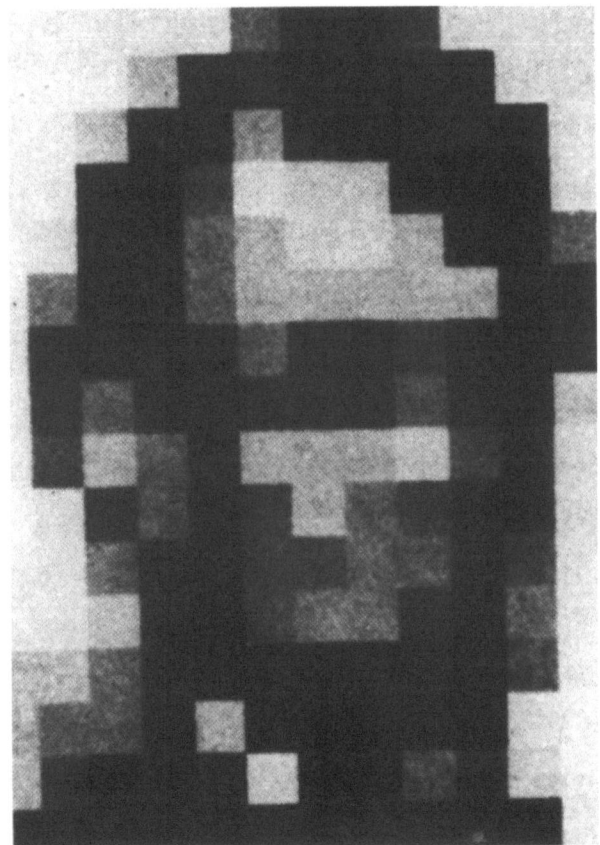

Abb. 2. Computerbild. (Nach Harmon 1973)

In voller Absicht wurde das Kernstück der vorangegangenen Ausführungen als optische Übersetzung ans Ende des einleitenden Kapitels gesetzt. Mit diesem Eindruck vor Augen wird es möglicherweise leichter gelingen, aus den folgenden angebotenen Einzelheiten die Komplexe Wirbelsäulenpatient und Rehabilitationsfaktoren als sinnvolles Bild zu erkennen.

2 Pathogene Faktoren

Immer wieder wird von seiten der Patienten an den behandelten Arzt die Frage gerichtet: Was hat meine Beschwerden verschuldet? Warum habe ich mein Bandscheibenleiden, meine Nackenbeschwerden, die Kopfschmerzen u.s.w. bekommen?

Auf diese Fragen sollte man sich die Antwort nicht zu leicht machen und keinesfalls den Patienten mit einem Hinweis auf eben vorhandene Abnützungserscheinungen (sprich: degenerative Veränderungen) in eine vielfach unnotwendige Resignation drängen. Eine Beantwortung ist immer erst möglich (und sollte auch nicht vorher erfolgen), sobald erweiterte Anamnese und gründliche Untersuchung des Patienten die Gesamtsituation abgeklärt haben. Der Terminus Gesamtsituation umfaßt diesbezüglich einen viel weiteren Bereich als die übliche Betrachtungsweise. Wirbelsäulenpatienten mit ihren rezidivierenden bzw. chronischen Beschwerden, aber nicht nur diese, sondern auch die Chroniker anderer Provenienz, sind ja in den allermeisten Fällen die Opfer einer multikausalen Pathogenese. Die Aufdeckung entsprechender Einzelfaktoren und ihre Berücksichtigung beim Therapieplan müssen als Schlüssel für eine erfolgreiche Rehabilitation betrachtet werden, unter der man nicht nur momentane Beschwerdefreiheit verstehen sollte, sondern gleichfalls die Ausschaltung erkennbarer Störfaktoren und verbundener Rezidive.

Bei der Analyse der in verschiedenen Kombinationen auftretenden pathogenen Faktoren wird man dann erkennen, daß hier zwischen unbeeinflußbaren und beeinflußbaren Bereichen zu unterscheiden ist.

Während sich beeinflußbare krankheitsbegünstigende Faktoren, wie der Name schon ausdrückt, beheben lassen, was allerdings nur bei entsprechender Einstellung des Patienten zur aktiven Mitarbeit gelingt, stellen auch die sog. unbeeinflußbaren Bereiche keine absolute Rehabilitationsbehinderung dar. Konstitutionelle Gegebenheiten, morphologische Veränderungen, Wettereinflüsse oder menschliche Schwächen sind zwar Gegebenheiten mit denen man rechnen muß, die aber durchaus kalkulierbar erscheinen und im Rehabilitationsprogramm Berücksichtigung finden können.

Unter all diesen Gesichtspunkten ist die nachfolgende Vorstellung verschiedener pathogener Faktoren zu verstehen, wobei die Krankheitswertigkeit der Störungsmodalitäten eine individuelle Größe vorstellt.

2.1 Unbeeinflußbare Faktoren

2.1.1 Der Konstitutionsfaktor

> Unter Konstitution versteht man zusammenfassend die erbbedingte körperlich-seelisch-geistige Beschaffenheit des Menschen, die sich sowohl in seinen körperlichen Merkmalen als auch in Art und Ablauf seiner Funktionen und Reaktionen äußert.

- Typologische Aufgliederung
- Körperbauliche Aspekte
- Reaktionstyp A - Reaktionstyp B
- Reizbeantwortung
- Reizintensität und Rehabilitation

Mithin ist auch das vertebrale Verhalten des Menschen von seiner individualtypischen Konstitutionssituation mitbestimmt. Dies betrifft zum einen strukturelle Gegebenheiten und zum anderen typische Reaktionsweisen.

Die typologische Aufgliederung der Menschen hinsichtlich ihres Erscheinungsbildes und zugehöriger Eigenschaften geht bis ins Altertum zurück, und schon Hippokrates nahm eine Unterteilung in schmale und breite Individuen vor. Theophrast und Galen ihrerseits ordneten nach Charakter und Temperament, wobei deren Erkenntnisse bis auf den heutigen Tag Gültigkeit besitzen. Für unsere medizinischen Bedürfnisse hat die Einteilung von Kretschmer (1961) in leptosome (asthenische), athletische und pyknische Körperbautypen ihre Brauchbarkeit bewiesen.

Die strukturellen Eigenheiten der einzelnen Typen sind unveränderbare Gegebenheiten und für vertebrologische Überlegungen nur insofern bedeutungsvoll, als sie einerseits in gewisse diagnostische Richtungen weisen, andererseits im Rahmen der Rehabilitationsmedizin Präventivmaßnahmen mitbestimmen helfen. So ist z. B. die mit dem leptosomen Typ oft vergesellschaftete Stütz- und Bindegewebsschwäche in diesem Sinn zu bedenken und bei der Berufsberatung oder Sportlenkung ein beachtenswerter Faktor. Aber auch therapeutische Entscheidungen haben sich den konstitutionell-strukturellen Verhältnissen anzupassen. Krankengymnastische Verordnungen etwa werden beim hypermobilen Astheniker und muskelstrotzenden Athletiker konträre Verhältnisse berücksichtigen müssen.

Konstitutionstypische Struktursituationen und Körperbauweise erscheinen mithin als zwar unbeeinflußbare Faktoren, deren Existenz aber unschwer erkennbar ist und die in medizinische Überlegungen einbezogen werden sollten.

Im Zug typenpsychologischer Untersuchungen konnte des weiteren eine hohe Korrelation zwischen Körperbau und Charaktereigenschaften bzw. psychischen Grundverhalten erarbeitet werden. Darüberhinaus bewiesen experimentelle Arbeiten Zusammenhänge von Konstitutionstyp und vegetativen sowie endokrinen und metabolischen Abläufen, und genau an diesem Punkt muß das Interesse des Rehabilitationsmediziners an der Konstitutionstypologie neuerlich einsetzen, um eben jene mit den verschiedenen Körperbautypen gekoppelten Reaktionen im Behandlungsplan berücksichtigen zu können. Dazu hat sich eine weitere typologische Aufschlüsselung bewährt, die, unter Zugrundelegung der körperbaulichen Einordnung, das vegetative Reaktionsverhalten zur Typisierung heranzieht. Für die praktische Nutzanwendung bleibt es ohne große Bedeutung, ob man diesbezüglich der Einteilung von Curry (1946) mit seinen W-, K-Typen oder aber jener von Lampert mit den A-, B-Reaktionstypen folgt. Im Grund genommen entspricht der A-Reaktionstyp dem K-Typ und der B-Reaktionstyp dem W-Typ. Folgende Hauptcharakteristika erleichtern die Typenbestimmung (nach Lampert 1965).

Reaktionstyp A

Er entspricht hauptsächlich dem Leptosomentyp nach Kretschmer, reagiert auf Reize schwach, liebt die Wärme und ist kaltfrontempfindlich. Psychisch besteht eine schizothyme Ausrichtung. Vom Charakter her handelt es sich um ruhige, gründliche, langsam entscheidende Menschen mit guter Selbstbeherrschung. Logisches Denken und ein Hang zum Formalismus sind weitere Persönlichkeitsmerkmale.

Reaktionstyp B

Hier finden sich konträre Kriterien. Die körperbaulichen Eigenschaften tendieren zum Pykniker. Reizreaktionen verlaufen lebhaft, und die Neigung zu entzündlichen Verläufen ist sehr ausgeprägt. Der B-Typ liebt die Kälte, ist warmfrontempfindlich und zyklothym orientiert. Die Charaktereigenschaften weisen ebenfalls ein gegensätzliches Verhalten auf. B-Typen sind begeisterungsfähig, ideenreich, intuitiv und neigen dazu, über das Ziel hinauszuschießen.

Wenn auch rein ausgeprägte Konstitutionstypen, wie sie eben geschildert wurden, eher selten sind und Mischtypen überwiegen, so sollte doch vor Erstellung eines Behandlungsplanes stets darauf Bedacht genommen werden, festzustellen, welche Kriterien dominieren bzw. zu welcher Reaktionsweise und -intensität der Patient tendiert. Berücksichtigt man die jeweilige Basissituation unter dem Gesichtspunkt des zu erwartenden hypoergen oder hyperergen Reaktionsverhaltens, ergibt sich zwangsläufig, daß alle vorgesehenen Rehabilitationsmaßnahmen hinsichtlich ihrer Reizstärke und ihres Einsatzzeitpunktes genau überlegt werden. Untersuchungen von Lampert (1965) haben ergeben, daß Massagen nach Ruhe bzw. nach Muskelanstrengung ganz gegensätzliche Effekte ergeben können. Wie tiefgreifend diese Reaktionsdifferenzen sind, läßt sich daran erkennen, daß im angeführten Untersuchungsgang selbst Gerinnungszeit und Thrombozytenzahl different reagierten. Während Massagen im Ruhezustand eine Verminderung der Thrombozytenzahl und eine Verlängerung der Gerinnungszeit bewirkten, zeigten die nach Muskelanstrengung ausgeführten Proben eine Verkürzung der Gerinnungszeit und eine Vermehrung der Thrombozyten.

Im Ruhezustand verabreichte Massagen wirken sedierend, solche nach körperlichen Anstrengungen dagegen führen zu gesteigerter Erregbarkeit und neuem Leistungsansporn.

Aber auch die dosisabhängigen Wirkungsunterschiede physikalischer Anwendungen in Abhängigkeit vom Konstitutionstyp konnten verifiziert werden. Rheographische Untersuchungen (Dobner) nach Ultraschallanwendungen demonstrierten dies deutlich. So wirkte beim Hypoergiker (A-Typ) eine für den Hyperergiker (B-Typ) bereits starke Dosis noch als kleiner Reiz und führte zur Gefäßerweiterung beim A-Typ, während der B-Typ bereits mit einer Gefäßverengung reagierte.

Eine weitere Wirkungsvariation therapeutischer Anwendungen ergibt sich darüber hinaus aus der ebenfalls konstitutionsgebundenen Tagesrhythmik der vegetativen Grundabstimmung. Das unterschiedlich ausgeprägte Überwiegen einer parasympathischen Reaktionslage am Morgen und in den Vormittagsstunden bzw. der im Lauf des Nachmittages zunehmende Sympathikotonus sind gleichfalls zu integrierende Momente. Ähnliches gilt für die Beurteilung der Wirkungsdauer der gesetzten Therapiereize. Für die Praxis der Rehabilitation von Wirbelsäulengestörten ergeben sich demzufolge zwingende Konsequenzen, nicht nur bezüglich der ausgewählten Einzelmaßnahmen, sondern auch im Hinblick auf ihr Zusammenwirken und die völlig differente Effizienz bei unterschiedlicher Konstitution.

> Reaktionstyp und Reaktionslage bestimmen den Verlauf der Reizbeantwortung.

Das bereits erwähnte Beispiel des Wirkungsunterschiedes von Massagen im Ruhezustand und nach körperlicher Belastung kann ungemindert auf die häufige Verordnung „Krankengymnastik und Massage", je nach Reihenfolge und Zeitplan der Anwendungen, sedierend oder tonisierend eingesetzt werden.

Aber auch der Wirkungsverlauf manualmedizinischer Techniken ist den gegebenen konstitutionellen Reaktionsverhalten anpaßbar. Von milden mobilisierenden Methoden in den Morgenstunden beim überschießend reagierenden B-Typ bis zu reizstarken Manipulationen der Kopfgelenke beim hypoergen A-Typ am Nachmittag reicht die variierbare Intensität manueller Technik. Die nachfolgende Tabelle versucht die Reizintensität verschiedener gebräuchlicher physiotherapeutischer Anwendungen zueinander in Relation zu setzen. Graphisch nicht berücksichtigt wurde die differierende konstitutionsgebundene Reizbeantwortung der A- und B-Typen. Mit einiger Einschränkung läßt sich jedoch bemerken, daß die in der oberen Tabellenhälfte angezeigten Therapieformen für den B-Typ bereits gleich intensiv sind wie die am Tabellenende angeführten für den A-Typ (Tabelle 1).

So segensvoll sich all diese Erkenntnisse in Behandlungserfolge umsetzen lassen, so verhängnisvoll wirkt ihre Vernachlässigung. Unter

Tabelle 1. Die Reizintensität therapeutischer Reize. Zusätzlich zu berücksichtigen sind das differente Ansprechen der Konstitutions- bzw. Reaktionstypen (A und B Typen nach Lampert 1965) und die Ausgangssituation bei Reizeinwirkung

	Balneotherapie	Thermotherapie	Bewegungstherapie	Massagen	Chirotherapie
R	Ansteigende Teilbäder	Wattepackung	Passives Üben	Standardteilmassage	Weichteiltechniken, Extensionstechniken
E					
I					
Z		Wärmelampen	Isometrische Gymnastik	Lymphdrainagemassage	
I	Kneippgüsse				
N	Teil- bis				Muskelenergietechniken
T	Vollgüsse	Kurz- und Mikrowellen	Lockerungsgymnastik	Vollmassage	
E					
N					
S	Medizinische Bäder	Moorpackung	Widerstandsübungen		Mobilisationen
I				Intensive Bindegewebsmassage	
T					
Ä	Thermalkurort	Heißluft			
T					
		Überwärmungsbad		Unterwassermassage	
					Manipulationen an LWS und BWS
					Manipulationen der Kopfgelenke

diesen Aspekten betrachtet, beginnt auch der Begriff der Therapieresistenz zu wanken und kann vielfach durch das Eingeständnis der Vernachlässigung der Gesetzmäßigkeiten von Konstitution, Reiz und Regulation ersetzt werden.

2.1.2 Angeborene und irreversible Veränderungen

- Variationen und Mißbildungen
- Wertigkeit des Morbus Scheuermann
- Zitat zum Degenerationsgeschehen

Die Buchthematik, mit dem in den Vordergrund gerückten Rehabilitationsbegriff, findet ihre Schwerpunkte in den Abschnitten über beeinflußbare Störfaktoren und deren Behandlung. Um naturgegebene Grenzen von Rehabilitationsbemühungen abschätzen zu können, ist jedoch nicht nur die Konstitution zu berücksichtigen, sondern auch die Einbeziehung unbeeinflußbarer angeborener oder erworbener pathomorphologischer Veränderungen erforderlich. Vorwegzunehmen ist diesbezüglich gleich eine Warnung vor Überwertungen. Sowohl für angeborene Variationen und Mißbildungen als auch für die meisten degenerativen irreversiblen Veränderungen gilt als Gradmesser ihrer Pathogenität nur die resultierende Einengung der Funktionsbreite.

Die nachfolgende kursorische Beschreibung sollte unter diesem Gesichtspunkt verstanden werden.

Angeborene Veränderungen. Gebräuchlich ist die Unterteilung in Variationen und Mißbildungen. Bei den Variationen wiederum kann man zwischen numerischen und regionären unterscheiden. Numerische

Variationen ergeben sich aus einer von der Norm abweichenden Gesamtzahl der Wirbel oder einer Verschiebung der Ordnungszahl innerhalb einer Wirbelsäulenregion. Sie haben praktisch keine pathogenen Auswirkungen. Regionäre Variationen finden sich vorzüglich in den Grenzabschnitten der WS, wobei die morphologischen Besonderheiten Wirbelbogen sowie Querfortsätze betreffen und die Wirbelkörper selbst kaum Veränderungen aufweisen.

Zu dieser Gruppe gehören die Atlasassimilation, Hals- und Lendenrippen sowie die Übergangswirbelbildung der Lumbosakralregion. Variationen im Kopfgelenkbereich oder im Lumbosakralübergang weisen im Vergleich mit Normalverhältnissen eine höhere funktionelle Störanfälligkeit auf. Die klinische Wertigkeit von Halsrippen wird überschätzt. Für das Zustandekommen des sog. Skalenussyndroms sind sie, wie die Autoren schon vor Jahren festgehalten haben, meist ohne Bedeutung.

Mißbildungen sind Fehlentwicklungen, die in kritischen Phasen der Organogenese durch Einwirkung von Noxen auf den Keimling entstehen. Veränderungen, die den Wirbelkörper betreffen, präsentieren sich hauptsächlich unter dem Bild von Halb-, Keil- oder Blockwirbeln. Mißbildungen im Bogenbereich werden als Wirbelbogenspalten (Spina bifida) oder, wenn die Spaltbildung in der Pars interarticularis liegt, als Spondylolyse bezeichnet. Auch Kombinationen verschiedener Mißbildungsarten kommen vor. Am bekanntesten ist das in der Zervikalregion anzutreffende Klippel-Feil-Syndrom.

Ausbildungsgrad und Lokalisation der Mißbildungen wirken mitbestimmend auf ihre Krankheitswertigkeit, die zwar wesentlich höher als die regionärer Variationen anzunehmen sein wird, dessenungeachtet aber wiederum von der Beeinflussung des Funktionsverhaltens der WS abhängt. Beachtung verdienen Mißbildungen besonders deswegen, weil der von ihnen bewirkte über ein oder mehrere Segmente gehende Funktionsausfall zu kompensatorischer Hypermobilität in darüberliegenden Segmenten und begleitenden instabilitätsbedingten Reizerscheinungen führen kann.

Erworbene irreversible Veränderungen. Erworbene Veränderungen der physiologischen Schwingungen der WS wie Skoliosierungen, Skoliosen und Kyphosen, finden aufgrund einer zumindest teilweise möglichen Beeinflußbarkeit ihre Besprechung im Abschn. 3.2. Aus ähnlichen Gründen wird die Bechterew-Krankheit im Abschn. 3.6 vorgestellt.

Übersichtshalber seien hier, vor dem Eingehen auf die täglich stattfindende Konfrontation mit Degenerationszuständen, die sehr seltenen Systemerkrankungen des Skelettes (Osteochondrodysplasien) und aseptische Knochennekrosen der WS (Planwirbel nach Calvé) u. ä. am Rand erwähnt.

Die Streitfrage, ob der Morbus Scheuermann zu den aseptischen Nekrosen zu zählen sei, soll unentschieden bleiben. Die mit dieser Erkrankung ablaufenden irreversiblen formalen Veränderungen des Achsenorganes erfordern aber eine stellungnehmende Bemerkung. Nach unserer Meinung ist die Entwicklung der sich verschieden stark ausprägenden Kyphose als das Resultat einer Mehrkomponentenpathogenese anzusehen, wobei der hormonellen Fehlsteuerung des Epiphysenschlusses in der Pubertät, verbunden mit einem Mißverhältnis vom Strukturwiderstand der Deckplatten zum Quellungsdruck der Bandscheiben, sowie dem Leistungsmangel von Bindegewebe und Knorpelzellen Bedeutung zukommt. Die angeführten Ätiologiefaktoren bewirken über Einbrüche der Grund- und Deckplatten die Deformierung der Wirbelkörper und die sich daraus ergebende Kyphose. Im Sinn der bereits wiederholt herausgestellten Priorität der Funktion sind sowohl die Veränderungen an den Grund- und Deckplatten als auch die irreversible Rundrückenbildung allein keine klinische Erkrankung. Wie schon Güntz anhand einer großen Untersuchungsreihe nachweisen konnte, gaben überhaupt nur 11% der untersuchten Patienten des Scheuermann-Kollektivs Beschwerden an, von denen letztlich gar nur 2% tatsächlich auf die bestehenden Veränderungen zu beziehen waren. Das entstandene pathologische Substrat kann also wiederum nur als prämorbides Gebiet und Prädilektionsort für Krankheitsmanifestationen nach Zusatzreizen interpretiert werden. Eines erscheint ganz sicher.

> Erwachsene Patienten mit Rückenschmerzen und Röntgenbildern mit Scheuermann-Diagnose sind schlecht beraten, wenn die bestehenden Beschwerden damit sanktioniert werden.

Hier ist die Suche nach weiteren Auslösungsfaktoren im Sinn der Aufgliederung dieser Monographie unerläßlich. Nicht unerwähnt bleiben soll, daß gerade fokale Noxen, in erster Linie die chronische Tonsillitis, diesbezüglich in Betracht zu ziehen sind.

Der heikelste Punkt in den Ausführungen über irreversible Veränderungen ist zweifelsohne das Degenerationsgeschehen, denn damit untrennbar verbunden ist das pandemische Diagnostikleiden seiner Fehleinschätzung. Mit dazu beigetragen hat sicherlich die Überwertung oder alleinige Bewertung von Röntgenbefunden für die Wirbelsäulendiagnostik. Zu diesem Punkt sei es gestattet, uns selbst zu zitieren (Eder u. Tilscher 1978):

„Das Röntgenbild alleine ist selten imstande eine krankheitsgerechte Wirbelsäulendiagnose zu liefern. Diese fast provozierend wirkende Formulierung steht nicht von ungefähr. Die übliche Einschätzung von Randzacken, verschmälerten Bandscheibenräumen und arthrotischen Veränderungen ist revisionsbedürftig und ihre Deskription eher als Denkmalbefund normaler Alterungsvorgänge oder abgelaufener Störungen anzusehen, gleichrangig mit angeborenen oder erworbenen Fehlbildungen, die ebenfalls häufig diagnostisch überwertet werden. Pathomorphologische Veränderungen ordnen sich im Range stets der Funktion unter. Erst die Störung der Funktion macht sie bedeutungsvoll."

Diesem Statement ist wenig hinzuzufügen, außer vielleicht der Hinweis, daß damit gleichzeitig die krankheitsbestimmende Rangordnung aller angeborenen und irreversiblen Veränderungen des Achsenorganes festgelegt erscheint.

> Anstelle des überwerteten Degenerationsbegriffs steht die These: Krankheit ist Fehlfunktion.

Der Vollständigkeit halber sei noch angefügt, daß selbstverständlich auch pathomorphologische Veränderungen bei oder nach schweren Erkrankungen als irreversible Veränderungen im aufgezeigten Sinn zu betrachten sind. Zu unterteilen ist diesbezüglich in die WS direkt betreffende Schäden, wie Spondylitiden, Tumore, Traumen, und Ursachen, die das Achsenorgan über ein irreversibles, wirbelsäulenfernes Grundleiden in das Krankheitsgeschehen einbeziehen. Als entsprechende Beispiele seien Amputationen oder Erkrankungen des Zentralnervensystems (ZNS) angeführt. Bei allen diesen Zuständen liegt die therapeutische Präferenz bei der Grunderkrankung, und das Rehabilitationsvorgehen an der WS muß entsprechend angepaßt werden.

2.1.3 Biometeorologische Störfaktoren

Schon das Alte Testament weist im Buch Hiob auf medizinisch-meteorologische Zusammenhänge hin. Aber auch der Klassiker unter den Ärzten der Antike, Hippokrates, beschäftigte sich in seinen Schriften bereits sehr intensiv mit Witterungseinflüssen auf bestimmte Krankheiten. Seither hat eine wahre Flut von Berichten unaufhörlich auf Zusammenhänge von Wetter und menschlichem Befinden Bezug genommen, und von vielen großen Persönlichkeiten der Vergangenheit ist ihre Wetterfühligkeit bekannt.

- Das Schema von Brezovsky
- Lumbalgien und Wetter
- Föhn
- Feldwirkungen
- Ionenmilieu
- „Spherics" und „technics"
- Angriffspunkt Mensch

Casanova und Keppler, Dante, Schiller und Napoleon, um nur einige bekannte Größen zu nennen, haben einschließlich vieler Millionen Durchschnittsmenschen unter meteorologischen Einflüssen gelitten oder noch zu leiden, und so stellt sich nun auch im Rahmen dieser Monographie die Frage nach der Beeinflußbarkeit von Wirbelsäulenstörungen durch biometeorologische Faktoren.

Vor dem Eingehen auf direkte Zusammenhänge zwischen Wetter und Wohlbefinden sollten als erstes jene Faktoren aus dem Gesamtkomplex von Strahlung und Wetter herausgegriffen werden, die nachgewiesen biotrop wirksam sind. Dabei ergeben sich bereits die ersten Schwierigkeiten, denn eine strenge Selektion diesbezüglicher Einzelkomponenten ist derzeit noch nicht möglich, und so hat sich im einschlägigen Schrifttum der Begriff der Akkordwirkung eingebürgert, worunter die Einflußsummation von Strahlungskomponenten, des thermischen Komplexes und luftchemischer Vorgänge zu verstehen ist. Zur Klassifizierung der Pathotropie von Wetterlagen hat sich darüber hinaus ein Schema bewährt, das von Brezovsky erstellt wurde, auf das Notwendigste reduziert ist und hauptsächlich das Temperatur-Feuchte-Milieu berücksichtigt. Mit diesem Wetterphasenschema lassen sich die meteorologischen Abläufe von Hoch-Hochabbau, Tief mit Warmfront und verbundenen Aufgleitvorgängen sowie Kaltfront-Hoch zu klinischen Bildern in Relation setzen (Abb. 3).

Wie das Schema erkennen läßt, sind bestimmte Wetterlagen für vertebragene Störungen besonders gravierend. Aufbauend auf dieser Erkenntnis wurde für den Raum Wien eine großangelegte Versuchsreihe unter Zusammenarbeit von Meteorologen und Ärzten (Machalek et al. 1980) über Witterungseinflüsse auf das Schmerzprofil bei Lumbalsyndromen erarbeitet. Dabei lagen die Schwierigkeiten v. a. daran, daß das Wettergeschehen im Alpenraum nicht in jedem Fall eine eindeutige Wettertypisierung möglich macht. Dies ist auch der Grund, warum Vergleiche mit dem Wetterphasenschema von Brezovsky nur bedingt anwendbar sind. Die Meinung, daß hohes Schmerzempfinden mit Frontdurchgängen verbunden ist, konnte bei der Wiener Studie nicht bestätigt werden. Trotzdem kann das Endresultat der Untersuchung zufriedenstellen. Signifikanzberechnungen bewiesen nämlich, daß, bei Berücksichtigung geographischer Gegebenheiten und ihrer Auswirkungen auf das Wettergeschen, vergleichbare Abläufe wie Absinkvorgänge im Wiener Raum bzw. Fallwinde (Föhn) im Gebirge analoge Einflüsse auf das Schmerzverhalten zeigen. Weiterhin offenbarte die Studie, daß starke Schmerzen bei 40% der Patienten bei flacher Druckverteilung und bei 32% bei Zwischenhochdrucklagen auftraten, mithin bei Wetterlagen mit nur geringen Luftdruck- und Strömungsgegensätzen, aber

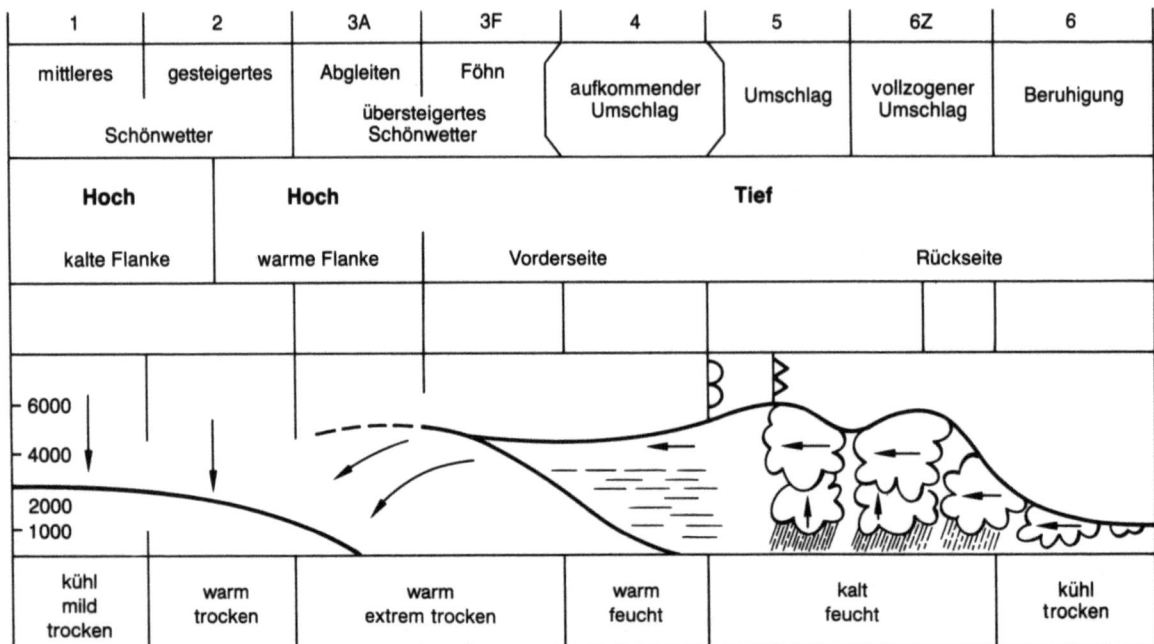

Abb. 3. Wetterphasenschema und thematisch relevante pathologische Reaktionen. *Wetterphase 3 A, 3 F:* Verstärkte Druckschmerzhaftigkeit, Hypotonie, Kopfschmerzen, psychische Alterationen. *Wetterphase 4:* Tonussteigerung der Muskulatur, Druckschmerzhaftigkeit, arthrotische Beschwerden, generelle Kreislaufgefährdung. *Wetterphase 6 Z:* Migräne, Vasomotorenkopfschmerz. (Nach Brezovsky)

erhöhter Umkippbereitschaft. Diese algesiefördernde Wettersituation entspricht nun aber bei Betrachtung der Phaseneinteilung des Schemas nicht der sonst im pathogenen Sinne so dominierenden Phase 4. Als Erklärung dafür bieten sich die geographisch-meteorologischen Besonderheiten der einzelnen Bezugsgebiete an. Darüber hinaus ist die Wiener Studie rein auf das Algesieverhalten bei Lumbalsyndromen ausgerichtet und somit nicht unmittelbar vergleichsfähig.

Einhelligkeit besteht bei der Beurteilung der Biotropie der Fallwinde, die in den einzelnen Ländern unter verschiedenen Namen bekannt sind und in unseren Breiten als Föhn bezeichnet werden. Das gemeinsame Charakteristikum sind die thermodynamische Gesetzmäßigkeit dieser Wettersituation und die starken Auswirkungen auf den wetterfühligen Menschen. Angeschuldigte Teilfaktoren für die überdurchschnittliche Pathotropie der Föhnlagen sind die Änderungen des Ionenspektrums mit einer Anreicherung positiver Ionen und die inversionsbedingten rhythmischen Luftdruckschwankungen. Neben den bekannten Einwirkungen auf Vegetativum und Kreislauf zeigen in bezug auf vertebragene Syndrome, v.a. diesbezügliche Kopfschmerzformen, eine föhnbedingte Verschlechterung oder Anfallsauslösung.

Das gerade angesprochene Ionenspektrum ist ein weiterer biotroper Faktor, über den schon geraume Zeit diskutiert wird. Ebensolche Wirkungen werden des weiteren dem luftelektrischen Feld zugeschrieben, das zwischen Erdoberfläche, die negativ geladen ist, und der Ionospähre mit positiven Ladungen entsteht. Die Spannung zwischen negativen und positiven Polen des Feldes variiert im Bereich von 200–550 kv, wobei Wettereinflüsse und Umweltfaktoren (Staub, Abgase, Verbauung, Klimaanlagen etc.) das Feld laufend verändern. In diesem Gesamtmilieu bewegt sich der Mensch als weitere variable elektrische Größe, wobei z.B. der Kleidung insofern eine Rolle zukommt, als differente Gewebe verschiedene elektrische Ladungen erzeugen. So bilden Wolle, Seide, Pelze und Nylon positive, PVC-Fasern hingegen negative Aufladungen. Bei solcherart entstehenden extremen Potentialen kann die Aufnahme notwendiger Luftionen durch Polarisation erschwert sein. Von den in der Luft vorhandenen Ionen sind die Mittelionen biologisch besonders aktiv. Sie entstehen durch korpuskuläre Strahlung, wobei Kleinionen aus Molekülen herausgeschossen werden. Diese an sich flüchtigen Kleinionen bilden z.T. durch Clusterbildung die erwähnten Mittelionen. Entsprechend der Ladungsart können positiv oder negativ geladene Mittelionen unterschieden werden. Von einem biologisch idealen Verteilungsverhältnis ist dann zu sprechen, wenn die Relation zwischen den Ladungsträgern aus 60 negativen zu 40 positiven bei ca. 1000/cm^3 liegt. Pathotrop ist v.a. das Ansteigen positiv geladener Mittelionen, weil damit eine Steigerung des Schmerzempfindens einhergeht. Eine diesbezügliche Bedeutung kommt auch der Luftverschmutzung in Ballungsräumen zu. Die mitlaufende bevorzugte Ausbildung biologisch inaktiver Großionen geht auf Kosten der schneller absorbierbaren Negativionen und führt zum Überwiegen positiver Ladungsträger, mithin zu gesteigerter Schmerzbereitschaft. Verfolgt man die

Literatur zum Thema Ionisation-Feldwirkung-Biotropie, so kristallisiert sich als gemeinsamer Nenner die Erkenntnis heraus, daß ein Überwiegen der negativen Ionisation und positiver Gleichfelder für den Organismus als optimal zu bezeichnen ist, das Abweichen davon die Pathotropie der biometeorologischen Akkorde verstärkt.

Ein weiterer Störfaktor für biologische Abläufe ist die atmosphärische Impulsstrahlung, die „spherics". Dabei handelt es sich um elektromagnetische Wellenstrahlungen, die durch elektrische Entladungen in der Atmosphäre ausgelöst werden. Biometeorologisch besonders interessant ist der Bereich der sog. Längstwellen. Die Biotropie der Spherics ist als ein noch weitgehend offenes Forschungsgebiet zu betrachten. Als vorläufige Interpretationsbasis wird eine Beeinflussung der Grenzflächenpotentiale (Zellwände, Synapsen) als Kofaktor pathologischer Regulationsvorgänge und die Beeinflussung biologischer Rhythmen postuliert.

Die biometeorologische Vielschichtigkeit ist mit den beschriebenen Teilfaktoren immer noch unvollständig vorgestellt und erfordert zumindest die Erwähnung einer weiteren Störgröße, die als elektrische Umweltverschmutzung angesehen werden kann und durch Strahlungs- bzw. Feldbeeinflussung über Elektroinstallationen und Geräte (Kabelschächte, defekte Leuchtstoffröhren, ungeerdete Elektrogeräte, Fernsehen etc.) wirkt. Summationseffekte dieser „technics" sind in der Lage, die Pathotropie eines „reizstarken Schlechtwetterprogrammes" zu erreichen.

Nach dieser skizzenhaften Beschreibung biometeorologischer Einzelfaktoren, die keineswegs Anspruch auf Vollständigkeit erhebt, und der schon getroffenen Feststellung der Akkordwirkung auf den menschlichen Organismus bleiben noch Fragen zum rein medizinischen Angriffspunkt und Wirkungsmechanismus zu beantworten.

Ergebnisse demoskopischer Befragungen weisen eine 50–70%ige Betroffenheit der Kollektive vom Wettergeschehen auf. Strengere Kriterien lassen eine immer noch mindestens 30%ige Wetterfühligkeit als Realität erscheinen, wobei die verschiedenen Konstitutionstypen (Curry 1946) auf unterschiedliche Wettersituationen reagieren. Da alle diese Angaben gleichzeitig eine Quersumme verschiedenster wetterfühliger Leiden sind, liegt die Suche nach einem gemeinsamen verursachenden Wirkungsmodus nahe.

> Vorwegzunehmen ist die Feststellung, daß die meteorologische Anfälligkeit selbst keine Krankheit ist, sondern nur der Verstärkungsfaktor bestehender Leiden.

Rückblickend auf die Ausführungen zum Regelkreisgeschehen in superkomplexen Systemen und das Prinzip der Homöostase erweisen sich die dabei angestellten Überlegungen durchaus zur Interpretation der Wetterfühligkeit als geeignet. Der durch Prämorbiditäten oder ausgeprägte Leiden in der Kompensationsfähigkeit von Untersystemen vorbelastete Organismus, der darüber hinaus im Zustand der Vorsensibilisierung kompensierbereiter Alternativsysteme funktioniert, reagiert bereits auf unterschwellige Reize, die Gesunde nicht stimulieren. Mit anderen Worten:

> Biometeorologische Störfaktoren sind Fremdenergien die labilisierte Biosysteme beeinflussen.

Die durch Atmosphärilien dem vorbelasteten Organismus aufgezwungenen Fremdenergien werden als Zusatzreiz empfunden, überschießend beantwortet und somit unökonomisch verarbeitet. Untersuchungen von Bergsmann beweisen die Ökonomiehypothese über den Nachweis der Beeinflußbarkeit der körperlichen Leistungsfähigkeit durch Ionen und elektrische Felder.

Als direkte Angriffspunkte der biotropen Akkorde sind die Körperoberflächen, aber auch alle „inneren Oberflächen" (Zellmembranen etc.) anzusehen, wobei ins Gewicht fällt, daß auftreffende elektrische Ladungen die Grenzflächenaktivität und Polarisationsmechanismen beeinflussen. Darüber hinaus sollen die Membranen durch „spherics"-Einwirkungen ebenfalls in Richtung Depolarisation stimuliert werden. Einen weiteren Bezugspunkt für Erklärungen liefert die Thermoregulation, deren wichtigstes Stellglied der periphere Kreislauf ist. Auf die Endstrombahn einwirkende Energien aus dem Temperatur-Feuchte-Milieu können im Vorsensibilisierungsfall in Reflexzonen Hypersensibilität und Hyperreaktivität mit Rückkoppelungen auf das Primärleiden bewirken. Für die Erkrankungen der WS haben beide Wirkungsmodalitäten Bedeutung. Sowohl die Steigerung der Schmerzbereitschaft über die Begünstigung von Depolarisierungsvorgängen als auch thermoregulatorisch aufgebaute, überschießende reflektorische Gefäßreaktionen sind am Zustandekommen wetterbedingter Verschlechterungen beteiligt.

Nicht von ungefähr wurden biometeorologische Störfaktoren bei den unbeeinflußbaren Faktoren eingereiht. Eine echte therapeutische Abschirmung existiert nicht oder höchstens für eine verschwindend geringe Anzahl extrem reicher Leute, die solange die Suche nach dem für sie optimalen Wohnsitz betreiben können, bis sie ihn irgendwo in dieser Welt gefunden haben. Als Ausweg bietet sich die erfolgreiche Behandlung bestehender Grundleiden an, um über verbundene Regulationsentlastungen und Desensibilisierung beteiligter Regelkreise den Organismus soweit zu stabilisieren, daß einwirkende Atmosphärilien nicht mehr als Zusatzreize wirksam werden können.

Darüber hinaus liefern Wetterdienste eine Vorschau auf pathotrope Wetterlagen, die es den Wetterfühligen ermöglicht, an exponierten Tagen, durch Vermeidung zusätzlicher Belastungen, Reizkumulationen zu vermeiden.

Abschließend sei noch angemerkt, daß auch die Wirksamkeit therapeutischer Maßnahmen durch biometeorologische Faktoren tangiert wird. Dies sollte nicht nur bei der täglichen Verordnung, sondern auch bei der Beurteilung wissenschaftlicher Resultate in Betracht gezogen werden.

2.1.4 Der Faktor M

Einige wenige Worte sollen auch dem Faktor M gewidmet werden, dessen Bedeutung nicht sofort klar wird und der letzlich ja keine das Achsenorgan direkt belastende Störung ist, wohl aber Erfolg oder Mißerfolg aller Rehabilitationsbemühungen begleitet. Faktor M steht schlicht und einfach für den Risikofaktor Mensch und damit für die Gesamtheit der Persönlichkeitsstruktur, v.a. für die von vornherein schwer abschätzbaren Charaktereigenschaften und das geistige Niveau.

> Gesundwerden und gesund bleiben erfordert auch ein gewisses Maß an Intelligenz und Willenskraft.

So ist es nicht nur eine satirische Spielerei, wenn man versucht, den Faktor M in Form einer Zahl auszudrücken, die allerdings, und das muß einschränkend gesagt werden, vordergründig das Intelligenzniveau verkörpert. Als Maßstab für die intellektuelle Potenz des Menschen ist der Intelligenzquotient, kurz IQ, mit einem erwünschten Norm- oder Mindestwert von 100 gebräuchlich. Dividiert man nun den getesteten IQ eines Patienten durch 100, so ergibt das einen Wert von 1, der dem normal zu erwartenden Rehabilitationserfolg entspricht. Ist der IQ geringer als 100, und das drückt das folgende Beispiel aus

$$IQ = 80:100 = 0,8,$$

so können nur Teile, hier also ⅘ des möglichen Ergebnisses erwartet werden.

Nicht als Zahl ausdrückbar, aber ebenso ausschlaggebend für Erfolg oder Mißerfolg vieler Rehabilitationsmaßnahmen ist die vorhandene bzw. fehlende Charakterfestigkeit, v.a. in bezug auf das Willensverhalten, anzusehen.

Das strikte Einhalten ärztlicher Verordnungen, speziell dann, wenn Karenzmaßnahmen im Vordergrund stehen oder die Bequemlichkeit des Patienten tangierende Anordnungen auszuführen wären, setzt verständlicherweise eine gewisse Willensstärke voraus. Leider ist diese Tugend spärlich verteilt. So darf es nicht verwundern, wenn diätetische Verordnungen und krankengymnastische Hausaufgaben eher pessimistisch beurteilt werden müssen, ganz zu schweigen von Empfehlungen, die den Alkohol und/oder Nikotinkonsum betreffen.

Wie wesentlich schließlich der Faktor M für das Rehabilitationsproblem vertebragener Krankheiten ist, läßt sich leicht ermessen, wenn man anerkennt, daß in vielen Fällen, neben reinen ärztlichen Behandlungsarten, diätetische Maßnahmen indiziert sind und in fast allen Fällen nur über krankengymnastische Aktivitäten bzw. eine ergänzende Bewegungstherapie oder sinnvolle Sportausübung ein beschwerdefreier Zustand erhalten werden kann.

Zu erwähnen wäre noch, daß der Faktor M, den die Autoren schon vor Jahren als schwer kalkulierbare Barriere für therapeutische Maßnahmen herausgestellt haben, derzeit unter dem importierten Begriff Compliance in fast allen medizinischen Sparten Ausbreitung findet.

2.2 Beeinflußbare körperliche Faktoren

2.2.1 Schmerzgeschehen

Schmerz ist nicht, wie früher angenommen wurde, als ursprünglicher protektiver Reflex zu betrachten, sondern muß als erlernte Reaktion angesehen werden, wobei sich im Lauf der Entwicklung und Erfahrungsbildung über Schmerzerlebnisse entsprechende Engramme verankern. Der bewußte Schmerz ist daher eher als Bedürfnis definierbar, daß etwas Bestimmtes dringend benötigt wird und solcherart mit einer exakt dosierten inneren Heilanweisung gleichzusetzen, etwa mit einem Bewegungsverbot bei akuten Störungen des Bewegungsapparates.

- Schmerz an sich
- Wege der Nozizeption
- Das Denkmodell „Vertebron - segmental reflektorischer Komplex"
- Die 4 Schmerzformen
- Dominanz pseudoradikulärer Mechanismen
- Vegetative Reaktionen
- Viszerovertebrale und Vice-versa-Reflexe
- Psychotropie
- Therapeutische Konsequenzen

Die Einbeziehung des Schmerzgeschehens in die Gruppe beeinflußbarer Störfaktoren hat zwingende Gründe. Obwohl der Schmerz nicht als Primärstörung betrachtet werden kann und er letztlich immer erst als Antwort auf überschwellige nozizeptive Reize in Erscheinung tritt, kommt ihm je nach Intensitätsgrad eine eigene Pathotropie zu, die in einer Selbstperpetuierung der anliegenden Störung mündet.

Der generelle Weg vom Reiz zum Schmerz führt über die Störungen des Gewebsstoffwechsels zur Entstehung schmerzaktivierender Metaboliten. Entsprechend wirksam sind in dieser Hinsicht der Kaliumionenüberschuß, der zur Membranerregung beiträgt, aber auch Entzündungsmediatoren, wie Prostaglandine, Plasmakinine, Histamin und Serotonin, sowie disponierend das saure Milieu. Über die Erregung entsprechender Rezeptoren, mit denen Gelenkkapseln sowie muskuläre und ligamentäre Insertionen reichlich bestückt sind, fließt das Reizgeschehen, das zum tiefen, besonders pathotropen Dauerschmerz führt, v. a. über die marklosen C-Fasern und gelangt zusammen mit allen afferenten segmentalen Informationen in den Hinterhornkomplex des Rückenmarkes. Nach entsprechender Filterung und Bewertung in diesem primären Schaltzentrum stehen prinzipiell nur 3 Wege zur Weiterleitung der Schmerzinformation zur Verfügung. Auf dem 1. Weg gelangen Informationen über den Tractus spinothalamicus seitengekreuzt bis zum Cortex und reflektieren aus den entsprechenden Repräsentationszentren den Projektionsschmerz („referred pain"). Der 2. Weg führt zu den vegetativen Schmerzzentren im Seitenstrang, die mit einer vegetativen Schmerzform und begleitenden trophischen, piloarektorischen und sudomotorischen Reaktionen antworten. Der 3. und direkteste Weg leitet die nozizeptiven Signale vom Hinterhornkomplex unmittelbar zu den motorischen Vorderhornzellen, wobei sich die Empfänger zu 70% aus großen α-Motoneuronen und zu 30% aus kleinen γ-Motoneuronen rekrutieren (Abb. 4).

Um den Ablauf pathischer Vorgänge, die mit dem Schmerzgeschehen verquickt sind, besser interpretieren zu können, hat es sich bewährt, von einem Denkmodell auszugehen, das sowohl die strukturelle Seite als auch die Informationsverknüpfung beinhaltet.

Als gedankliche Brücke zwischen Achsenorgan, Funktionsstörung und Schmerzentwicklung besitzen wir das Junghanns-Bewegungssegment (1979), welches nur insofern einer ideologischen Erweiterung bedarf, als über die bekannten Bausteine Diskus, Wirbelgelenke und Bandapparat hinaus auch die peripheren segmentalen Funktionspartner, wie Muskulatur, Bindegewebe und Vegetativum etc., miteinbezogen werden sollten. Die Gesamtheit dieser regulationsverbundenen Einzelelemente kann unter dem Begriff Vertebron (Gutzeit 1951) als Modell für weitere neurophysiologische Abläufe dienen.

Reflexmechanismen zwischen den segmentalen Strukturpartnern betreffen nun nicht nur bekannte Reaktionen, wie Viszerokutanprojektionen, Viszeroviszeralreflexe oder das vertebroviszerale Reflexgeschehen, sondern erfassen praktisch auch alle regulationsaktiven segmentalen Strukturen. Die biokybernetische Verschaltung, die jedes einzelne Element von anderen abhängig macht, geht aber über die primär erwähnte horizontale Reizausbreitung weit hinaus. Die segmentüberschreitende Ausbreitungstendenz vegetativer Signale, die Reizleitung über angespeiste Axonreflexe und nicht zuletzt die unter dem Divergenzprinzip funktionierende zentripetale Erregungsvermittlung bedingen eine vertikale Mitverschaltung. In den Gesamtkomplex greifen des weiteren periphere, aber auch zentrale Signale des γ-Systems ein, die ihrerseits über die Formatio reticularis und das limbische System mit psychischen Reaktionen verbunden erscheinen. Psychosomatische Projektionen mit pseudosegmentalen Manifestationen finden damit eine Erklärungsmöglichkeit.

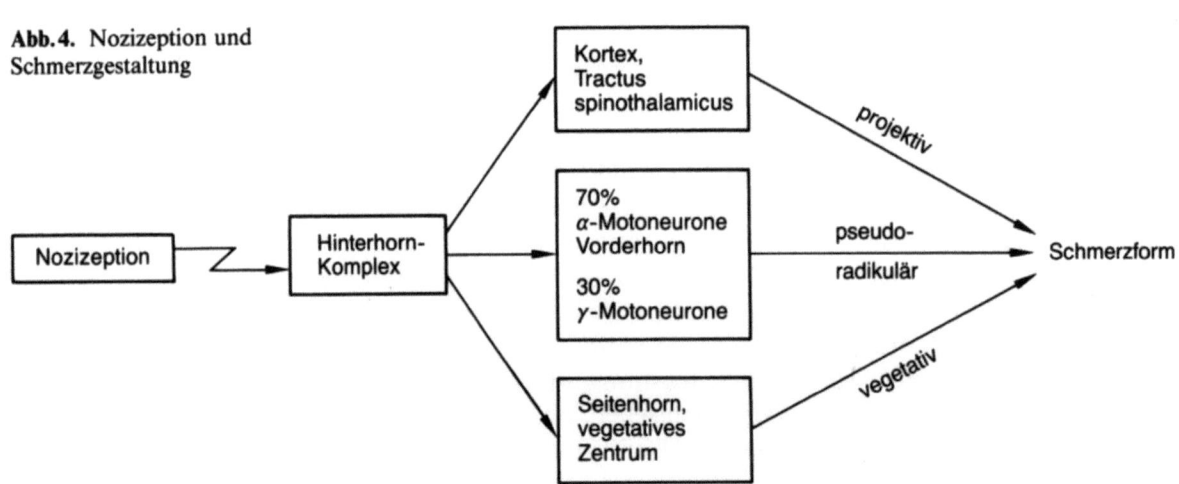

Abb. 4. Nozizeption und Schmerzgestaltung

Die Gesamtheit der beschriebenen Regulationsverbindungen kann als horizontal und vertikal vermaschtes Regelkreissystem verstanden und unter dem Sammelbegriff „segmentalreflektorischer Komplex" (Bergsmann u. Eder 1976) verwendet werden. Integriert man nun in das vorgestellte Basismodell „Vertebron - segmental reflektorischer Komplex" die Entstehung und Verarbeitung von Schmerzmechanismen, dann wird a priori klar, daß reine Formen der Schmerzgestaltung nicht zu erwarten sind. Die Unterteilung des Schmerzgeschehens in Unterformen, wie „radikulär", „pseudoradikulär" oder „vegetativ" beschreibt nur die pathogenetisch vorgegebene Hauptcharakteristik des vorliegenden Schmerzzustands. Es ist auch des weiteren eine bekannte Tatsache, daß sich im Zug einer Krankheitsentwicklung die initiale Schmerzform wandeln kann. Diesbezügliche Vorgänge sind gerade bei Wirbelsäulenerkrankungen häufig zu beobachten.

Die radikuläre Schmerzinterpretation vertebraler Störungen hat keineswegs jene Bedeutung, die ihr vielfach zugeschrieben wird. Lediglich die echten diskogenen oder durch andere gravierende pathomorphologische Prozesse bedingten Wurzelirritationen lösen radikuläre Sensationen und begleitende Ausfallserscheinungen aus. Die Mehrzahl vertebragener Schmerzbilder muß jedoch der pseudoradikulären Form zugeordnet werden, deren Pathomechanismen demzufolge einer näheren Erläuterung bedürfen.

> Im Bereiche des Bewegungsapparats dominiert der Rezeptorenschmerz.

Für viele klinische Schmerzbilder des Achsenorganes sind Erklärungsversuche über die Begriffe des radikulären Schmerzes oder der Neuralgie unbefriedigend. Diese Erkenntnis ist gar nicht neu, und einschlägige experimentelle Untersuchungen reichen bereits über 4 Jahrzehnte zurück. So injizierte Kellgren (1939) hypertone Kochsalzlösung in die Ligamenta interspinalia und erzeugte damit nicht nur einen regionären Schmerz, sondern auch weit peripher reichende pseudosegmentale Ausstrahlungen. Taillard (1955) ging einen Schritt weiter. Er anästhesierte zuerst die regionären Nervenwurzeln und reizte erst dann die Kapseln zugehöriger Wirbelgelenke mit dem Ergebnis lumboischialgiformer Irradiationen. Eine weitere Beobachtung geht auf Cloward (1959) zurück, der bei Diskographien unter Wurzelblockaden Schulter-Arm-Schmerzen notierte. Alle diese Angaben weisen übereinstimmend darauf hin, daß neben der radikulären Schmerzleitung weitere Schmerzmechanismen bestehen müßten.

Aus den angeführten Beobachtungen sowie weiteren grundlegenden Arbeiten, v. a. der Schweizer Schule (Brügger u. Rhonheimer 1965; Waller 1975; Sutter 1975) ergibt sich unter Einbeziehung der beschriebenen Denkmodelle und kybernetischer Interpretation, daß der Schmerzgestaltung pseudoradikulärer Syndrome gänzlich andere Pathomechanismen zugrunde liegen müssen als der der radikulären Bilder.

Der Begriff pseudoradikulär, in diesem Zusammenhang gebraucht, bedeutet ja auch nichts anderes als eine Schmerzäußerung, die in etwa den radikulären Ausbreitungsweg imitiert, ohne ihm voll zu entsprechen. Tatsächlich zeigt sich bei genauer Gegenüberstellung pseudoradikulärer und radikulärer Schmerzformen, daß auch alle gravierenden Kriterien der radikulären Schmerzgestaltung fehlen.

> Das Charakteristikum radikulärer Syndrome ist die Defizitsymptomatik (Hypalgesie, Reflexdefekte, Paresen).

Pseudoradikuläre Sensationen bedienen sich des muskulären Systems zur Schmerzausbreitung, wobei die genetische Programmierung von Bewegungsabläufen und Muskelkettenfunktionen die meist plurisegmentale Versorgung der einzelnen Muskelgruppen und die immer systematisiert ablaufende Entwicklung die Zusammenhänge schwer durchschaubar machen. Im einzelnen eskalieren die Pathomechanismen über das Gesetz der reziproken Innervation der Muskulatur, demzufolge auf jede Kontraktion im zugehörigen Antagonisten eine Entspannung eintritt. Dauerreize jedoch, wie sie aus Hypo- oder Hypermobilitäten der Gelenke, aus Überlastungszuständen am Bandapparat oder den übrigen bewegungsbestimmenden Strukturpartnern des Vertebrons resultieren, führen zu einer Aufschaukelung dieser muskulären Grundregulierung. Dabei kommt es zur Entgleisung des γ-Systems und letztlich auch der mitverbundenen peripheren vegetativen Vorgänge. Schließlich ergibt sich aus der primär rein funktionellen Startphase beim Andauern des Reizgeschehens ein Weg, der vom Hartspann bis zum geweblichen Umbau in Form der Myotendinose, ja sogar bis zur Kalzifizierung führt. Dabei werden ursprünglich propriozeptiv ablaufende Regulationen nozizeptiv umfunktioniert. Über die schon aufgezeigten Ausbreitungsmechanismen kann es im Lauf der Zeit bei fehlenden oder ungenügenden therapeutischen Konsequenzen zur Generalisation der pseudoradikulären Schmerzen unter dem Bild der Panalgesie kommen (Abb. 5).

Zahlreiche mit dem Sammelbegriff Weichteilrheumatismus etikettierte Symptome sind auf diese Pathogenese zurückzuführen. Der geschilderte pseudoradikuläre Symptomenaufbau ist darüber hinaus deshalb so bedeutungsvoll, weil er, wie bereits angeklungen, alle pathischen Vorgänge im Vertebron in allerdings variabler Intensität begleitet. Nicht weniger bedeutungsvoll als die eben vorgestellten Pathomechanismen ist die schon angedeutete vegetative Reizbeantwortung. Im Zusammenhang ist es vielleicht sogar angebracht, die sog. vegetative Schmerzform weniger als Schmerz per se, sondern mehr als Teil der entsprechenden Gesamtreaktion zu betrachten, wobei der resultierende Effekt überwiegend in einer Sympathikusaktivierung unter gleichzeitiger Herabsetzung der Schmerzschwelle liegt. In Verbindung mit der Irritation trophischer Systeme beeinflussen diese Abläufe zahlreiche vertebragene Schmerzsyndrome.

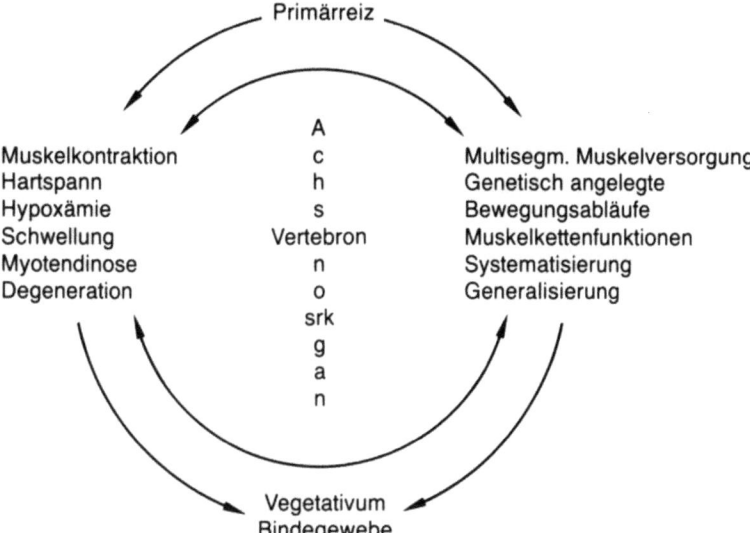

Abb. 5. Schematische Darstellung pseudoradikulärer Pathomechanismen

Die 1. Stufe der vegetativen Beantwortung nozizeptiver Reize betrifft das Bindegewebe, ein Vorgang, der diagnostisch nutzbar wird und die segmentale Irritation über die veränderte Qualität des subkutanen Bindegewebes erkennbar macht (Kibler-Hautfalte 1951).

Die ubiquitäre Ausrichtung des Bindegewebes bedingt darüber hinaus aber auch, daß tiefer gelegene Bewegungsstrukturen entsprechende pathologische Qualitätsveränderungen erfahren und so die segmentalen Störungsgrößen anwachsen (Elastizitätsverlust, Blockierungsbegünstigung u.a.).

Ein Andauern dieser Erstphase leitet über zur 2. Stufe der vegetativen Reizbeantwortung, wobei die erwähnte Herabsetzung der Schmerzschwelle und die sympathische Aktivierung der quadrantengebundenen segmentüberschreitenden Orientierung des Vegetativums folgen.

Die 3. und intensivste Stufe der vegetativen Reaktion bleibt stärksten und dramatischen Nozizeptionen vorbehalten und ist die generalisierte vegetative Aktivierung im Sinn der Alarmreaktion des Adaptationssyndroms nach Selye.

Im Alltag der Wirbelsäulenrehabilitation werden v.a. die 1. und 2. Stufe der vegetativen Nozizeptionsbeantwortung immer wieder zu berücksichtigen sein, zumal dann, wenn länger bestehende vertebragene Schmerzsyndrome zu einer Autonomisierung der vegetativen Entgleisung geführt haben. Als charakteristische Beispiele für klinische Manifestationen dieser Art stehen für den Zervikalbereich das obere Quadrantensyndrom und für die Lumbalregion die sog. postischialgische Durchblutungsstörung, ein dysbasieartiger Schmerzzustand, der sich im Gefolge von diskogenen Wurzelkompressionssyndromen entwickeln kann.

Die mit den viszerovertebralen bzw. vertebroviszeralen Reflexgeschehen mitlaufenden Schmerzen sind wiederum eine Vermischung der Schmerzunterformen, wobei beim Primat der Organstörung Projektionsschmerz und vegetative Reizbeantwortung im Vordergrund stehen, während funktionelle vertebragene Organstörungen sich vorwiegend aus der pseudoradikulären und vegetativen Komponente ergeben.

Jegliches Schmerzgeschehen ist darüber hinaus durch 2 Phänomene zusätzlich verstärkbar. Zum einen ist es der Umstand, daß tiefe dumpfe Schmerzen eine generelle Herabsetzung der sensiblen Reizschwelle mit Hypersensibilität der Oberflächenrezeptoren bedingen und so selbst banale, an sich subalgetische Oberflächenreize den tiefen Schmerz intensivieren können. Zum anderen muß auch eine protopathische Komponente des Dauerschmerzes mit psychotroper Wirkung und resultierender Verminderung der Schmerzverträglichkeit Berücksichtigung finden.

> Chronische Schmerzen führen zu depressiver Verstimmung.

Zusammenfassend und im Hinblick auf die therapeutischen Konsequenzen läßt sich zum vertebragenen Schmerzgeschehen subsummierend sagen: Obwohl der Schmerz nur als Antwort auf eine Primärstörung zu verstehen ist, begünstigt er die Pathomechanismen der zugehörigen Krankheitsbilder. Weit vordergründiger aber noch wird das Schmerzerlebnis an sich zum Zentralproblem des Erkrankten. Beide Gesichtspunkte bestimmen die Ausrichtung der Schmerztherapie. Die vordringlichste Aufgabe des Arztes liegt in der möglichst raschen Schmerzbefreiung, die allerdings nach analgetischen Erstmaßnahmen im Erfassen der Auslöser liegen muß. Nur eine strukturdiagnostisch motivierte Behandlung ist letztlich als gezielte Schmerztherapie betrachtbar, und so wird ohne weiteres mehr klar, daß medikamentöse Maßnahmen lediglich in seltenen Fällen als ausreichendes Vorgehen anzusehen sind. Der therapeutische Abschnitt der vorliegenden Monographie berücksichtigt über die Vorstellung strukturbezogener Therapieformen diese Forderung.

2.2.2 Statik und Haltung

- Dynamische Variation
- Beckentypen nach Gutmann (1970)
- Statik in der Frontalebene

Biologische Systeme sind nur dann als gesund zu bezeichnen, wenn sie unter ökonomischen Prinzipien funktionieren. Genauso können die beiden miteinander verknüpften Gegebenheiten von Statik und Dynamik dann als ausgeglichen angesehen werden, wenn sie der Ökonomie folgen. Das heißt mit anderen Worten, daß diesbezüglich Normalverhältnisse bestehen, wenn für die Ausgangssituation nur der minimal notwendige Energieaufwand aufgebracht oder, anders ausgedrückt, die geringste eben erforderliche Muskelarbeit geleistet werden muß. Die Statik des aufrecht stehenden Menschen entspricht dieser Forderung, wenn die Schwerpunkte aller massenbildenden Teile in einer Lotlinie liegen, die in der a.-p.-Ansicht von der Mitte des Hinterhauptes zum Auftreffpunkt in der Mitte zwischen beiden Füßen zieht. Bei der seitlichen Ansicht sollte das Schwerelot den äußeren Gehörgang mit dem Chopart-Gelenk verbinden.

Festzuhalten ist dazu, daß die so gegebene Ausgangssituation nur als theoretisches Basismodell dienen kann, welches zur Ergänzung die Einbeziehung dynamischer Abläufe verlangt. Stehen und Gehen sind mit dem ständigen Wechsel von Standbein, Spielbein und verbundenen Ausschwingbewegungen von Becken und Achsenorgan verknüpft, wobei die Summation aller Aktivitäten des Bewegungsapparates das ergeben, was wir als Haltung bezeichnen. So ist die Haltung der individuelle Kompromiß zwischen Statik und Dynamik, an dem wir darüber hinaus den Einzelnen typisieren und wiedererkennen.

Zur Beurteilung und Dokumentation der statischen Situation genügt jedoch die Beschränkung auf das Basismodell. Auch damit gelingt es, kranheitsfördernde Faktoren bestimmten Abweichungen vom Normalbild beizuordnen. In diesem Zusammenhang sei an die Beckentypen nach Gutmann erinnert, die sich als prognostisch verwertbar erwiesen haben. Ihrer Bedeutung zuliebe sollen im Anschluß die wesentlichen Einzelheiten der 3 Beckeneinstellungen und ihre pathogenetische Potenz rekapituliert werden.

1. *Normalbecken.* Hier liegt der Diskus zwischen L4 und L5 in Höhe der Beckenkämme, und die dorsale Sakrumkante ist um ca. 40° gegen die Horizontale geneigt. Störungen, die diesen Beckentyp begleiten, bevorzugen die Bandscheiben-L4, L5, die zugehörigen Wirbelbogengelenke und die Iliosakralgelenke.

2. *Assimilationsbecken.* Das hohe Assimilationsbecken weist ein steil stehendes Kreuzbein auf, das hoch nach kranial reicht. Die Iliosakralgelenke stehen mehr sagittal und erwecken im Röntgenbild den Eindruck der fehlenden Überlappung, man sieht sozusagen ungestört durch das Gelenk.
Die Krankheitsanfälligkeit betrifft hier die ligamentären Strukturen, und Wurzelkompressionssyndrome gehen überwiegend vom präsakralen Diskus aus.

3. *Horizontales oder Überlastungsbecken.* Dieser Beckentyp hat ein tiefliegendes Promontorium, und der Winkel zwischen der Horizontalen und dorsalen Sakrumkante ist klein, etwa zwischen 15 und 30°. Bei der Seitenansicht projizieren sich Kopf- und Promontoriumslot vor die Hüftgelenkquerachse. Die pathogenetische Tendenz geht in Richtung Iliosakralgelenkblockierung, interspinale Reizzustände und Koxarthrose.

Die beschriebenen Besonderheiten haben sich von der seitlichen Betrachtung der Lenden-Becken-Hüft-Region (LBH-Region) abgeleitet. Nicht minder wichtig erscheint die Berücksichtigung der Verhältnisse in der Frontalebene, wobei die Reaktion der WS auf Schiefebenen vorrangig interessiert. Normale Kompensationsmechanismen von Schiefebenen der Wirbelsäulenbasis sind dann gegeben, wenn das Becken zur höheren Seite ausweicht und die Skoliosierung von einer gleichsinnigen Rotation begleitet zur niederen Seite zeigt. Die Ursachen der Schiefebenenbildung liegen nun nicht nur in Beinlängendifferenzen. Muskuläre Balancestörungen oder pathomorphologische Veränderungen können ebensolche Abweichungen veranlassen. Als Störungen der Statik wirksam sind sie, wenn daraus fehlende oder den aufgezeigten Kompensationsvorgängen nicht entsprechende Antworten der WS resultieren, wie

- fehlende Ausweichreaktion des Beckens zur höheren Seite,
- fehlende oder der Skoliosierung entgegengesetzte Rotation der Lendenwirbelsäule (LWS),
- eine nichtkompensierte Skoliosierung liegt auch dann vor, wenn der thorakolumbale Übergang vom lumbosakralen im Lot abweicht.

Der therapeutische Ausgleich der Schiefebenen wirft häufig Probleme auf. Klinisch ist man nur in der Lage, Höhendifferenzen der Beckenkämme zu diagnostizieren, die, wie erwähnt, durchaus nicht immer auf Beinlängendifferenzen beruhen. Schiefebenen der Wirbelsäulenbasis benötigen daher zur Erkennung und richtigen Einschätzung einer zusätzlichen Röntgenuntersuchung, wobei strenge Kriterien bezüglich der Einstelltechnik gefordert werden müssen.

> Nur die klinische Untersuchung nach den Kriterien der manuellen Medizin sichert gegen die häufigen Artefakte des Röntgenbildes ab, die immer wieder Anlaß zu unsinnigen Absatzerhöhungen sind!

Ausgleichsversuche bei Schiefebenen sollen aufgrund der erwähnten Umstände nicht nur über Schuhkorrekturen erprobt, sondern auch im Sitzen durch Unterlegen am Sitzbein überprüft werden. Neben einer Röntgenkontrolle gibt vielfach die „Harmonisierung des Rückenbildes" Auskunft über die Zweckmäßigkeit des therapeutischen Schiefebenenausgleiches.

Statische Störfaktoren der übrigen Regionen des Achsenorganes sind lang nicht so bedeutungsvoll wie die eben aufgezeigten des LBH-Abschnittes und diesbezüglich ergänzend zu erwähnen ist nur die Anteversion des Schädels bei entspannter Rumpfmuskulatur.

2.2.3 Strukturelle Störfaktoren

- Das Gelenk als Fühler und Steuerorgan
- Plus- und Minusvariante der Motilität
- Der ligamentäre Faktor
- Muskelsystem

Unter dem Sammelbegriff „strukturelle Störfaktoren" finden jene geweblichen Unzulänglichkeiten Berücksichtigung, die rehabilitationsmäßig erfaßbar sind. Im Vordergrund des Interesses stehen diesbezüglich das Funktionsverhalten des Gelenkapparates, der Ligamente und der Muskulatur. Die Zusammenfassung in einem gemeinsamen Kapitel erfolgt aus didaktischen Gründen, um die gegenseitige Abhängigkeit der Einzelfaktoren zu dokumentieren.

Die im Zusammenhang interessierenden Gelenke der WS dürfen nicht nur, wie es meistens geschieht, als passive Träger der Beweglichkeit angesehen werden, sondern müssen auch in ihrer steuernden Funktion Beachtung finden. Das Gelenk als Fühlerorgan der Propriozeption ist reichlich mit sensorischen Elementen bestückt. Im wesentlichen sind es Rezeptoren mit langsamer und solche mit schneller Adaptation, die v. a. durch Dehnungsreize aktiviert werden. In Ruhestellung des Gelenkes senden die langsam adaptierenden Rezeptoren mit programmierter konstanter Frequenz. Ändert sich die Ausgangsstellung des Gelenkes, so ändert sich auch die Sendefrequenz dieser Rezeptoren und stellt sich auf die neue Winkelstellung ein. Die schnell adaptierenden Rezeptoren entladen im Ruhezustand des Gelenkes nicht, sondern senden nur während des Bewegungsvorganges mit einer der Bewegungsgeschwindigkeit parallel laufenden Frequenz. Das gesamte Entladungsmuster ist im Fall einer Funktionsstörung pathologisch verändert.

Diese nun zusammen mit nozizeptiven Afferenzen und vegetativen Impulsen in den Hinterhornkomplex des Rückenmarkes einlaufenden Informationen werden dort verarbeitet und beeinflussen spinalreflektorisch die horizontale und vertikale Nachbarschaft. Die Vermaschung mit dem motorischen Vorderhornkomplex, der motorischen γ-Zellenschaltung, dem Tractus spinothalamicus zur zentralen Schmerzperzeption und dem sympathischen Kerngebiet erklärt sowohl die Regulationseinflüsse auf den Muskeltonus als auch die Wechselbeziehung zwischen gestörter Muskelfunktion und gestörter Peripherie, seitendifferente Muskelreflektorik, hyperpathische Sensationen, vasovegetative und dystrophische Dysregulationen.

> Gelenke wirken als periphere Steuerungsorgane der Statik und Dynamik.

Die Auslösung dieser Abläufe kann aus diametral verschiedenen Ausgangssituationen erwachsen, und die zugrundeliegende Funktionsstörung der Gelenke wird dementsprechend als Minus- und Plusvariante bezeichnet. Weithin bekannt erscheint die Minusvariante der Gelenkstörung, die Hypomobilität oder, wie sie im Sprachgebrauch der manuellen Medizin benannt wird, die Blockierung. Dieser Terminus erfordert nun eine genauere Erklärung, da gerade damit viele Fehlvorstellungen verbunden waren und z. T. noch sind. Als erstes muß dazu festgehalten werden, daß der Blockierungsbegriff etwas völlig anderes beinhaltet als die seinerzeitigen Subluxationserklärungen der amerikanischen Chiropraktiker. Subluxationen gehören in das Gebiet der Traumatologie und stehen bei der Besprechung thematisch relevanter funktioneller Gelenkstörungen überhaupt nicht zur Diskussion. Des weiteren ist auch die Vorstellung einer „fixierten Endstellung" des Gelenkes nicht angebracht, sondern es handelt sich dabei nur um eine Bewegungseinschränkung, eine Störung des Gelenkspieles („joint play" nach Menell 1964) im Rahmen des physiologischen Bewegungsraumes.

> Blockierung und Instabilität weisen eine nahezu idente klinische Symptomatik auf – nur die Chirodiagnostik läßt Unterschiede erkennen.

Beim Versuch, diese Einschränkung des Bewegungsspieles zu erklären, werden differierende Momente ins Gespräch gebracht. Menisken und Synovialzotten, die auch in Wirbelbogen und Rippenwirbelgelenken nachweisbar sind, bilden die Basis für eine Einklemmungstheorie. Ebenso dienen das Verkanten, Verklemmen einer Schublade oder, mit anderen Worten ausgedrückt, Störungen des Gleitvorganges bzw. analoge Vorgänge im Gelenk als Erklärung für einen weiteren mechanischen Blockierungsfaktor. Darüber hinaus müssen aber auch extraartikuläre Einflüsse diskutiert werden. Das häufige Auftreten von akuten Gelenkblockierungen im Verlauf oder im Anschluß an banale Infekte, Tonsillitiden o. ä. läßt die Vermutung aufkommen, daß entzündliche Gelenkreaktionen – etwa ein flüchtiger Hydrops der kleinen Wirbelgelenke – eine „feuchte Blockierung" hervorrufen. Ferner stehen regionäre Tendinopathien, muskuläre Dysbalance, reflektorische segmentale Einflüsse und Traumen als „Blockierungsauslöser" zur Debatte.

Auf die Charakteristika der Blockierungen, ihre Erkennung und Behandlung wird in den entsprechenden therapeutischen Kapiteln näher eingegangen.

> Ungestörtes „joint play" bedeutet:
> – federnd elastisches Endgefühl,
> – translatorische Gleitfähigkeit,
> – traktorische Beweglichkeit.

Wesentlich weniger bekannt als Auslöser klinischer Symptome ist die Plusvariante der Gelenkstörung, „die Hypermobilität".

Eine generelle Hypermobilität des Bewegungsapparates findet sich sehr oft beim Konstitutionstyp des Leptosomen und ist an sich noch nicht als Krankheitsfaktor zu werten, zumindest solange, als ein ausreichend funktionierendes Muskelsystem seine protektive Wirkung entfalten kann. Kommt es jedoch im Zug einwirkender Schadnoxen verschiedenster Genese (Fehlstereotypien im Arbeitsleben, sportliche Überlastungen, Bewegungsarmut, Adipositas, Operationen u. a.) zu Balancestörungen bestimmter Muskelgruppen und entwickelt sich daraus eine zusätzliche segmentale und regionäre Hypermobilität mit begleitender Instabilität, so beginnt dieser Zustand Krankheitswertigkeit zu erreichen. Der häufigste Manifestationsort entsprechender Schmerzzustände ist die Lumbalregion, die anfällig für muskuläre Dysbalancen und Überlastungen ist und darauf mit dem häufigen Beschwerdebild der sog. ligamentären Insuffizienz reagiert, die klinisch als chronische Lumbalgie imponiert oder über pseudoradikuläre Irradiationen eine diskogene Lumboischialgie vortäuscht.

Aber auch im Gebiet der Kopfgelenke muß an ligamentär-muskulär ausgelöste Krankheitsbilder gedacht und hier v. a. der Anteflexionskopfschmerz (Gutmann 1968) in Erinnerung gebracht werden, bei dem durch jede längere Anteflexionshaltung des Kopfes, etwa beim Lesen und Lernen (deshalb auch als Schulkopfschmerz bezeichnet), Kopfschmerzen auftreten.

Somit ergibt sich zwanglos der Übergang vom Störfaktor Gelenk zum Störfaktor Ligament, wobei, wie die Ausführungen gezeigt haben, der Faktor Muskulatur die Verbindungsrolle übernimmt.

Wie schon die bisherigen Angaben erkennen ließen, kommt dem Muskelsystem eine dominierende Stellung in bezug auf ein störungsfreies Funktionieren der WS zu. Dies rechtfertigt sicherlich eine etwas breitere Vorstellung der Muskulatur in ihrer Rolle als wesentlicher und häufiger Störfaktor.

Eine ungestörte harmonische Muskelfunktion setzt, abgesehen von struktureller Integrität der beteiligten Partner, eine störungsfreie Spinalreflektorik und kortikale Steuerung voraus.

Miteingeschlossen in diese bestehenden Wechselbeziehungen ist das limbische System und die Formatio reticularis, sowohl was den Regelkreis zum γ-System betrifft als auch in bezug auf die Relation zur Psyche.

> Die Entgleisung der γ-Regulation ist ein Kardinalfaktor in der Pathogenese vertebragener Schmerzsyndrome.

Im Zusammenhang darf an die Ausführungen zum pseudoradikulären Schmerz rückverwiesen und wiederholt werden, daß dies die häufigste Schmerzpräsentation beim Wirbelsäulenpatienten darstellt und dabei die Muskulatur als Haupteffektor wirkt.

Die ursprünglich beim Kleinstkind vorhandenen subkortikalen Primitivreflexbewegungen bilden sich im Lauf der Entwicklung zu kortikal gesteuerten, auf bedingtreflektorischem Weg gebahnten Bewegungsmustern aus. Alle sich stereotyp wiederholenden Bewegungsabläufe des täglichen Lebens gehen darauf zurück und sind für das Einzelindividuum charakteristisch. Allerdings ist diese Verankerung aber doch so locker, daß sie bei Inaktivität, gleich welcher Ursache immer, zu einer Verkümmerung bzw. zu einem Erlöschen ökonomisch programmierter Bewegungsabläufe führen kann. Krankheit und Umwelteinflüsse sind in der Lage, gesunde motorische Stereotypen über ihre Plastizität hinaus zu belasten, zu verändern und Fehlstereotypen zu erzeugen.

Als Beispiel einer Fehlstereotypie kann der gestörte Bewegungsablauf der endgradigen Beinstreckung beim Gehen, den Ablauf von Ursache und Wirkung zeigen. Die Hüftgelenkstreckung beginnt mit der Aktivierung der ischiokruralen Muskulatur. Darauf folgt der Einsatz des M. erector spinae und schließlich vollendet der M. glutaeus maximus die Bewegung. Bei Läsionen des großen Gesäßmuskels, die stets mit einer Abschwächung einhergehen, wird die Hüftgelenkstreckung in ihrer Endphase nicht mehr im Hüftgelenk vollzogen, sondern durch den Rückenstrecker voll in die LWS verlegt, deren Gefüge durch die ständige Fehlstereotypie eine Überlastung erfährt, ein Mechanismus, der bei lumbosakralgestörten Patienten oder aber auch bei solchen mit Hüftgelenkerkrankungen immer wieder zu finden ist.

Alle diese Vorgänge sind darüber hinaus durch die Tatsache kompliziert, daß die quergestreifte Muskulatur - also die für die Aktivität unseres Bewegungsapparates maßgebliche - nicht einheitlich reagiert. Neurophysiologische Untersuchungen erbrachten den Beweis, daß 2 rivalisierende Systeme von Muskelgruppen am Werk sind. Die überwiegend phasisch reagierenden einerseits, die posturalen oder tonischen Muskeln andererseits. Die phylogenetisch ältere posturale Muskulatur spricht auf Reize rascher an, aktiviert sich leichter, ermüdet weniger und beantwortet Inaktivität oder Schädigung mit Kontraktion. Die phasische Muskulatur hingegen ist ausgesprochen fragil, ermüdet rasch, bedarf zur Aktivierung wesentlich stärkere Reize und reagiert auf Inaktivität mit baldiger Atrophie. Speziell fein abgestimmte, schnelle und geschickte Bewegungen sind auf das Funktionieren der phasischen Muskulatur angewiesen. Das labile Gleichgewicht der beiden Systeme gehorcht dem Gesetz der reziproken Innervation, und seine Störung begünstigt das tonische System. Ein sich solcherart entwickelnder Circulus vitiosus beginnt mit der Hemmung funktionell antagonistischer phasischer Muskeln nach Aktivierung tonischer Muskelgruppen und führt durch die reziproke Wechselwirkung von Hemmung und Aktivierung bis zur Pseudoparese des phasischen Muskels.

Je nach Überwiegen tonischer oder phasischer Muskelanteile erfolgt die Einteilung der einzelnen Muskeln in tonische, phasische oder neutralreagierende (Tabelle 2).

Nach eigenen Untersuchungen waren bei einem erheblichen Prozentsatz der untersuchten Patientengruppen die posturalen Muskeln verkürzt (Tabelle 3).

Deutlich sind die Unterschiede bei der ischiokruralen Muskulatur, beim M. trapezius und den Rückenstreckern.

Zur Beurteilung der phasischen Muskulatur kam das Oxforder System zur Verwendung, wobei die Durchschnittskraft pro Muskelgruppe und Kollektiv errechnet wurde (Tabelle 4).

Tabelle 2. Vergleich von tonischen und phasischen Muskelgruppen hinsichtlich ihres neurophysiologischen Verhaltens

Rote tonische Muskeln	Blasse phasische Muskeln
Kleine α-Motoneurone	Große α-Motoneurone
Kleine motorische Einheiten	Große motorische Einheiten
Leitungsgeschwindigkeit	
50- 80 m/s	58-108 m/s
Entladungsfrequenz	
5- 25 Imp/s	60- 70 Imp/s
Kontraktionszeit	
90-177 ms	25-129 ms

Tabelle 3. Verkürzung der posturalen Muskulatur

Verkürzter Muskel	Zervikalsyndrome [%]	Lumboischialgien [%]
M. trapezius	79	64
M. pectoralis major	58	62
M. erector spinae	13	35
M. ilio psoas	55	53
M. tensor fasciae latae	50	60
M. rectus femoris	62	70
M. adductores	40	42
Ischiokrurale Muskelgruppe	34	56

Tabelle 4. Durchschnittskraft pro phasische Muskelgruppe (Normwert = 5)

	Zervikalsyndrome	Lumboischialgien
Nackenmuskulatur	4,2	4,6
Halsmuskulatur	4,1	4,4
Mm. rhomboidei	4,0	4,4
Bauchmuskulatur	3,7	3,5
M. glutaeus maximus	4,3	3,9
M. glutaeus medius	4,3	4,4

Die phasische Muskulatur weist einen deutlicheren Unterschied zwischen beiden Krankheitsgruppen auf. Auffallend war hier v. a. der generell schlechte Funktionszustand der Bauchmuskeln, ein Hinweis, dieser Muskelgruppe bei allen vertebragenen Störungen besondere therapeutische Aufmerksamkeit zu schenken.

Aus Tabelle 5 mit regionärer Gegenüberstellung tonischer und phasischer Muskelgruppen lassen sich die funktionellen Wechselwirkungen ablesen.

Beide Kollektive wurden darüber hinaus auf Fehlstereotypien des Armhebens und Hüftüberstreckens untersucht, wobei sich kein signifikanter Unterschied ergab. Wahrscheinlich liegt der Grund darin, daß bei vertebragen Gestörten meist mehrere Wirbelsäulenabschnitte betroffen sind, eine Tatsache die sich u. a. daraus ergibt, daß 47% der an Zervikalsyndromen erkrankten Patienten auch Schmerzen in der LBH-Region angaben und auch in der Gruppe der Lumboischialgiepatienten 29% über zusätzliche Schmerzen in anderen Wirbelsäulenabschnitten klagten.

> Muskulatur und Gelenk bilden eine untrennbare Funktionsgemeinschaft.

Mit dem Stichwort „Schmerz" ergibt sich auch die Rückblendung auf das Schmerzkapitel und die Rolle der Muskulatur für den Aufbau pseudoradikulärer Syndrome. Und gerade dabei finden sich wieder Überschneidungen von Ursache und Wirkung von Fehlstereotypien,

Tabelle 5. Charakteristika phasischer und tonischer Muskeln. Vorstellung der wichtigsten Muskelgruppen

Posturale Muskulatur Ermüdet langsam, aktiviert sich leicht, neigt zur Verkürzung	Phasische Muskulatur Ermüdet rasch, aktiviert sich langsam neigt zur Atrophie
M. triceps surae	M. tibialis anterior
M. rectus femoris	M. vastus lateralis
M. tensor fasciae latae	M. vastus medialis
M. sartorius	
M. biceps femoris	M. glutaeus maximus
M. semitendinosus	
M. semimenbranosus	
Kurze Adduktoren des Oberschenkels	Lange Adduktoren des Oberschenkels
	M. glutaeus medius
M. iliopsoas	
M. piriformis	
Rückenstrecker	Gerade und schräge Bauchmuskeln
M. quadratus lumborum	
M. pectoralis major (sternaler Anteil)	M. rhomboideus
	M. serratus anterior
Oberer Trapeziusanteil	Mittlerer und unterer Trapeziusanteil
M. levator scapulae	Mm. scaleni
Flexoren der Hand	Kleine Hand- und Fußmuskulatur

Muskelkettenfunktionen, Tonusverhalten und Schmerzbegleitung. Ergänzend zu bemerken wäre diesbezüglich noch, daß sämtliche Muskelketten mit dem Achsenorgan verknüpft sind und demzufolge auch periphere Dysbalancen Rückwirkungen auf die WS haben.

Der Betrachtungskreis schließt sich, wenn abschließend erwähnt wird, daß die Haltung der WS mithin also auch der Gelenkfaktor, die Schmerzpotenz der Muskulatur beeinflussen. Wie laufende Untersuchungen gezeigt haben, sind muskuläre Triggerpunkte bei Anteflexion der WS schmerzhafter als bei Retroflexion.

2.2.4 Stoffwechselfaktoren

- Multivalenz der Fettsucht
- Hyperurikämie und WS
- Zur Pathogenese der Osteoporose
- Die „Pille" als Störfaktor

Der negative Einfluß metaboler Störungen auf die Integrität der Körperfunktionen muß auch bei der Rehabilitation vertebragener Syndrome Berücksichtigung finden. Die dazu anzustellenden Überlegungen lassen sich in 2 Hauptbereiche aufschlüsseln, die sich allerdings in vielen Punkten überschneiden und aus der gemeinsamen Quelle der Fehlernährung ihren Ursprung nehmen, denn sowohl die Adipositas als auch direkte Stoffwechselentgleisungen mit Auswirkung auf den Bewegungsapparat können als Ergebnis quantitativer und qualitativer Ernährungsfehler angesehen werden. Der pathogene Teufelskreis, der aus dem quantitativen Fehlergebnis, dem überhöhten Körpergewicht resultiert, beschränkt sich nicht nur auf die augenscheinlich statisch-dynamischen und mechanischen Überlastungen und deren direkten Auswirkungen, sondern reicht auch viel tiefer. Die mit der Entwicklung der vorzüglich in der Bauchregion angelegten Fettpolster mitlaufende Veränderung der Krümmungsradien des Achsenorganes bedingt zwangsläufig auch arthromuskuläre Reaktionen. Hyperlordose und kompensatorische Kyphosierung der Brustwirbelsäule (BWS) gehen einher mit einer Abschwächung der phasischen Bauchmuskeln und der interskapulären Muskulatur, unter gleichzeitiger Verspannung tonischer Muskelgruppen und führen so zur pathogenen Balancestörung des wirbelsäulenstützenden Muskelkorsettes. Aber auch die begleitende Thoraxverformung gewinnt im Zusammenhang mit dem bei Adipositas obligaten Zwerchfellhochstand an Bedeutung, da aus der Summe der Veränderungen eine herabgesetzte Vitalkapazität und Verschiebung der Atemruhelage mit Verringerung des Wirkungsgrades der Atemarbeit resultiert. Dieser als Fehlatmungsform anzusehende Zustand hat, wie entsprechende Untersuchungen (vertebrozirkulatorisches Syndrom von Bergsmann u. Eder 1976) zeigen konnten, wiederum Auswirkungen auf die Kreislaufsituation und letztlich auf das allgemeine Leistungsvermögen. Ein weiterer mit dem Fettansatz verquickter Faktor betrifft die Bindegewebsqualität, die nicht nur durch den Fetteinbau im Elastizitätsverhalten, sondern auch im zellulären Metabolismus geschädigt wird. Die im Zelle-Milieu-System (Pischinger 1975) ablaufende biologische Grundregulation ist dabei in vielen Komponenten betroffen, und es bedarf keiner zusätzlichen Erklärungen, um den Stellenwert von Dysregulationen des Zell- und Kolloidchemismus, der Grenzflächenaktivität und energetischer Abläufe für das gesamte vermaschte Regelkreisgeschehen zu erkennen. Das nachfolgende Blockschema versucht die Hauptkomponenten und ihre pathogene Verkettung visuell vorzustellen (Abb. 6).

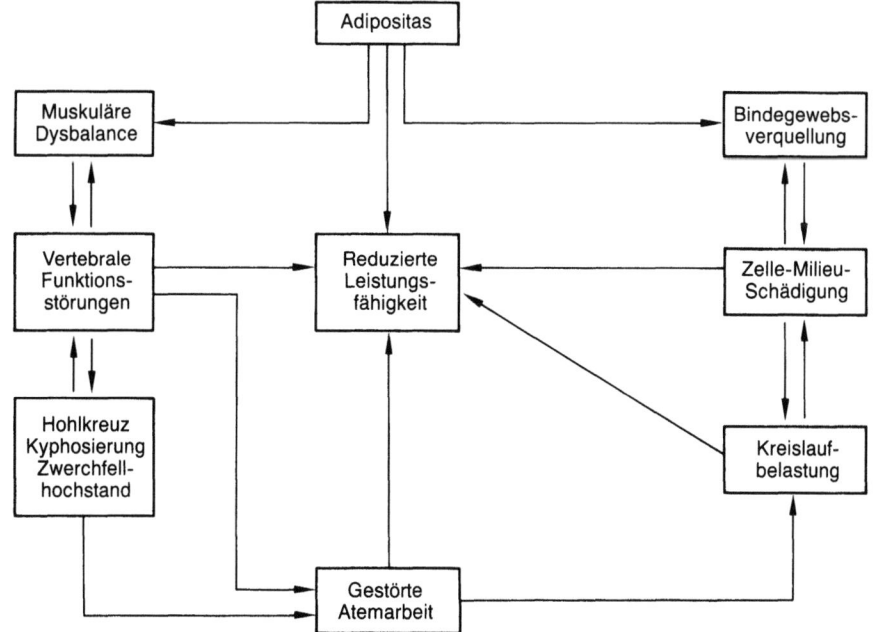

Abb. 6. Wesentliche Faktoren der Leistungsverminderung bei Adipositas

> Adipositas ist einer der gravierendsten Teilfaktoren beim Aufbau vertrebragener Störungen.

Eine so weitgehende gedankliche Detaillierung des Fettsuchtproblems im Zusammenhang mit der Buchthematik erscheint deswegen angebracht, da eben nur unter Einbeziehung dieser Grundlagen der Zugang zum therapeutischen Weg gegeben ist, der mehrbahnig unter Einbeziehung so differenter Methoden wie Diätetik, Bewegungstherapie und psychischer Führung angelegt werden muß.

Direkte Stoffwechselentgleisungen mit unmittelbarer Einwirkung auf den Bewegungsapparat sind mit den erwähnten Problemen verbunden, wie etwa die Koinzidenz von Fettsucht und erhöhten Harnsäurewerten immer wieder aufzeigt (Tabelle 6).

Das krankheitsbahnende Verhalten der Hyperurikämie ist unbestritten. Wenig bekannt jedoch scheint zu sein, daß nicht nur die häufig betroffenen Großzehengrundgelenke und anderen Extremitätengelenke, sondern auch das Achsenorgan als Manifestationsort entsprechender Schmerzzustände in Betracht zu ziehen sind. Zur Untermauerung dieser Ansicht können die Ergebnisse eigener Untersuchungen (Tilscher 1977) angeführt werden, in denen die Schmerzlokalisationen eines Hyperurikämiekollektivs und einer Patientengruppe mit normalen Harnsäurewerten verglichen wurden. Als Ansatzpunkt diente die Gesamtheit von 798 Patienten, die innerhalb von 2 Jahren anläßlich einer stationären Behandlung zur Verfügung standen. Der ohnehin schon recht hoch angenommene Grenzwert von 6,8 mg% (404 µmol/l) für die Harnsäure im Serum wurde dabei von 22,3% der Männer und 6,9% der Frauen überschritten. Tabelle 6 zeigt das prozentuale Verhalten der Schmerzlokalisationen in der Hyperurikämiegruppe und dem Vergleichskollektiv. Zu beachten ist hier die häufige Lokalisation „LWS". Auch die erwähnte Koinzidenz von Übergewicht und Hyperurikämie bestätigte sich. 38,9% der Männer und 43% der Frauen mit erhöhten Harnsäurewerten wiesen ein Übergewicht von mehr als 10 kg auf. In der Vergleichsgruppe dagegen brachten nur 15,6% der Männer

Tabelle 6. Topik der Beschwerden von Hyperurikämiepatienten (n = 63) mit Lumbalsyndromen im Vergleich zu Lumbalsyndrompatienten ohne Hyperurikämie (n = 100)

Schmerzen	Hyperurikämie [%]	Vergleichsgruppe [%]
Kopf	9,5	4
Nacken	12,6	5
Schulter	12,6	7
Arm	11,1	4
BWS	20,6	6
LWS	26,9	22
Becken	73,0	96
Bein	58,7	78

und 0% der Frauen mehr als 10 kg Übergewicht auf die Waage. Subsummierend ist also festzuhalten, daß überhöhte Harnsäurewerte als vertebropathogener Faktor speziell bei chronischen Lumbalgien zu berücksichtigen sind und daß adipöse Patienten diesbezüglich vorrangig bedacht werden müssen.

Eine starke metabole Komponente weisen des weiteren die Pathomechanismen der präsenilen Involutionsosteoporose auf, die das Achsenorgan als Lokalisation bevorzugt. Der Versuch, die Ätiopathogenese dieser Osteoporoseform anhand bekannter Literaturangaben vorzustellen, läßt Lücken offen. Sowohl die Knochenmatrixtheorie von Albright als auch die Annahme von Kalziumresorptionsstörungen liefern, selbst zusammen betrachtet, nur ein unvollkommenes Bild. Erst die Einbeziehung metabol-hormoneller Dysfunktionen (Lutz 1970; Eder 1975) und arthromuskulärer wie vaskulärer Pathomechanismen (Eder 1975; Krokowsky 1979) lassen in biokybernetischer Schau den Krankheitsaufbau deutlicher werden.

> Gestörte Metabolie und muskuläre Dysbalance sind 2 Hauptziele der Rehabilitation.

An der Entwicklung der metabol-hormonellen Komponente scheint ein über Jahrzehnte überforderter Kohlenhydratstoffwechsel maßgeblich beteiligt zu sein. Die überreichliche Zufuhr niederer Kohlenhydrate (Zucker, Mehl) ist ein grundsätzlich pathogener Faktor, der im Fall der Osteoporoseentwicklung einen Weg vorbereitet, der über die kohlenhydratinduzierte Insulinüberaktivierung, den überhöhten Glykogenabbau mit nachfolgender Glukoneogenese aus Eiweiß und mitlaufenden Glukokortikoideffekten der Nebennieren bis zur Einbeziehung von Hypophyse und Keimdrüsen in das gestörte Regelkreisgeschehen führt. Die durch ständige Grenzbelastung labilisierten Systeme entgleisen mit den Folgen der anabolen Verarmung und ungenügendem Proteineinbau ins Stütz- und Bindegewebe sowie Mineralisationsstörungen der ossären Struktur. Kompensationssprengend und als Auslöser für erste Beschwerden wirkt häufig das Klimakterium mit seiner zusätzlichen hormonellen Dysbalance. Über die metabol-hormonelle Basis hinaus spielen arthromuskuläre und vaskuläre Folgeschäden eine wesentliche Rolle für die Progredienz des Krankheitsbildes, wobei die intraossäre Mangeldurchblutung eine verstärkte Osteoklastentätigkeit mit weiterer Rarefizierung der Knochensubstanz nachzieht und die schmerzbedingte Inaktivität der regionären Muskulatur diese Abläufe begünstigt. Die resultierenden osteoporotischen Keil-, Fisch- und Plattwirbelformen verändern die geno- und phänotypisch vorgegebene Wirbelsäulengestalt, die Krümmungsradien der einzelnen Regionen sowie die Ausrichtung der Gelenkflächen und schaffen so für die Propriozeption eine veränderte Ausgangssituation. Ähnliches gilt für die ligamentären und muskulären Strukturen. Aus der Summe aller Einzelfaktoren bzw. aus dem Aufschaukeln ihrer Pathogenität im Sinne entgleister Feedbackreaktionen entwickelt sich dann die das Krankheitsbild prägende statisch-dynamische Dekompensation. Einmal mehr ist es also das Zusammentreffen differenter Einzelmomente, die erst gemeinsam Krankheitswertigkeit erlangen, wobei im Fall der präsenilen Osteoporosen speziell dem beeinflußbaren metabolen Faktor mehr Beachtung im Rahmen der gesamten Therapie geschenkt werden sollte.

Das anschließende Blockschema versucht die geschilderten Abläufe zu versinnbildlichen und gibt darüber hinaus Hinweise für die Erstellung eines diesbezüglichen Rehabilitationsprogrammes (Abb. 7).

Metabol-hormonelle Störfaktoren für die WS erwachsen auch aus der Langzeitverordnung der Antibabypille. Dieser kaum bekannte Umstand ist literaturmäßig nicht erfaßt. Eigene, gerade angelaufene Untersuchungsreihen haben den seinerzeitigen Verdacht erhärtet, sind jedoch nicht so weit gediehen, um statistisch signifikante Ergebnisse vorlegen zu können. Daß die Verabreichung von Östrogenen mit Nebenwirkungen verbunden sein kann, ist unbestritten. Im Vordergrund der Berichte stehen Angaben über vaskuläre Schädigungen, Blutgerinnungsstörungen, Blutdrucksteigerungen, Kopfschmerzen, Lebererkrankungen und Überlegungen zur Karzinogenese. Darüber hinaus finden sich aber auch Bemerkungen über Fettstoffwechselstörungen und Hyperglykämien sowie Kapillarschädigungen und Ödemneigung. Zwangsläufig drängt sich bei kritischer Würdigung dieser Schädigungsmöglichkeit der Gedanke auf, ob die Verwendung der Pille mit dem grundsätzlichen ärztlichen Gebot des Nil nocere überhaupt noch vereinbar ist. Aber auch ohne darüber richten zu wollen kann festgehalten

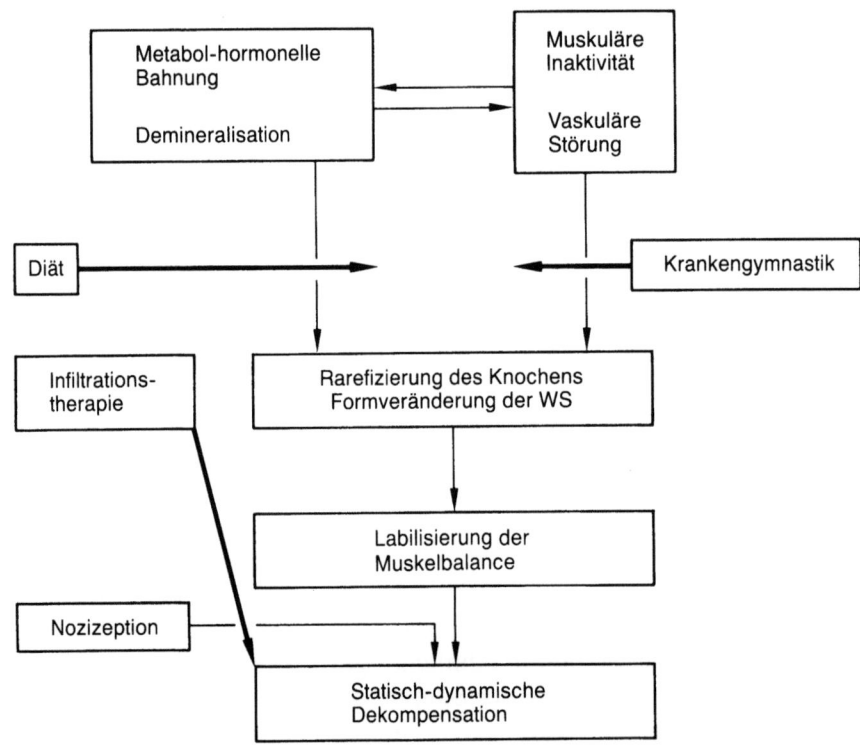

Abb. 7. Die Pathomechanismen des Osteoporosesyndroms und ihre therapeutischen Angriffspunkte

werden, daß eine Reihe der bekannten Schädigungsmöglichkeiten der Pille über das Zelle-Milieu-System, also über die Störung mesenchymaler Grundregulationen wirken, wobei der Qualitätsverlust des Stütz- und Bindegewebes als der wirksamste Störfaktor für das Achsenorgan anzusehen ist. Demzufolge sind die Negativeffekte der Pille speziell bei instabilitätsverbundenen Beschwerden, wie etwa ligamentär muskulären Insuffizienzsyndromen, oder bei vertebragenen Kopfschmerzformen am ausgeprägtesten. Zuletzt muß noch angemerkt werden, daß auch die Antibabypillen neuester Konzeption mit angeblich reduzierter Nebenwirkungsrate in gleicher Weise zu beurteilen sind. Nach unseren Erfahrungen ist speziell bei den angeführten Krankheitsbildern nur dann ein rezidivfreier Rehabilitationserfolg erzielbar, wenn die Pille abgesetzt wird. Entsprechende Überlegungen sind sinngemäß auch bei der Beurteilung der klimakterischen Östrogentherapie anzustellen.

Das abgehandelte Kapitel kann mit der Feststellung enden, daß metabole Abläufe für die Integrität des Homöostat „Mensch" und seiner Untersysteme, also auch für die WS als tragender Faktor zu betrachten sind. Im biologischen Reaktionsdreieck Masse-Energie-Steuerung bilden sie den energetischen Schenkel der Funktionen und damit auch ein weit in In- und Umwelt reichendes Verbindungsglied.

Die sich aus dem metabolen Störfaktor ergebenden diätetischen Konsequenzen werden im therapeutischen Teil der Monographie ausführlich abgehandelt.

2.2.5 Fokalgeschehen

Im Spannungsfeld der multifaktoriellen Pathogenese vertebragener Störungen nimmt das Herdgeschehen eine Position ein, die zwar zweifelsfrei von großer Bedeutung ist, deren exakte Abgrenzung aber häufig auf Schwierigkeiten stößt. Sinn und Zweck dieses Kapitels soll es sein, die Wertigkeit des Herdfaktors für Wirbelsäulenerkrankungen näher zu präzisieren und Wege aufzuzeigen, die Abgrenzungsschwierigkeiten zu mindern.

Als initiales Bemühen dazu muß eine Begriffsbestimmung den Terminus Fokalgeschehen klarstellen. Im Unterschied zu infektallergischen Abläufen, wie sie sich etwa als unmittelbare Folgekrankheiten nach akuten Tonsillitiden an Herz oder Nieren etablieren, sind jene Fernstörungen, die sich nach einer langen Latenzzeit als Reaktionsgeschehen chronisch entzündlicher Prozesse in Form von Fernstörungen, v. a. in den Strukturen des Bewegungsapparates und im vegetativen System ausbreiten, ganz anders zu interpretieren. Die gedankliche Verschmelzung dieser beiden völlig unterschiedlich zu betrachtenden Pathomechanismen im übergeordneten Begriff Fokus hat viel Verwirrung gestiftet und dazu beigetragen, daß diesbezügliche Diskussionen aneinander vorbeigeführt haben. Auch jene erste große Welle der Herdeliminierung um jeden Preis, die in den frühen 30er Jahren alle medizinischen Sparten überschwemmte, litt an dieser Begriffsverschmelzung und bewirkte die noch immer andauernde ideologische Verunsicherung der ärztlichen Beurteilung herdbezüglicher Probleme.

- Fokus (Störstelle) = permanent entgleiste Mesenchymreaktion
- Gestörte Mesenchymreaktion labilisiert Gesamtregulation
- Seitenkonkordante Reizausbreitung
- Fernstörungen bevorzugen Prämorbiditäten
- Manifestation nach Bagatellnoxen (Zweitschlag)
- Autonomisierung der Fernstörungen

> Wenn im folgenden von Herd- oder Fokalgeschehen die Rede ist, so sind nur jene Pathomechanismen angesprochen, die als Folge eines primär chronisch entzündlichen Geschehens nach einer deutlichen Latenzzeit Fernstörungen nachziehen.

Der Herd oder die Störstelle selbst agiert dabei im Mesenchym als entgleiste Mesenchymreaktion, die um nicht abgebautes oder abbaubares Material abläuft. Interpretierbar werden die damit einhergehenden Regulationsstörungen erst über die Ergebnisse der Mesenchymforschung (Haus u. Gerlach 1966; Junge-Hülsing 1965; Pischinger 1975; Kellner 1965). Die Untersuchungen erbrachten den Beweis der Störbarkeit der Basisregulationen des Zelle-Milieu-Systems (Pischinger 1975) durch den bereits erwähnten Dauerreiz des Fremdmaterials, wobei letzteres durchaus auch aus ursprünglich körpereigenen Bausteinen über Umwandlungsprozesse entstehen kann. Die angesprochene Basisregulation beinhaltet zelluläre, humorale, neurale und hormonelle Teilbereiche, die als verflochtene Regelkreissysteme miteinander und mit höheren Regulationsebenen verbunden sind. Die reizbedingte Labilisierung breitet sich entsprechend aus, wobei der Ausbreitungsweg nerval-segmental, nerval-vasal aber auch rein mesenchymal erfolgt und sich stets streng seitenkonkordant zur primären Störstelle entwickelt. Die Entwicklungszeit bis zur Umkippbereitschaft der labilisierten Systeme in Form klinischer Bilder ist als Faktor X zu betrachten und abhängig vom individuellen Gesamtzustand (Konstitution, Umweltbelastungen, Prämorbiditäten etc.). Die Manifestation der Fernstörung erfolgt wie die Reizausbreitung seitenkonkordant zur Herdregion, meist als Folge eines zusätzlichen Bagatellereignisses. Diese als Zweitschlag (Speransky 1950) bezeichnete Triggersituation (Streß, Trauma, Infekte, Unterkühlungen o.ä.) sollte als solche erkannt und nicht irrtümlich als ursächlich angesehen werden. Die weitere Ausbreitung des Herdgeschehens bevorzugt bestehende Prämorbiditäten, womit die WS als prädisponierte Fernstörungslokalisation thematische Relevanz erreicht. Resultierende Gelenkreizzustände tragen zur Entwicklung pseudoradikulärer Pathomechanismen bei und führen im Lauf der Zeit zur Verwischung der ursprünglichen Homolateralität von Herd- und Fernstörung (Abb. 8).

Nach dieser Begriffsbestimmung und Kurzzusammenfassung der theoretischen Basis des Herdgeschehens sollen verbundene klinische Aspekte näher beleuchtet werden.

Wertigkeit und Häufigkeit des Faktors Herdbelastung für vertebragene Störungen erhellen einschlägige statistische Untersuchungen, wobei eine Herdbelastung von über 30% und die Dominanz dentaler Störstellen festzustellen waren.

Bei einem Kollektiv von 682 Patienten mit Erkrankungen des rheumatischen Formenkreises, wobei vertebragene Störungen bei weitem überwogen, konnte eine Herdbelastung bei 242 Patienten oder 35,5% erhoben werden (Eder 1977). Eine weitere Untersuchungsreihe (Til-

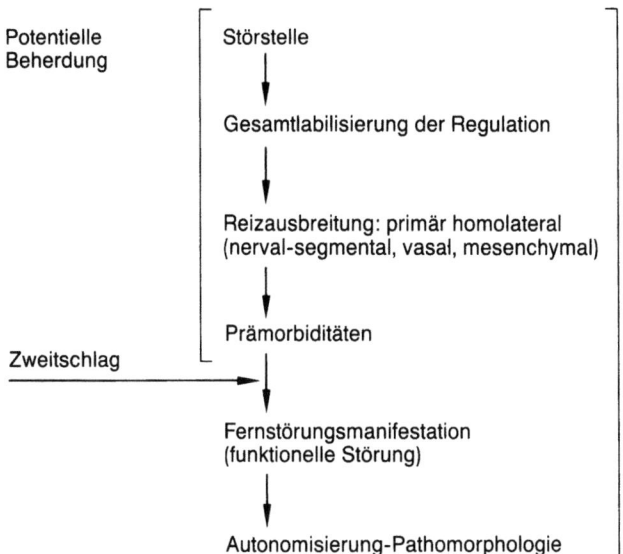

Abb. 8. Gesamtablauf von der primären Störstelle, die im günstigsten Fall als potentieller Faktor bestehen bleiben kann, bis zum Vollbild des Fernstörungsleidens

scher 1979), in der nach Schmerzregionen geordnet auf den Ausbreitungsgrad des Beschwerdebildes Bezug genommen wurde, ließ bei fokalbelasteten Patienten eine verstärkte Ausbreitungstendenz erkennen und zeigt des weiteren in Übereinstimmung mit den Untersuchungsergebnissen des ersterwähnten Kollektivs, daß bei Lumboischialgien bei 32% und bei Zervikalsyndromen bei 35% der Fälle das Fokalgeschehen zu berücksichtigen war (Tabelle 7).

Ein Kollektiv (n = 74) mit Erkrankungen der LBH-Region gab ergänzend über die Störstellenart Auskunft. Der Zahn-Kiefer-Bereich lag dabei mit einer Herdbelastungsrate von 58,1% eindeutig an der Spitze, gefolgt vom Tonsillenherd mit 27% und entzündlichen Störungen im Bereich des kleinen Beckens (Adnexen, Prostata) mit 10,8% (Eder u. Tilscher 1978). Die Aufschlüsselung in klinische Einzelsyndrome und deren Relevanz zur Herdbelastung zeigte bei dem angeführten LBH-Kollektiv, daß Instabilitäts- bzw. Hypermobilitätssyndrome, wie die ligamentäre Insuffizienz, durch den Herdfaktor gravierender belastet waren (42,8%) als blockierungsbedingte Schmerzbilder (24,9%) (Tabelle 8).

Das Übertragen der statistischen Aussagen in den medizinischen Alltag verlangt ein mehr als bisher übliches Berücksichtigen des Herdgeschehens bei der Entschlüsselung der Ätiopathogenese vertebragener

Tabelle 7. Anzahlmäßige und prozentuale Verteilung aktiver Störstellen bei einem Kollektiv von 682 Patienten mit degenerativ-rheumatischen Erkrankungen

n = 682	Zahn-Kiefer-Bereich	Nasennebenhöhlen	Tonsillenregion	Beckenherde	Störaktive Narben	Gesamt
Anzahl der Herdbelasteten	118	58	55	8	3	242
[%]	17,3	8,5	8,1	1,2	0,4	35,5

Tabelle 8. Herdbelastungsrate einzelner Schmerzsyndrome der LBH-Region

	Gesamt	Focus	Zahn-Kiefer-Bereich	[%]	Nasennebenhöhlen	[%]	Tonsillen	[%]	Beckenorgane	[%]	Narben		Gesamtbelastung [%]
Hypomobilitätssyndrome	113	28	14	12,4	1	0,9	9	8	3	2,7	1	0,9	24,9
Hypermobilitäts-(Instabilitäts-)syndrome	87	37	25	28,8	-	-	6	7	5	5,8	1	1,2	42,8
Radikuläre Syndrome	57	5	4	7,1	-	-	1	1,7	-	-	-	-	8,8
Hüftgelenkerkrankungen	23	4	-	-	-	-	4	17,4	-	-	-	-	17,4
Gesamt	280	74											

Syndrome. Das diesbezügliche Bemühen konfrontiert unweigerlich mit einer Reihe von Problemen, die allein schon daraus erwachsen, daß die Diagnostik praktisch nur per exclusionem zu verifizieren ist. Die Abklärung herdbelasteter Vertebralsyndrome stützt sich praktisch auf das Zusammentragen herdsuspekter Einzelkomponenten, die in ihrer Gesamtheit eine Annäherungsdiagnose erlauben.

Charakteristische Hinweise ergeben sich dabei sowohl aus Anamnese und klinischer Patientenuntersuchung als auch über labormedizinische Befunde, physikalische Testmethoden und die probatorische Unterspritzung herdverdächtiger Regionen mit einem Lokalanästhetikum.

Anamnese des Herdgeschehens

- Rezidivierende oronasale Infekte,
- häufige Zahnbehandlungen,
- gynäkologische und urologische Erkrankungen,
- Verletzungen und Operationen,
- Gelenkbeschwerden,
- allergische Sensationen,
- vegetative Dystonie,
- seitenkonkordante Entwicklung.

In der Anamnese drückt sich die Herdbelastung, neben Angaben über wiederholte Anginen, Nebenhöhlen- und Zahnaffektionen oder Erkrankungen von Adnexen und Prostata sowie anderen chronisch entzündlichen Leiden (Osteomyelitis, p.s. Heilungen, Kriegsverletzungen etc.), vornehmlich durch die ganze Palette der vegetativen Symptomatik aus. Müdigkeit, Abgeschlagenheit, unbegründetes Schwitzen, Schlafstörungen, Wetterfühligkeit, Herzklopfen, Hitze-, Kältegefühl, depressive Verstimmung lassen sich im Zusammenhang erheben. Ferner sollten auch häufige Gelenkbeschwerden und eine allgemeine Allergiebereitschaft mit gesteigerter Haut- und Schleimhautempfindlichkeit eine herdbedingte Vorsensibilisierung zur Überlegung stellen.

Die schon in den theoretischen Ausführungen angeführte seitenkonkordante Entwicklung von Herd- und Fernstörungslokalisationen manifestiert sich vielfach in der Anamnese, und nicht selten deckt bereits eingehendes Befragen diese homolaterale Entwicklung auf. Achtet man bei der Krankenbefragung auf diesen Punkt, so wird die anfangs überraschende Feststellung resultieren, daß des öfteren die „kranke Seite" ein ganzes Leben begleiten kann.

> Die Halbseitensymptomatik ist ein diagnostisches Leuchtfeuer.

Neben der homolateralen Krankheitsentwicklung geben bestimmte empirisch gefundene Fixrelationen zwischen primärer Störstelle und Fernstörungslokalisation entsprechende Hinweise. Nach unseren Erfahrungen sind folgende Zusammenhänge überdurchschnittlich oft feststellbar. Regelmäßige Beziehungen bestehen zwischen beherdeten Tonsillen und Arthropathien großer Gelenke (besonders Kniegelenke), dem hohen Lumbalsyndrom und Schmerzzuständen bei Morbus Scheuermann.

Ferner findet man bei Erkrankungen der Zahn-Kiefer-Region Relationen zwischen unteren Molaren und tiefen Lumbalsyndromen, bei den Sapientes zu Neuralgien, Kopfweh und Migräne.

Chronische Kieferhöhlenentzündungen ziehen häufig Kopfschmerzen und interskapuläre Beschwerden nach.

Erkrankungen von Adnexen und Prostata kommen häufig in der Anamnese des Morbus Bechterew, des Reitersyndroms, der Ostitis condensans, aber auch bei ligamentär und muskulär bedingten Kreuzschmerzen vor. Herdwirksame Narben irritieren meistens quadrantenorientiert als neuralgiforme Schmerzbilder.

Herdbezügliche Patientenuntersuchung

- Blick in den Mund,
- tendomyotische Zonen,
- Gelosen und Bindegewebsverquellungen,
- Zeichen vegetativer Dysregulation,
- Muskelfibrillieren.

Die herdbezügliche klinische Patientenuntersuchung erfordert an sich gar nichts anderes als eine subtile Ausführung der üblichen Inspektions- und Palpationsmaßnahmen, auf die somit in diesem Kapitel nicht näher eingegangen werden muß. Eine Reihe dabei zu erhebender Befunde kann bereits weitere Anhaltspunkte zur Bekräftigung der Verdachtsdiagnose Herdbelastung liefern. Es sind dies:

- Das Beobachten des sog. Muskelfibrillierens (Slauck 1955), das am leichtesten auslösbar ist, wenn das im Kniegelenk leicht gebeugte Bein außenrotiert gelagert wird. Das Muskelbündelzittern, im bevor-

zugten Bereich der Waden- und Fußinnenmuskulatur, ist so leichter zu erkennen. Das Zucken der Augenlider oder anderer mimischer Muskeln stellt einen analogen Befund dar.
- Offensichtlich aus p.s.-Heilungen stammende Narben (Impfnarben, Furunkel etc.), die erfahrungsgemäß ungleich häufiger als blande Narben Störstellencharakter aufweisen, müssen beachtet werden.
- Ebenso wesentlich ist die Feststellung einer überdurchschnittlichen Druckempfindlichkeit der Muskel-Sehnen-Übergänge und Insertionen im Sinn von tendomyotischen Reizzonen und Insertionstendinopathien. Als fast spezielles Herdsymptom ist diesbezüglich die Druckempfindlichkeit der Achillessehne zu werten, wobei die empfindlichere Seite der homolateralen Krankheitsentwicklung entspricht. Ergänzend zu bemerken ist, daß Gelosen nicht herdspezifisch sind, da sie differente segmentalreflektorische Abläufe begleiten. In Verbindung mit anderen Herdzeichen erlauben sie jedoch Rückschlüsse auf das anvisierte Fernstörungsareal, manchmal schon vor dem Auftritt klinischer Symptome.
- Die Adler-Punkte: Auf empirischem Wege gelang Adler die Relationsfindung druckempfindlicher Nackenzonen zu bestimmten oronasalen Störstellen. Dabei entspricht Druckschmerzhaftigkeit am unteren Okzipitalrand in Höhe der Linea nuchae superior Erkrankungen der Nasennebenhöhlen. Druckempfindlichkeit über den Querfortsätzen von C1 soll an Störstellen im Oberkieferbereich und solche über den Querfortsätzen von C2 an den Unterkiefer denken lassen. Die chronische Tonsillitis projiziert sich nach Adler kaudal dieser Punkte am oberen lateralen Trapeziusrand (Abb. 9).

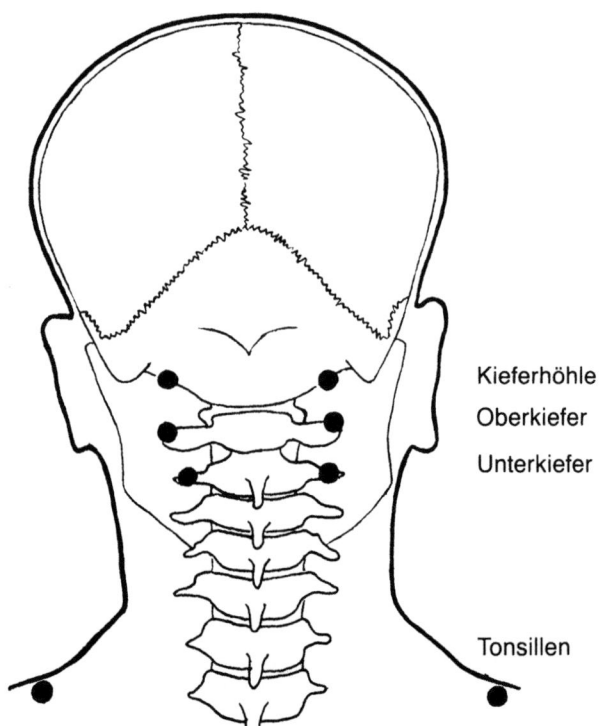

Abb. 9. Störstellenbezogene Druckpunkte der Nackenregion. (Nach Adler 1973)

Kieferhöhle
Oberkiefer
Unterkiefer

Tonsillen

Störstellenlokalisationen

- Zahn-Kiefer-Bereich,
- Nasennebenhöhlen,
- Tonsillen,
- Organe des kleinen Beckens,
- Narben,
- Implantate.

Die Störstellendiagnostik selbst als nächster Schritt der herdbezüglichen Patientenuntersuchung erhält erste Hinweise beim Blick in den Mund. Der Zustand des Gebisses im allgemeinen, Zahl und Art zahnärztlicher Arbeiten, Schleimhautveränderungen, Tonsillen und Narbengebiete nach Tonsillektomie sind mit einem Blick erfaßbar und bestimmen das weitere Explorationsprogramm.

> Oronasale Störstellen dominieren das Fokalgeschehen.

Da dem dentalen Herdgeschehen sowohl im Rahmen des oronasalen Komplexes als auch bei Einschluß aller weiteren Störstellenmöglichkeiten eine absolute Priorität zukommt, wird es nahezu immer notwendig sein, den Zustand des Gebisses herdbezüglich zu bestimmen. Eine Reihe statistischer Untersuchungen mit unterschiedlichen Fragestellungen haben dazu beigetragen, die Pathogenität dentaler Störstellen festzulegen. So untersuchte Glaser-Türk (1982) 264 Kurpatienten und stellte dabei 1805 potentielle Herde fest, wobei devitale Zähne mit einer Quote von 1000 dominierten. Schuh (1961) hat aus einem großen Patientengut für je 1000 Patienten einen Faktor von 86% für dentogene Störstellen errechnet. Ein eigenes, bereits angeführtes Kollektiv (n=74) erbrachte bei Erkrankungen der LBH-Region eine dentale Herdbelastungsquote von 58,1%. Diese eindrucksvollen Zahlen lassen dem dentalen Herdgeschehen sowohl im Rahmen des oronasalen Komplexes als auch bei Einschluß aller weiteren Störstellenmöglichkeiten eine absolute Priorität zukommen. Als Konsequenz ergibt sich die Forderung, bei der Abklärung vertebragener Schmerzsyndrome routinemäßig einen kompletten Zahnstatus erheben zu lassen, der eine Vitalitätsprüfung aller Zähne beinhalten muß. In diesem Zusammenhang soll angemerkt werden, daß die immer mehr in Mode kommende Röntgenpanoramaaufnahme des Gebisses zur Herddiagnostik ungeeignet ist. Auf die herkömmliche Art der Einzelbilder ist aus Gründen der besseren Auflösung der ossären Strukturen, etwa zur Erfassung der sog. Restostitiden, zu bestehen. Im Zusammenhang erhebt sich des weiteren die Frage, welche Veränderungen des Zahn-Zahnhalteapparates überhaupt als Störstellen in Betracht zu ziehen sind. Wesentlich einfacher zu beantworten wäre diese Frage, würde man sich darauf beschränken zu sagen, nur ein lebender, unbehandelter, normal entwickelter Zahn ist als unbedenklich zu bezeichnen. Für die praktische Beurteilung einer dentalen Herdbelastung wäre diese rigorose Einstellung jedoch übertrieben und würde zum sinnlosen Exodontismus vergangener Zeiten zurückführen. Nur um aufzuzeigen, wie mannigfaltig die Störstellenmöglichkeiten im dentalen Bereich sein können, wird eine diesbezügliche Auflistung angeführt:

Dentale Störstellenmöglichkeiten (nach Hopfer 1965)
- Unvollständig abgefüllter Wurzelkanal,
- komplette und dichte Wurzelfüllung,
- erweiterter Periodontalspalt,
- diffuser periapikaler Herd,
- abgegrenzter periapikaler Herd,
- Restostitiden,
- Wurzelspitzenresektionen,
- Rezidiv nach Resektionen,
- retinierter oder halbretinierter Zahn,
- distale Osteolyse (Sollmann),
- Fremdkörpereinschlüsse,
- Wurzelreste,
- Zysten,
- Fausse route mit leerem Restkanal,
- seitliche Aufhellung,
- Mortalamputation,
- Vitalamputation,
- Milchzahnrest,
- Ostitis um Milchzahnrest,
- Zahnkeim,
- überstehende Füllung mit interdentalem Knochenabbau,
- Septumdystrophie,
- Septumveränderungen im Sinn einer Parodontose,
- Parodontopathien,
- Zahnfraktur,
- Zahnluxation,
- gekippter Zahn,
- Wurzelresorption beim lebenden Zahn,
- Zahn mit verringerter Vitalität,
- chronische Pulpitis.

Im Alltag der Herdbeurteilung werden von dieser Unzahl von potentiellen Herden folgende überdurchschnittlich häufig als aktive Störstellen entlarvt, wobei die nachfolgende Reihung ihrem Stellenwert entspricht:

- Devitale Zähne,
- Restostitiden,
- Wurzelreste,
- Fremdkörper,
- periapikale Ostitis (Granulom),
- tiefe paradontotische Taschen,
- impaktierte oder verlagerte Zähne.

> Der devitale Zahn, meist Kunstprodukt zahnärztlicher Bemühungen, ist Spitzenreiter des dentalen Herdgeschehens.

An diesem Punkt scheiden sich die Geister oder mit anderen Worten: Hier trennt sich die ideologische Einstellung zum Herdproblem. Die durchschnittlich übliche Interpretation durch die Zahnmedizin besagt, daß ein korrekt und wurzeldicht abgefüllter Zahn unverdächtig ist und begründet dies mit der Undurchlässigkeit der Dentin-Zement-Barriere. Leider stimmt das nicht. Das ist keine bloße Behauptung, sondern eine Aussage, die sich auf umfangreiche Untersuchungen stützt. Überbrückende Querverbindungen (Ramifikationen) zwischen Pulpenraum und Parodontium bzw. Alveolarknochen wurden sowohl histologisch (Kellner u. Pritz 1973) als auch radiographisch über isotopenmarkiertes Jod (Djerassi u. Owtscharov 1961) nachgewiesen. Der devitale Zahn mit seinen Umbauprozessen bietet daher alle Voraussetzungen als nichtabbaubares Material im Sinn des Herdgeschehens, eine entgleiste Mesenchymreaktion anzuregen und zu unterhalten. Mit Absicht wurde die Stellung devitaler Zähne in der Herdbeurteilungsfrage breiter ausgeführt. Zum einen, weil tote Zähne, wie erwähnt, das Hauptkontingent an Störstellen bringen und zum anderen, weil fehlende Konsequenz in dieser Frage Sanierungsmaßnahmen auf Zufallserfolge reduziert und somit dazu beiträgt, das Image dentaler Herdsanierungen auf ein noch schlechteres Maß herabzudrücken als es ohnehin schon besitzt. Zu Unrecht, wie die Resultate korrekter und vollständiger Herdeliminierungen immer wieder bestätigen.

> Die meisten herdwirksamen Sinusitiden sind dentogener Natur.

Einen im wahrsten Sinn nahtlosen Übergang besitzen dentale Herde und chronisch entzündliche Erkrankungen der Nasennebenhöhlen. Alle nur durch den Antrumboden von der Kieferhöhle getrennten Oberkieferzähne, das sind die Prämolaren und Molaren, können, sobald sie Träger entgleister Mesenchymreaktionen sind, als Starter einer Durchwanderungsostitis wirken, die ihrerseits eine chronische Sinusitis maxillaris, meist polypöser Verlaufsart, nachzieht. Diese sog. dentogene Sinusitis bzw. Sinusitis comitans ist es nun, die den Hauptanteil herdwirksamer Nebenhöhlenentzündungen stellt. Diagnostisch erschwerend wirkt sich der Umstand aus, daß nur knapp die Hälfte der Betroffenen eine diesbezüglich positive Anamnese aufweisen. Aber auch die Einbeziehung röntgenologischer Untersuchungen ließ noch eine bemerkenswerte Dunkelziffer an unerkannten Kieferhöhlenaffektionen zurück, wie spätere zusätzliche Antroskopien bewiesen. Als gut brauchbares Zusatzdiagnostikum bot sich einmal mehr der Elektrohauttest (EHT) an, auf den noch näher einzugehen sein wird (Tabelle 9).

Tabelle 9. Diagnostische Wertigkeit der einzelnen Verfahren bei der Sinusitisexploration eines Kollektivs umfassend untersuchter Patienten

Dentale Sinusitis maxillaris [%]	Anamnese positiv	Röntgen positiv	EHT positiv	Endoskopie positiv
	46,7	66,5	85,9	100

Ergänzend wäre noch anzuführen, daß die Beachtung des Stellenwertes herdwirksamer Sinusitiden zu wünschen übrig läßt. Während Zähne und Tonsillen eine durchschnittliche Berücksichtigung finden, wird vielfach außer acht gelassen, daß die Häufigkeit der Nebenhöhlenherde auf dem Niveau tonsillogener Störungen liegt (Abb. 10).

> Herdsuspekt sind kleine, atrophische, livide Tonsillen mit düsterroter Verfärbung der Gaumenbögen.

Als Teil des lymphatischen Rachenringes (Waldeyer) steht die Tonsilla palatina im Vordergrund herdbezüglicher Aspekte. Die Stellung der Tonsillen als Kampforgan (Ditrich) macht eine genaue Abgrenzung pathologischer Veränderungen schwierig, speziell wenn es um die Fra-

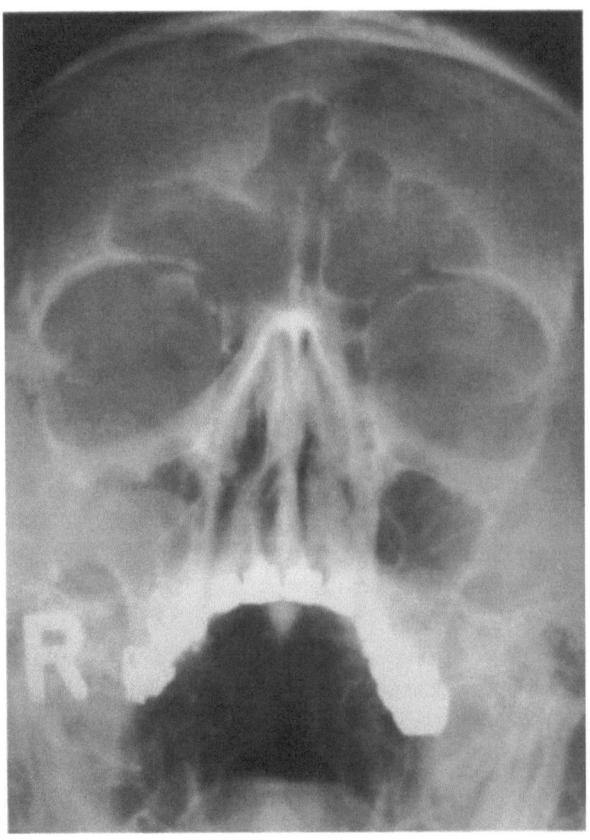

Abb. 10. Sinusitis polyposa der rechten Kieferhöhle. Reaktion auf eine Durchwanderungsostitis, die ihren Ausgangspunkt von einem devitalen 6 nahm

gestellung der chronischen Entzündung mit potentiellem Herdcharakter geht; schwierig auch deshalb, weil Entscheidungen zur Tonsillektomie immunologische Aufgaben und Eigenschaften der Tonsillen mitbetreffen. Die Untersuchung von 600 Tonsillenpaaren (Riccabona 1955), die bei Tonsillektomien von Patienten mit rheumatischen Beschwerden anfielen, ließ die chronisch atrophische Tonsillitis mit Übergreifen der Entzündungsvorgänge auf die peritonsilläre Region als fast spezifische herdaktive Verlaufsform erkennen. Die peritonsilläre Entzündungsausbreitung trägt dazu bei, daß durch eine Tonsillektomie nicht immer das gesamte Herdgebiet erfaßt werden kann. Ähnliches gilt für restierendes Mandelgewebe und Zustände nach Tonsillotomien, die ebenfalls die Herdaktivität fortführen. Das klinische Bild der herdsuspekten Tonsillen ist somit durch die kleine atrophische Tonsille geprägt, die so unscheinbar sein kann, daß der Eindruck entsteht, es wäre gar keine Mandel vorhanden. Dieser Befund weist auf permanente chronische Entzündungsvorgänge mit häufig stummer Anamnese und dem Unvermögen des Ausweichens in die abheilungsgünstigere Form der akuten Tonsillitis hin. Das Fehlen palpabler, vergrößerter Lymphknoten ist kein Argument gegen das Bestehen einer chronischen entzündlichen Tonsillenerkrankung, da Lymphknotenschwellungen fast nur im Gefolge akuter Verlaufsformen auftreten. Hingegen ist die als Giese-Symptom bekannte düsterrote Verfärbung der Gaumenbögen ein Hinweis auf Chronizität und Mitbeteiligung des peritonsillären Gewebes. In die gleiche Richtung weist die Unverschieblichkeit der Mandeln bei Druck auf die vorderen Gaumenböden hin.

Bei chronischen Entzündungen im Bereich des kleinen Beckens mit herdwirksamem Verlauf überwiegen Erkrankungen von Adnexen und Prostata. Entsprechende Fernstörungen lokalisieren sich mit Vorliebe in der LBH-Region und bevorzugen dabei ligamentäre Insertionen und die Iliosakralgelenke. Storck (1962) hat für den Morbus Bechterew und das Reitersyndrom überzeugende Zusammenhänge aufgedeckt und, neben der neuralen Bahnung, die retrograde Ausbreitung von Störstellenlymphe zur Diskussion gestellt. Über das epidurale Lymphkapillarnetz besteht ein Ausbreitungsweg längs des Achsenorganes. Auf diese Weise entwickelt sich des weiteren die von Kiss, Fischer u. Kaiserling (1938) experimentell verifizierte lymphogene Sympathikusganglionitis und eine darauf zurückführbare Übersensibilisierung des sympathischen Systems. Der nicht nur für den Morbus Bechterew oder das Reitersyndrom, sondern auch für andere Fernstörungsmöglichkeiten gültige Mechanismus ist sicherlich ein weiterer Faktor, der, zusammen mit der mesenchymalen Störstelleneinwirkung auf das nervöse Terminalretikulum, die vegetative Stigmatisierung der Herdsymptomatik bestimmt.

Klinische Hinweise auf das Vorliegen einer Beckenstörstelle ergeben sich überwiegend aus der Anamnese. Angaben über Adnexitiden, Prostataentzündungen, eine fast vergessene Gonorrhö der Jugendzeit, Dysmenorrhöen oder perineales Druckgefühl beim Mann sollten weitere Explorationsmaßnahmen urologischer, gynäkologischer und herdbezüglicher Art nachfolgen lassen.

Um das Bild der häufigsten Störstellenmöglichkeiten abzurunden, ist es erforderlich, das Narbenproblem kurz abzuhandeln. Nach Traumen oder Operationen entstandene Hautdefekte pflegen im Normalfall mit einer reaktionslosen Narbe abzuheilen. Wird die normale Wundheilung durch bakterielle oder chemisch-physikalische Einflüsse gestört, entstehen Voraussetzungen für den eventuellen Aufbau einer Störzone. Solche Narben zeigen außer histopathologischen Abweichungen auch ein meßtechnisch erfaßbares charakteristisches bioelektrisches Verhalten, das diagnostisch nutzbar ist. Herdsuspekt sind v.a. Narben, die schlecht verschieblich, tief eingezogen imponieren. Das gilt speziell für Narben nach Osteomyelitiden, Schuß- und Splitterverletzungen, fistelnde Laparotomiewunden u.ä. Die sicherste Art, die Herdaktivität einer Narbe zu bestimmen, liegt in der Unterspritzung mit einem Lokalanästhetikum. Die Auslösung des Sekundenphänomens, auf das später noch eingegangen werden wird, ist ein absoluter Indikator für narbeninduzierte Fernstörungen.

Abschließend zu den Ausführungen über die primären Störstellen muß noch das Problem körperfremder Implantate angeschnitten werden, deren mögliche Herdaktivitäten in den letzten Jahren an Bedeutung gewonnen haben. Die Forschungen zu diesem Thema laufen, sind aber noch nicht als abgeschlossen zu betrachten. Vorläufige Ergebnisse (Kellner 1974) haben die unterschiedliche Verträglichkeit der differenten Implantationsmaterialien aufgedeckt, wobei teilweise gewebliche Entgleisungsreaktionen zu beobachten waren, die durchaus Herdqualifikation erfüllten. Dies gilt speziell für Nylon und Perlon als versenktes Nahtmaterial, aber auch für gewisse Klebe- bzw. Einbettungsmaterialien.

Labormedizin

Geeignete Maßnahmen:
- Serumjodometrie nach Pischinger (1975) und Kellner u. Klenkhart (1970)
- Bilaterale Oxyhämoglobinbestimmungen (Venenblut)
- Bilaterale Leukozytenteste
- Elektrolytbestimmungen nach Perger (1974) (Ca, Mg, K)

Ungeeignete Maßnahmen:
- Blutkörperchensenkungsreaktion
- Rheumateste (Latex u.a.)
- ASL-Titerbestimmung.

Um die diagnostische Bestätigung eines Herdverdachtes zu erreichen, wird es vielfach notwendig sein, zusätzliche Untersuchungsgänge heranzuziehen. Diesbezüglich labormedizinische Einsätze scheiterten bis vor kurzem an einer falschen Fragestellung. Übliche, zur Entzündungsfeststellung eingesetzte Methoden wie Blutsenkungsreaktion, CRP, ASL-Titer oder Rheumafaktoren haben hier keine Aussagekraft, und ihre Normalwerte sprechen nicht gegen das Bestehen eines aktiven Herdgeschehens. Die labormäßige Erfassung fokalverursachter

Zustände ist nur über Verfahren erreichbar, die Einblick in die regulatorische Basissituation und das Symmetrieverhalten der Parameter geben. Mehrzeitiges Vorgehen unter Einbeziehung von Belastungsmaßnahmen ist erforderlich, um herdbedingte Regulationsstörungen labormäßig aufzudecken. Um vergleichbare Resultate zu erhalten, wird folgendes erprobtes Vorgehen als Standard empfohlen:

1. Nahrungskarenz bis zum Testende,
2. jeweils beiderseits getrennte Blutentnahmen aus den Kubitalvenen und Bezeichnung der Blutproben mit rechts und links,
3. festliegender Entnahmerhythmus 7 Uhr, 8 Uhr und 10 Uhr, also zum Zeitpunkt 0 nach 1 h und nach 3 h,
4. Setzen des Belastungsreizes unmittelbar nach der 1. Blutentnahme.

Die Forderung nach bilateral getrennter Blutentnahme und Vergleich der gewonnenen Werte von rechts und links erweckt immer wieder Skepsis und den Einwand der Überflüssigkeit. Dazu ist prinzipiell festzustellen: Das aus den Kubitalvenen entnommene venöse Blut zeigt als Verbrauchsblut periphere Regulationsvorgänge an. Halbseiten- oder quadrantenorientierte Reaktionen des Herdgeschehens bedingen seitendifferente Regulationsabläufe und liefern deshalb seitendifferente Parameter. Die gewonnenen Resultate liegen weit über der Fehlergrenze der Methoden. Arterielles Blut ergibt klarerweise seitengleiche Befunde.

Am einfachsten ausführbar ist die bilaterale Leukozytenbestimmung. Alle diesbezüglichen Methodikvarianten gehen auf die ursprünglichen Untersuchungen von Bergsmann (1965) zurück, der das seitendifferente Verhalten der Leukozyten bei Pulmonalkranken und den Ausgleich der Seitendifferenzen nach Herdsanierung als erster beschrieb. Als Belastungsreiz zu empfehlen ist die bilaterale gleichzeitige Applikation von Elpimed (Pischinger 1975) oder ACTH (Eder 1977).

Ebenfalls relativ einfach ausführbar, liefert die bilaterale Oxymetrie die Bestimmung des Oxyhämoglobingehaltes des Venenblutes Auskunft über die Belastungssituation. Normalerweise um 40% liegend, steigen die Werte der Belastungsseite infolge schlechter peripherer Nutzung bis auf 80% an.

Am aussagekräftigsten, allerdings von der Methodikseite her am kompliziertesten, wurde von Pischinger und Kellner u. Klenkhart (1970) die Serumjodometrie zur labormäßigen Erfassung der herdverursachten Änderung der Basisregulationen empfohlen. Im Prinzip handelt es sich dabei um die Bestimmung ungesättigter Bindungen im enteiweißten Serum.

Bezüglich technischer Durchführung und Auswertung sei auf die Originalarbeit über die nunmehr gebräuchliche, verbesserte Methode von Kellner u. Klenkhart (1970) verwiesen.

Einen im Rahmen der Herddiagnostik mitverwertbaren labormedizinischen Befund erhält man auch über Elektrolytbestimmungen. Perger (1974) gelang der Nachweis des Zusammenhanges zwischen Serumelektrolytspiegel und generellem Regulationsverhalten. Als Parameter wurden die Bandbreiten von Kalzium, Magnesium und Kalium herangezogen. Im Unterschied zu den üblicherweise angegebenen Normalwerten zeigten die Untersuchungen für die Normergiesituation einen geringeren Spielraum und für die Aktivitätsbereitschaft von Entzündungs- und Herdreaktionen ein Absinken der Kalzium- und Ansteigen der Magnesiumwerte.

Faßt man die Beurteilung herdbezüglicher Laboruntersuchungen zusammen, ergibt sich die Feststellung, daß eine spezifische Suchmethode nicht existiert. Die gewonnenen Parameter geben lediglich Auskunft über Seitendifferenzen und Reaktionsverhalten auf Testbelastungen und versetzen in die Lage, in Verbindung mit weiteren herddiagnostischen Ergebnissen, einen vorliegenden Verdacht zu erhärten (Tabelle 10).

Physikalische Testmethoden

- Thermodiagnostik (Infrarotabstrahlung)
- EHT nach Gehlen/Standel

Als Projektionsfläche innerer Vorgänge bietet die Haut die Möglichkeit, solcherart entstandene reflektorische Relationen zu erkennen. Zur Erfassung von Herdaktivitäten haben sich v. a. das thermische und elektrische Verhalten der Haut als Reaktionsparameter bewährt. Im Unterschied zu labormäßigen Untersuchungen ist es mit physikalischen Testmethoden möglich, die vermutete primäre Störstelle bestätigt zu erhalten.

Von thermodiagnostischer Seite her werden dazu vorzüglich Infrarotabstrahlungsmessungen benützt. Das von Schwamm (1968) entwickelte Verfahren bedient sich einer kontaktlosen Untersuchung mittels Bolometersonde, Digitalanzeige und nachgeschaltetem Printer. Der Meßvorgang selbst ist systematisiert, alle Meßwerte werden mit einem neutralen Stirnbezugswert verglichen. Nach Setzen eines Reizes (Abkühlung, Elpimed etc.) erfolgt die Zweitmessung. Normalerweise finden sich Differenzwerte von 0,6 bis 0,9 °C. Unterschiede von über 1 °C gelten als hyperdyne, solche von 0,2–0,6 °C als hypodyne Reaktionen. Darunterliegende Werte zeigen eine Regulationsverarmung bzw. Starre an (Tabelle 11).

Das elektrische Verhalten der Haut läßt sich mit den verschiedensten Methoden diagnostisch nützen, wobei zu bemerken ist, daß alle bioelektrischen Messungen von einer Problematik belastet sind, die sich

Tabelle 10. Vergleich der Bandbreite von Kalzium, Kalium und Magnesium in Normal- und Normergiesituation

	Normergiesituation	Klinische Breite
Ca	9,5–10,3 mg% (0,22–0,25 mmol/l)	9 –11 mg% (0,22–0,27 mmol/l)
K	17 –20 mg% (4,35–5,11 mmol/l)	16 –22 mg% (4,09–5,63 mmol/l)
Mg	1,9– 2,4 mg% (782–987 µmol/l)	1,5– 3 mg% (617–1234 µmol/l)

Tabelle 11. Thermodiagnostisches Verhalten verschiedener Störzonen. (Nach Schwamm 1968)

Temperaturdifferenzen von		
über 1 °C	0,2 bis 0,6 °C	Starre
Pulpitis	Periapikale Ostitis	Restostitis
Paradontitis	Paradentose	Impaktierte Zähne
Sinusitis acuta	Dentogene Sinusitis polyposa	
Herdaktive atrophische Tonsillitis	Vergrößerte Tonsillen Zysten Blande Narben	Tiefe suspekte Narben

aus der Vielzahl möglicher Variationsfaktoren aus In- und Umwelt ergeben. Somit sind nur solche Meßwerte aussagekräftig, die weit vom Mittelwert eines genormt untersuchten Kollektivs liegen und die aus einem Meßbild vor und nach Testbelastung resultieren. Neben der von Wolkewitz angegebenen Kutanprojektionsmethode, die zwischenzeitlich infolge nachfragebedingter Auflassung des Testgerätes in Vergessenheit geraten ist, der Elektroneuraldiagnostik (R- und C-Messungen) nach Croon und der umstrittenen Voll-Elektroakupunkturdiagnostik wurde v. a. in letzter Zeit die Impulsdermographie und deren Weiterentwicklung, der BF-Decoder, zur Untersuchung herdverursachter Regulationsstörungen eingesetzt. Einzelheiten zu diesen bioelektrischen Diagnostikmöglichkeiten können im Rahmen des Buches nicht zur Sprache kommen.

Eine einfache, leicht ausführbare und jahrzehntelang bewährte elektrophysikalische Testung von Störstellen muß jedoch etwas näher vorgestellt und zusätzlich empfohlen werden. Der damit angesprochene EHT nach Gehlen und Standel beruht auf dem Nachweis physikochemischer Gewebsveränderungen in den Hautprojektionszonen von Störstellen. Er ist als quantitativ abgestufte Elektrolyse im Hautgewebe betrachtbar, wobei die verbundene Hyperämie als Indikator dient. Der einzubringende elektrische Teststrom soll eine konstante Spannung von 25 Volt aufweisen. Nach physikalischen Gesetzen kann sich bei gleichbleibender Spannung somit nur die Stromstärke in Abhängigkeit vom Widerstand verändern. Eine in den Hautprojektionszonen von Störstellen mitlaufende Widerstandsherabsetzung bedingt demzufolge ein Ansteigen der Stromstärke, die erwähnten physikochemischen Gewebsreaktionen und in weiterer Folge den Kompensationsversuch des Organismus, über die einsetzende Hyperämie das ursprüngliche Milieu wiederherzustellen. Zu erwähnen ist, daß erforderliche Geräte nicht kostspielig sind und sich die technische Testausführung rasch und einfach abwickelt. Eigene Untersuchungen wurden mit dem Testator (Fa. Mela) vorgenommen. Der Teststrom wird dabei mit einem angefeuchteten Pinsel auf die Hautprojektionszonen vermuteter Störstellen gebracht und bewirkt über aktiven Herden eine zonenbegrenzte, länger anhaltende Hyperämie. Flüchtige Hautrötungen müssen als Elektrodermographismus betrachtet und aus der Wertung genommen werden.

Provokationsteste

- Histaminkonjunktivaltest (Remky-Rohrschneider)
- Pyriferprovokation (Schellong)

Sinn und Zweck der Provokationsteste ist die Auslösung lokaler oder allgemeiner Reaktionszeichen im herdsensibilisierten Organismus. Art und Stärke der Provokation müssen so gewählt werden, daß nur flüchtige Symptome resultieren und daß Nil nocere gewahrt bleibt.

Eine völlig harmlose Provokation zur Verifizierung eines allgemeinen Herdverdachtes bietet der Histaminkonjunktivaltest (Remky-Rohrschneider). Dazu wird je 1 Tropfen einer Histaminlösung von 1:5000 in die Konjunktivalsäcke eingetropft, ein Vorgang, der beim Gesunden reaktionslos bleibt. Liegen oronasale Störstellen vor, tritt nach 1–4 min eine starke Bindehautrötung auf, die nach 10 min stets komplikationslos abklingt. Der Test eignet sich ferner zur Beurteilung von Sanierungsmaßnahmen durch Negativwerden der Probe nach erfolgreicher Herdausschaltung.

Eine stärker wirksame Provokation mit der Möglichkeit der Auslösung von Lokal- und Fernsymptomen erhält man über die Pyriferbelastung nach Schellong. Es erscheint empfehlenswert, diese Untersuchung nur bei stationären Patienten auszuführen, da die Verordnung von Bettruhe notwendig ist und die relativ kurze Reaktionszeit mit ihrer zielweisenden Symptomatik dabei besser überschaubar wird. Wie bei allen Provokationsmethoden ist auf herdbezügliche Erscheinungen subjektiver und objektiver Art zu achten. Die fieberbegleitenden Allgemeinreaktionen wie Kopfweh und Abgeschlagenheit dürfen nicht als Herdsymptom interpretiert werden.

Eine eigenständige Herdsuchmethode ist die probatorische Unterspritzung suspekter Störstellen mit einem Lokalanästhetikum. Diese bereits eng mit therapeutischen Gesichtspunkten zusammenhängende Testmethode wird im therapeutischen Buchabschnitt bei der Abhandlung der TLA vorgestellt.

Abschließend wäre den herddiagnostischen Ausführungen einmal mehr anzufügen, daß die größtmögliche Trefferrate dann erreichbar ist, wenn sich die Beurteilung auf die Übereinstimmung von Anamnese, klinischem Bild und gleichlautenden Ergebnissen mehrerer Testverfahren beziehen kann.

Die therapeutische Herdausschaltung

Um den Zusammenhang zu wahren, müssen die prinzipiellen therapeutischen Konsequenzen bereits hier und nicht erst im Abschnitt „der therapeutische Weg" angesprochen werden.

Jedesmal wenn die Herdsanierung als notwendige Maßnahme aktuell wird, sollten bestimmte Kriterien, die über Erfolg oder Mißerfolg entscheiden, Berücksichtigung finden.

Es sind dies vor allem:
- Reihenfolge und Ausmaß des Sanierungsprogrammes,
- Abschirmung.

Dazu im einzelnen:
Bei multiplen oronasalen Störstellen darf das Sanierungsvorgehen keinesfalls mit einer Tonsillektomie beginnen. Auf diesen Punkt kann gar nicht eindrücklich genug hingewiesen werden, da der Fehler überaus häufig gemacht wird, wobei die Einstellung der Patienten, die sich schon aus kosmetischen Gründen lieber von ihren Mandeln als von Zähnen trennen, ein diesbezügliches Fehlvorgehen begünstigt. Bei Nichtbeachtung dieser Regel können daraus nicht nur eine Verschlechterung des Gesamtzustandes, sondern auch häufig rezidivierende Seitenstrangaffekte resultieren. Darüber hinaus läßt sich oft beobachten, daß chronische Tonsillitiden nach konsequenter Sanierung des beherdeten Zahn-Kiefer-Bereichs ihre Aktivität verlieren.

Die Herdsanierung muß prinzipiell zuerst den Zahn-Kiefer-Bereich versorgen.

Sanierungsmaßnahmen in der Zahn-Kiefer-Region sollten der Homolateralitätsregel entsprechend so ausgeführt werden, daß jene Kieferseite, die mit der Hauptbeschwerdeseite des Patienten korreliert, als erstes entherdet wird. Grundsätzlich müssen in weiterer Folge alle als Störstellen in Frage kommenden Zahn-Kiefer-Bereiche (d.h. prinzipiell *alle* devitalen Zähne) einer Sanierung zugeführt werden. Entscheidend für den Erfolg ist ein nach chirurgischen Gesichtspunkten ausgeführtes Vorgehen, das nicht nur im einfachen „Zahnziehen" besteht, sondern auch die Säuberung der Alveolen (Auskratzung bis zum gesunden Knochen, Entfernung der Septen etc.), die operative Beseitigung von Fremdkörpern und Wurzelresten sowie die Entfernung impaktierter Zähne (!) beinhaltet.

Ausdrücklich sei darauf aufmerksam gemacht, daß die von zahnärztlicher Seite immer wieder empfohlene Wurzelspitzenresektion eine wenig sinnvolle Maßnahme darstellt, wird doch dabei das Ergebnis einer Unverträglichkeit und nicht die Ursache (der devitale Zahn) beseitigt!

Wurzelspitzenresektionen sind untaugliche Sanierungsmaßnahmen.

Die operative Ausschaltung herdwirksamer Sinusitiden stellt ein weiteres Problem dar, das in vielen Fällen mit den eben abgehandelten Zahn-Kiefer-Sanierungen eng verbunden ist. Da ein Großteil herdaktiver Kieferhöhlenentzündungen eine dentogene Entwicklung aufweist (Sinusitis comitans), muß das Operationsvorgehen nicht nur die entzündlich veränderte Kieferhöhlenschleimhaut (Polypen, Zysten) erfassen, sondern gleichfalls darauf achten, daß in dieser Region situierte dentale Störstellen, einschließlich des ostitishaltigen Antrumbodens, mitentfernt werden (Operation nach Gaus und Gross).

Bezüglich notwendiger Tonsillektomien wäre einmal mehr daran zu erinnern:

> Herdaktiv sind vor allem kleine, atrophische, livid verfärbte Tonsillen.

Bei herdsuspekten Narben sollte die Notwendigkeit einer operativen Versorgung von den Ergebnissen einer probatorischen Unterspritzung mit einem Lokalanästhetikum abhängig gemacht werden.

Abschirmungsüberlegungen gegen die durch das Sanierungsvorgehen auslösbaren Belastungsimpulse sind besonders dann angezeigt, wenn eine hypererge, durch das Herdgeschehen aktivierte Reaktionslage vorliegt.

Folgendes Vorgehen hat sich dazu bewährt:

- Eine vorbereitende alkalisierende Ernährungsumstellung (laktovegetabile Diät), um die bei Hyperergie oft bestehende azidotische Gewebssituation abzubauen;
- die parenterale und anschließend oral weitergeführte Verabreichung von Kalzium-Antihistaminikum-Präparaten;
- bei Aktivierung von Schmerzzuständen die Gabe nichtsteroidaler Antirheumatika (NSAR).

Die medikamentöse Abschirmung sollte ganz bewußt von der prophylaktischen Antibiotikaverabreichung Abstand nehmen. Von verschiedenen Autoren (Riccabona et al. 1955) wird darauf hingewiesen, daß bei unter Antibiotikaabschirmung vorgenommenen Sanierungen Negativreaktionen zu verzeichnen waren, und im Zusammenhang sei vermerkt, daß Antibiotika den Ablauf einer normalen Mesenchymreaktion behindern (Möse 1967) und gerade dieser Umstand bei Herdausschaltungen unerwünscht ist.

Sanierungsmaßnahmen, die in einer entzündungsberuhigten, normergischen Reaktionslage vorgesehen sind, bedürfen überhaupt keiner zusätzlichen Abschirmung.

Bei lange bestehender Herdbelastung und verminderter Regulationskapazität des Organismus kann es sein, daß die gesetzte Herdsanierung allein nicht imstande war, den erwünschten Umschwung zu bewirken. Um diese Barriere zu durchbrechen ist es dann erforderlich, in der Nachbehandlungsphase wirksame „Umstimmungsimpulse" zu setzen.

Neben einer Fortführung der bereits angesprochenen alkalisierenden laktovegetabilen Diät kommen dazu aus dem physikalisch-therapeutischen Bereich primär Hyperthermieverfahren (Überwärmungsbäder, Kurzwellenhyperthermie) zur Anwendung. Gute Umstimmungsergebnisse erreicht man auch mit der in Kurorten verabreichten Balneotherapie bestimmter Qualitäten (Radon-, Schwefelthermen). Desweiteren haben sich Bindegewebsmassagen – nicht nur im Sinne ihrer reflextherapeutischen Wirkung, sondern gleichfalls über die verbundene Mesenchymaktivierung – als wertvolle Umstimmungsmaßnahme bewährt.

Eine Aktivierung der Regulationsfähigkeit des Mesenchyms ist darüber hinaus durch die Verabreichung einer geeigneten Vakzine, etwa Kutivakzine Paul novum (Bakterienautolysat aus Subtilis- und Megatheriumstämmen), zu erreichen.

2.2.6 Entzündungsfaktoren

Die Beschreibung der klinisch manifesten Entzündung und ihrer Wertigkeit für vertebrale Störungen im unmittelbaren Anschluß an das Kapitel des Herdgeschehens beginnt mit der Feststellung, daß zwischen beiden Verlaufsformen eigentlich nur graduelle Unterschiede bestehen. Während herdbedingte Mechanismen lange Zeit im subklinischen Bereich wirken und diagnostisch schwer faßbar erscheinen, stellt die Makroform der Entzündung diesbezüglich weit weniger Probleme. Betrachtet man die Häufigkeit beider Verlaufsformen, ergibt sich eine ganz eindeutige Dominanz der Fokalbelastung, denn echte manifeste Entzündungserkrankungen der WS beschränken sich, abgesehen von destruierenden Entzündungen (Tbc u. a.), auf wenige Verlaufsformen. Im Rahmen des Rehabilitationsthemas interessiert dazu vordergründig die Spondylitis ankylosans, die Bechterew-Erkrankung, die als chronisch schubartig verlaufende Entzündungsform Wirbelgelenke und Bandapparat befällt und zur bekannten Versteifung des Achsenorganes führt. Ihre Ätiologie ist weiterhin als nicht abgeklärt zu bezeichnen. Gewisse Übereinstimmungen mit autoaggressiven Krankheitsbildern des entzündlichen Rheumatismus bestehen jedoch und diesbezüglich ausgerichtete wissenschaftliche Forschungen haben dazu geführt, daß seit einiger Zeit wenigstens eine schon im Frühstadium positive immunologische Reaktion zur diagnostischen Abklärung verfügbar ist. Durch Bestimmung der HL-A-B27-Antigene hat die Labormedizin Zugang zur Bechterew-Krankheit gefunden und versetzt so v. a. im uncharakteristischen und diagnostisch schwieriger erfaßbaren Frühstadium in die Lage, eine Entscheidung zu treffen. Das ist insofern bedeutungsvoll, weil frühzeitig angesetzte, entzündungsbekämpfende, balneologische und krankengymnastische Maßnahmen ganz entscheidend dazu beitragen können, das Schicksal der Betroffenen zu erleichtern (Tabelle 12).

Gleiche Überlegungen haben auch für die allerdings viel seltenere Reiter-Erkrankung Gültigkeit.

Akut verlaufende Entzündungen flüchtiger Art, die durchschnittlich wesentlich weniger rehabilitatorische Schwierigkeiten bereiten, treten gern als Begleiter oder im Gefolge oronasaler Infekte auf. Eine Großzahl sog. akuter Tortikollisfälle, aber ebenso akute Lumbalgien sind darauf zurückführbar. Die mitlaufende Symptomatik ist von den einfachen Wirbelgelenkblockierungen kaum unterscheidbar, und so hat sich dazu eine Interpretation entwickelt, die eine sog. feuchte Blockierung, also eine synoviale Reizphase der betroffenen Gelenke, als Auslöser

- Morbus Bechterew
- Die „feuchte Blockierung"
- Selbstperpetuierung von Entzündungs- und Schmerzmechanismen

Tabelle 12. Häufigkeit der HL-A-B27-Antigene. (Nach Müller)

Erkrankungen	Häufigkeit [%]
Morbus Bechterew (n = 250)	94,8
Morbus Reiter (n = 13)	85,0
Psoriasisarthropathie (n = 40)	25,0
Psoriasisarthrose der Iliosakralgelenke (n = 10)	60,0
Primär-chronische Polyarthritis (n = 104)	9,6
Normale Bevölkerung (n = 1142)	6,9

ansieht. Die Differenzierung der Ätiologie ist wegen der völlig unterschiedlichen Therapie aber ungemein wichtig. Anamnese und Akuität können als Wegweiser gelten und die therapeutischen Weichen stellen, die im Entzündungsfall ganz eindeutig in Richtung Medikotherapie weisen und manualmedizinische Maßnahmen als unangebracht erscheinen lassen. Das prompte Ansprechen auf entzündungshemmende Antirheumatika innerhalb weniger Tage bestätigt dann die Diagnose.

> Die „feuchte Blockierung" ist eine Kontraindikation der chirotherapeutischen Manipulation.

Die generelle Problematik aller entzündlichen Belastungen liegt allerdings besonders bei bestehender hypererger Reaktionslage und mitbestimmenden Prämorbiditäten in der nicht vorhersehbaren Tendenz zur Selbstperpetuation. In der Startphase leiten Zerfallsprodukte die Entzündungsentwicklung ein, wobei H-Substanzen, Polypeptide und Prostaglandine, neben dem Zytokinase-Fibrinolysin-System, als Entzündungsmediatoren wirken. Prostaglandine verstärken darüber hinaus die pathogene Aktivität der H-Substanzen, die ihrerseits zusammen mit Bradykininen und Serotonin das Gefäßsystem im Sinn peristatischer Entgleisungen im Endstrombahngebiet beeinflussen. Die damit verbundene Sauerstoffschuld im Gewebe führt zu neuerlichen Schädigungen und bei ungenügender therapeutischer Effizienz über positive Rückkoppelungen mit dem Ergebnis der Regulationsentgleisung zur Perpetuierung des Zustandes im Sinn der Chronizität.

Diese Mechanismen werden noch durch die Gesetzmäßigkeiten von Reiz und Schmerzgestaltung gefördert, die sich ja ebenfalls über die Störung des Gewebestoffwechsels und die Ausbildung schmerzverursachender Metaboliten entwickeln, und hier ergeben sich insofern Überschneidungen, als auch die bereits erwähnten Entzündungsmediatoren, genauso wie Plasmakinine, das saure Milieu und der Kaliumionenüberschuß Schmerzrezeptoren erregen. Die Summe dieser Vorgänge darf nun wiederum nicht nur als lokales Ereignis angesehen, sondern muß gemäß den schon einleitend getroffenen Feststellungen über den Regelkreisverbund biologischer Systeme eingestuft werden. Allein die vielfältigen Rückkoppelungsmöglichkeiten im Bereich der vertebronalen Organisation bieten schon so zahlreiche Angriffspunkte für die Weiterentwicklung des pathischen Geschehens, daß die Unterbrechung der Entzündungsspirale und gekoppelter Schmerzreaktionen bei der Rehabilitation Wirbelsäulengestörter stets an erster Stelle stehen sollte, wobei der Medikotherapie eine führende Rolle zukommt.

2.2.7 Der Faktor Psyche

Psychische Belastungsfaktoren für das Achsenorgan haben in den letzten Jahrzehnten zunehmend an Bedeutung gewonnen, und niemand wird ernstlich die psychosomatische Störmöglichkeit in Frage stellen. Bei der Beurteilung ihrer Häufigkeit und Wertigkeit beginnen sich jedoch die Geister zu scheiden. Die gebotenen Prozentzahlen variieren in einem Ausmaß, welches den kritischen Betrachter veranlaßt, allen Extremwerten skeptisch gegenüberzustehen. So ist es sicherlich als Fehleinschätzung zu bezeichnen, wenn psychologische Teste bei Wirbelsäulenkranken in einer Weise ausgelegt werden, die funktionelle Beschwerdebilder generell als „Psychosomatosen" interpretieren. Solche Verallgemeinerungen sind nach Meinung der Autoren auf eine ungenügende Exploration zurückzuführen. Um dies an einem Beispiel zu demonstrieren: Beurteilt man einen jüngeren Patienten, der über chronische Beschwerden im Nacken-Schulter-Gebiet und häufige Kopfschmerzen klagt, nur aufgrund vorliegender unauffälliger Röntgenbefunde des Schädels und der HWS- sowie ebenso unauffälliger neurologischer Untersuchungsergebnisse, und weist dieser Patient gleichzeitig eine depressiv gefärbte Stimmungslage auf, so ist in vielen Fällen sein diagnostisches Schicksal besiegelt und mit dem Stempel psychosomatisch versehen. Solange nicht manualmedizinische Funktionsuntersuchungen der WS zum allgemeinen diagnostischen Standard gehören, wird sich allerdings an der Zahl der Fehleinschätzungen wenig ändern. Im angeführten Fall könnte nämlich auch eine Blockierung im Bereich der Kopfgelenke als Auslöser der Beschwerden in Betracht gezogen werden, ein Zustand, der sich wiederum nur über die erwähnte Funktionsuntersuchung aufdecken läßt. Und die festgestellte depressive Verstimmung ist ja letztlich auch keine im Einbahnsystem Psyche-Soma wirkende Kraft, sondern kann schlicht und einfach darauf zurückzuführen sein, daß der an seinen vertebralen Symptomen leidende und bisher erfolglos behandelte Patient deswegen depressiv wurde. So besitzen also nur jene Prozentzahlen Aussagekraft, die auf allen angeführten Untersuchungsmethoden basieren, und stellvertretend dafür soll das Ergebnis einer eigenen Untersuchungsreihe (Tilscher 1979, Donner 1974) stehen, die den Faktor Psyche bei 31% vertebragener Schmerzsyndrome Bedeutung einräumt.

- Warnung vor Überwertung
- Psyche und Tonusverhalten
- Psychosomatische Projektionen

> Chronische Schmerzen verändern die psychische Grundsituation.

Nach dieser Stellenwertbestimmung erscheint es angebracht, über die Feststellung der Anerkennung dieser Störungsmöglichkeit hinaus die verbindenden Pathomechanismen aufzuzeigen, die den Weg Psyche-Achsenorgan bahnen. Als zentrale Größe diesbezüglicher Abläufe kann der Muskeltonus angesehen werden und untrennbar damit verbunden der Funktionszustand des γ-Systems, dessen Eigenschaften schon im Muskulaturkapitel abgehandelt wurden (Abb. 11). Im Zusammenhang interessieren hier v. a. die zentralen Schaltungen, die mit der peripheren γ-Schleife regelkreisartig interferieren. Formatio reticularis des Hirnstammes und limbisches System wirken als Moderatoren zwischen Cortex und Peripherie. Die Auswirkungen hemmender oder fördernder Impulse aus diesen Zentren wurden bei der Untersuchung von Ausfallserscheinungen, wie sie im Zug bestimmter neurologischer Leiden anzutreffen sind (Apoplexien, Morbus Parkinson) erkannt und können bezüglich der Körperhaltung und verbundener Tonusregulationen zur Erklärung der Zusammenhänge Psyche-Haltung-Schmerzprojektion mitverwendet werden.

Über sog. „arousal reactions" (Moruzzi u. Magoun 1949) kommt es nicht nur zur Aktivitätssteigerung im Kortex und Vegetativum, sondern über absteigende retikulospinale Bahnen auch zur Stimulierung der γ-Schleife. Affekte verschiedener Art erregen diese Mechanismen, erhöhen den Muskeltonus und verändern dementsprechend die Körperhaltung. Lust und Freude sind so schon am veränderten Haltungszustand

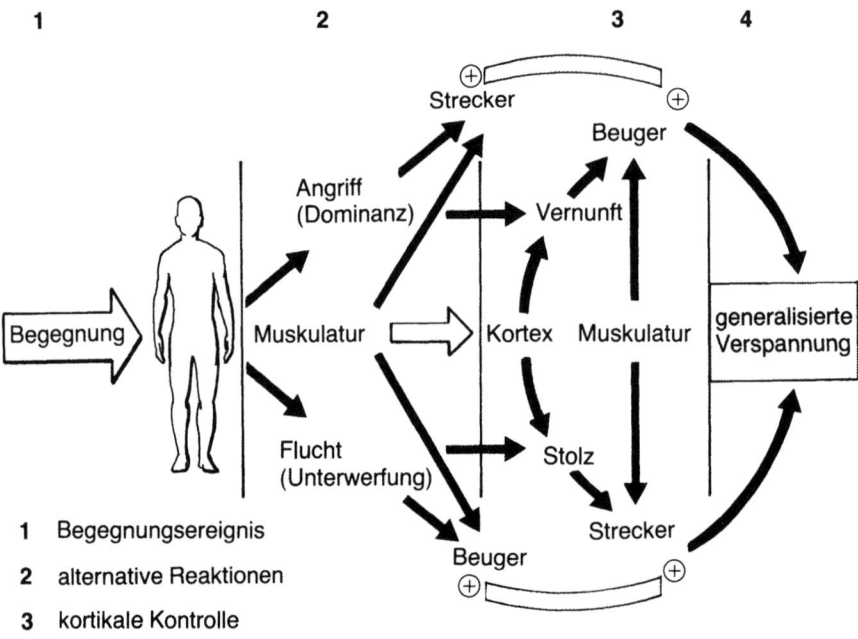

Abb. 11. Psyche und Muskeltonus – Bewegungsunterdrückung nach emotioneller Erregung führt zur muskulären Verspannung

1 Begegnungsereignis
2 alternative Reaktionen
3 kortikale Kontrolle
4 resultierendes Reaktionsbild

erkennbar, genauso aber auch Angst, Furcht und Trauer, wo inhibierende Effekte über das retikuläre System den Tonus absenken und ein schlaffes Haltungsbild nachziehen. Ohne weiteres mehr steht damit die WS als Vermittler des Haltungsausdruckes in zentraler Position, und gleichzeitig ergibt sich daraus auch das regionär unterschiedliche Reagieren der einzelnen Wirbelsäulenabschnitte auf verschiedene Affekte. Bereits Weintraub (1970) nimmt diese regionäre Unterteilung vor und spricht von Projektionsverschiedenheiten im Nacken-Schulter-Bereich, in der BWS und LWS, wobei zum Ausdruck kommt, daß die Zervikal- und Thorakalregion, die ja auch hauptverantwortlich für das Haltungsbild sind, vorzüglich von psychosomatischen Reaktionen betroffen werden. Über die mit den geänderten Krümmungsradien des Achsenorganes einhergehende, von der Normalsituation abweichende Gelenksituation und dem variierten Muskeltonus, können sich nun unter Zusatzbelastungen verschiedenster Art wesentlich leichter vertebrale Versagensreaktionen mit verbundenen Schmerzen entwickeln als bei psychisch Unbelasteten. So schließt sich neuerlich ein Betrachtungskreis von Störmöglichkeiten mit der Feststellung, daß jegliche monokausale Beurteilung vertebragener Syndrome unbefriedigend bleiben muß.

Im Anschluß an die thematische Behandlung des Faktors Psyche sei eine Bemerkung gestattet, die zwar keinen direkten Bezug zur Rehabilitation aufweist, die aber davon ihren Ausgangspunkt nimmt, daß die Autoren bei ihrer täglichen Arbeit sich stets mit vielen „-osen" konfrontiert sehen und ihrer Meinung nach diese Wortendung hauptsächlich dem Degenerationsgeschehen vorbehalten ist. Inwieweit es also gerechtfertigt erscheint, den eingebürgerten Begriff der Psychosomatose zu verwenden, wäre zu überdenken.

2.3 Beeinflußbare Umweltfaktoren

2.3.1 Beruf und Arbeit

Die mit Abstand gravierendsten Störfaktoren bzw. deren pathogene Kumulation erwachsen für unser Achsenorgan aus dem Berufs- bzw. gesamten Arbeitsleben. Durchleuchtet man den Tagesablauf des arbeitenden Menschen hinsichtlich möglicher Überlastungen für die WS, so werden sich kaum Tätigkeiten finden lassen, die unter diesem Gesichtspunkt als völlig neutral zu bezeichnen wären.

- Der umstrittene Degenerationsfaktor
- Fehlstereotypie und Muskelbalance
- Vibrationsreize
- Sitzschaden
- Belastung beim Stehen
- Haushalt und Achsenorgan
- Heben und Tragen

Die Schwere der resultierenden Störungen ist freilich unterschiedlich. Obwohl mit fortschreitender Technifizierung unserer Welt das Ausmaß an schwerer körperlicher Arbeit weitgehend zurückgegangen ist und die v. a. für das Auftreten von Wirbelsäulenschäden vordergründig bedachten Belastungen wie Heben, Tragen und Beugen in vielen Fällen maschinell kompensiert werden können, haben dessen ungeachtet Zahl und Schwere berufsabhängiger Wirbelsäulenstörungen keinesfalls abgenommen. An die Stelle der Grobbelastungen trat eine Fülle neuer Schadnoxen, und es wird Aufgabe dieses Kapitels sein, entsprechende Details zu bewerten, denn gerade das Einbeziehen der verschiedenen umweltbedingten Wirbelsäulenüberlastungen und deren Ausschaltung bzw. Reduzierung auf tolerierbare Werte, ist eine der Hauptaufgaben der Rehabilitationsmedizin. Daß dies in vielen Fällen Schwierigkeiten bereiten kann und nur bei gutem Willen aller Beteiligten ausführbar sein wird, soll ebenfalls nicht unerwähnt bleiben.

> Erkennung und Abbau von Fehlstereotypien sind eine Conditio sine qua non der Rehabilitation.

Eine wahre Flut arbeitsmedizinischer Referate und Monographien hat sich mit den Problemen der Berufsbelastung der WS auseinandergesetzt. Einmal mehr muß allerdings an dieser Stelle mit Bedauern festgehalten werden, daß sich auch diese Arbeiten fast ausschließlich auf das röntgenologisch nachweisbare Degenerationsgeschehen beziehen und versuchen, darauf basierend Aussagen zu machen. Aus mehreren Gründen ist ein solches Vorgehen anfechtbar, wobei als Hauptargument die bereits getroffene Feststellung stehen kann, daß röntgenologisch nachweisbare Degenerationszeichen keinerlei Aufschluß über die funktionelle Situation der WS geben, die ihrerseits ausschlaggebend für die Beurteilung vorhandener Beschwerden ist. Des weiteren beschränken sich so gewonnene Erkenntnisse auf das röntgenologisch erfaßbare Knochengewebe und damit nur auf einen Teil der durch Belastungen betroffenen Strukturen. Ähnliches gilt für Untersuchungen über Druck- und Zugbelastungen an den Bandscheiben. So wertvoll derart erhaltene Details auch sein mögen, so wenig aussagekräftig sind sie für die Erstellung eines Rehabilitationsprogrammes, und es darf im Zusammenhang an das in der Einleitung vorgestellte Computerbild der Grautonwürfel erinnert werden. Auch bei arbeitsmedizinischen Problemen des Achsenorganes ergibt erst eine, das gesamte Vertebron erfassende, und nicht durch Detailaspekte eingeschränkte Betrachtungsweise ein klareres Störungsbild.

Will man einen verbindenden gemeinsamen Nenner für die Wirkungsweise der Mehrzahl der auf die WS einwirkenden Störfaktoren herausstellen, so bietet sich dazu ein Begriff an, der der Sensomotorik entnommen wurde und als Fehlstereotypie bekannt ist. Darunter versteht man ein zeitabhängiges Einschleifen pathogener Reize in normal entwickelte Bewegungsmuster und deren schließliches Entgleisen in unökonomische, die Balancesituation des Muskelsystems zerstörende Ersatzabläufe, wobei die Balancestörung nicht nur das Verhältnis von Agonisten, Synergisten und Antagonisten betrifft, sondern auch die spezifischen Eigenschaften posturaler und phasischer Muskelgruppen miteinbezieht.

Wie sich unschwer aus der Definition ergibt, entwickeln sich Fehlstereotypien dann, wenn Tätigkeiten ausgeübt werden müssen, die einem natürlichen Bewegungsablauf widersprechen. Alle Aufgaben, die überwiegendes Sitzen, Stehen, Beugen oder maschinenabhängige Bewegungen verlangen, disponieren dazu und werden in ihrer Pathotropie von Zusatzfaktoren mitbestimmt, die von konstitutionellen Gegebenheiten über Prämorbiditäten bis zu weiteren Störreizen reichen.

Im Zuge dieser permanenten Reizeinwirkungen entwickeln sich dann die pseudoradikulären Schmerzsyndrome. Das weitere Andauern des Reizzuflusses, und das ist ja bei berufsbedingten Störfaktoren die Regel, kann die Pathomechanismen der ursprünglich lokalisierten Beschwerdebilder letztlich so anheizen, daß über die vorgegebene Systematisierung der Krankheitsentwicklung ein nahezu generalisierter Schmerzzustand des Bewegungsapparates erwächst.

Über die gegebene segmentalreflektorische Verknüpfung peripherer Muskeln und Gelenke mit der WS erklärt sich, daß ein Reizgeschehen, dessen ursprünglicher Angriffspunkt rein peripher lag, Rückwirkungen auf das Achsenorgan entwickelt. Teilkörperschwingungen etwa, wie sie von handgehaltenen motorgetriebenen Werkzeugen ausgehen, lösen sicherlich primär Schädigungen im Bereich der peripheren Gelenke und des Gefäßapparates aus, werden aber im Lauf der Zeit, den vorgestellten Reflexzusammenhängen entsprechend, auch im Achsenorgan Wirkung zeigen.

Die angesprochene Pathogenität von Vibrationen betrifft die WS aber nicht nur indirekt. Direkteinwirkungen regelmäßiger und/oder stochastischer Schwingungen ergeben sich v.a. durch Motorfahrzeuge, wobei die Art des Fahrzeuges bzw. die von ihm ausgehenden speziellen Vibrationen zu differenzieren sind. Einen besonders ungünstigen Einfluß haben die schweren Arbeitsfahrzeuge (Traktoren, Bagger etc.). Bei ihnen wirken zusätzlich zu den vertikalen Frequenzen dorsoventrale stochastische Schwingungen auf die WS ein, die darüber hinaus durch häufige Schräglagen des Fahrzeuges auch statischen Belastungen ausgesetzt ist. Bewiesen wurde jedenfalls, daß die Kombination von mehrstündiger Sitzhaltung und Vibrationsnoxen auf Dauer das Auftreten von Diskopathien fördert. Kelsey u. Hardey (1975) konnten zeigen, daß selbst bei Kraftfahrzeugfahrern, die ihre Arbeitszeit nur zur Hälfte im Fahrzeug verbrachten, die Häufigkeit lumbaler Diskopathien 3mal so groß war als bei einer Vergleichsgruppe (Abb. 12).

Der mithin ins Gespräch gebrachte Sitzschaden betrifft aber nicht nur Fahrzeugbenützer, sondern auch viele weitere Berufsgruppen mit

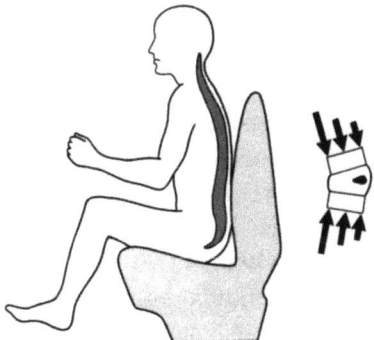
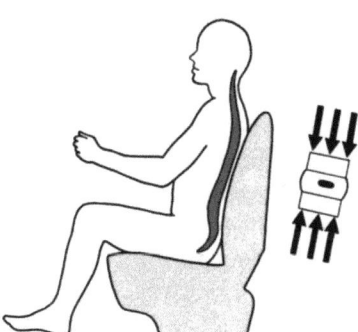

Abb. 12. Bandscheibenbelastung bei falscher und richtiger Sitzposition im Auto. Die Lehne sollte ca. 20° nach rückwärts geneigt eingestellt werden und die WS abstützen

überwiegend sitzender Beschäftigung. Vergleichende Untersuchungen an Kollektiven mit Sitzberufen und solchen mit schwerer körperlicher Arbeit wiesen einen fast gleich hohen Prozentsatz lumbaler Diskopathien auf. Aber auch die HWS darf beim Bedenken des Sitzschadens nicht vergessen werden. Bekannt sind die mit Büroarbeit verbundenen Beschwerden, die hauptsächlich dann auftreten, wenn ausschließlich Schreibarbeiten verrichtet werden müssen. Das auch als Sekretärinnenkrankheit bezeichnete Schmerzsyndrom resultiert aus der mit dem Dauersitzen verbundenen Verspannung der tonischen Rückenmuskulatur und den bereits beschriebenen pseudoradikulären Pathomechanismen, aus Fehlstereotypien der oberen Extremitäten und des Schulterbereiches. Gleiche Überlegungen haben natürlich für alle Berufssparten Gültigkeit, die ähnlichen Belastungen unterworfen sind (Fließbandarbeiten, Näherinnen, Feinmechaniker etc.). Ein Großteil der mit Sitzberufen verbundenen Beschwerden ließe sich jedoch vermeiden oder zumindest vermindern, wenn der Gestaltung des Arbeitsplatzes mehr Beachtung geschenkt würde.

> Eine wesentliche Voraussetzung ist die Ergonomie des Arbeitsplatzes.

Zwei Hauptpunkte sind dabei zu beachten. Zum einen ist dies Höhe und Ausrichtung der Arbeitsfläche, zum anderen die Gestaltung des Sitzplatzes. Da die Höhe der Arbeitsfläche nur in seltenen Fällen variabel zu gestalten sein wird, muß die entsprechende Anpassung über die Sitzhöhe erfolgen. Um kleinen Personen dabei eine ebenfalls notwendige entspannte Beinstellung zu ermöglichen, ist an die Verwendung höhenverstellbarer Fußstützen zu denken. Der Sitz selbst soll so konstruiert sein, daß eine leicht rückgeneigte, in der Lendenhohlkrümmung unterstützte Sitzposition eingenommen werden kann und darüber hinaus aber auch ein Wechsel der Sitzhaltung unter Beibehaltung der Rückenabstützung möglich ist. Ebenfalls notwendig erscheint die Höhenverstellbarkeit der Sitzlehne, die dann optimal angepaßt sein dürfte, wenn die Abstützung des Rückens von der Mitte der LWS bis knapp unter die Schulterblätter erfolgt. Unzweckmäßig sind alle Sitzgelegenheiten, die dem Sitzenden eine unveränderliche Sitzhaltung aufzwingen. Ergänzende Bemerkungen zur Gestaltung des Sitzplatzes erfordert das Thema Autositz. Wichtig sind eine ausreichende Sitztiefe zur Abstützung der Oberschenkel und eine Lehnengestaltung, die seitlichen Halt vermittelt, ohne den Oberkörper zu fesseln. Die Haftung zwischen Kleidung und Sitzbezug sollte nicht allzuleicht überwindbar sein, deshalb empfehlen sich dazu rauhe Bezugsstoffe. Leder und Kunststoffe sind wegen ihrer Glätte ungünstig und auch bezüglich ihrer thermischen bzw. Permeabilitätseigenschaften abzulehnen. Die Lehnenstellung muß sich verändern lassen und sollte unter Normalbedingungen nicht weiter als 20° nach rückwärts geneigt eingestellt werden. Eine Beugung in den

Hüftgelenken von 105-115°, in den Kniegelenken von 110-120° und in den Sprunggelenken von 85-110° erscheint am vorteilhaftesten und trägt zur Verhinderung vorzeitiger Ermüdung und Verkrampfung bei.

Aus Abb. 13 geht die richtige Gestaltung des Arbeitsplatzes für Sitz- und Stehberufe deutlich hervor.

> Das Schreibpult ist ein wichtiger Rehabilitationsbehelf.

Bezüglich sitzender Tätigkeiten wäre weiter auszuführen, daß bei überwiegenden Schreib- und Rechenarbeiten die Möglichkeit bestehen soll, Vorlagen sowohl von rechts als auch von links ablesen zu können. Die Aufstellung einhändig zu bedienender Tastenmaschinen muß ebenfalls für rechts und links variabel gestaltbar sein. Eine nicht unwesentliche Erleichterung v. a. für handschriftliche oder mit Lesen verbundene Beschäftigungen bringt das früher viel verwendete und heute fast in Vergessenheit geratene Schreibpult. Die Verminderung des zur Arbeit notwendigen Anteflexionsgrades der HWS, die dadurch erreicht wird, bringt eine deutliche Entlastung der ligamentären und muskulären Strukturen des Kopfgelenkbereiches. An die Möglichkeit der therapeutischen Anwendung des Schreibpultes muß ferner beim sog. Schulkopf-

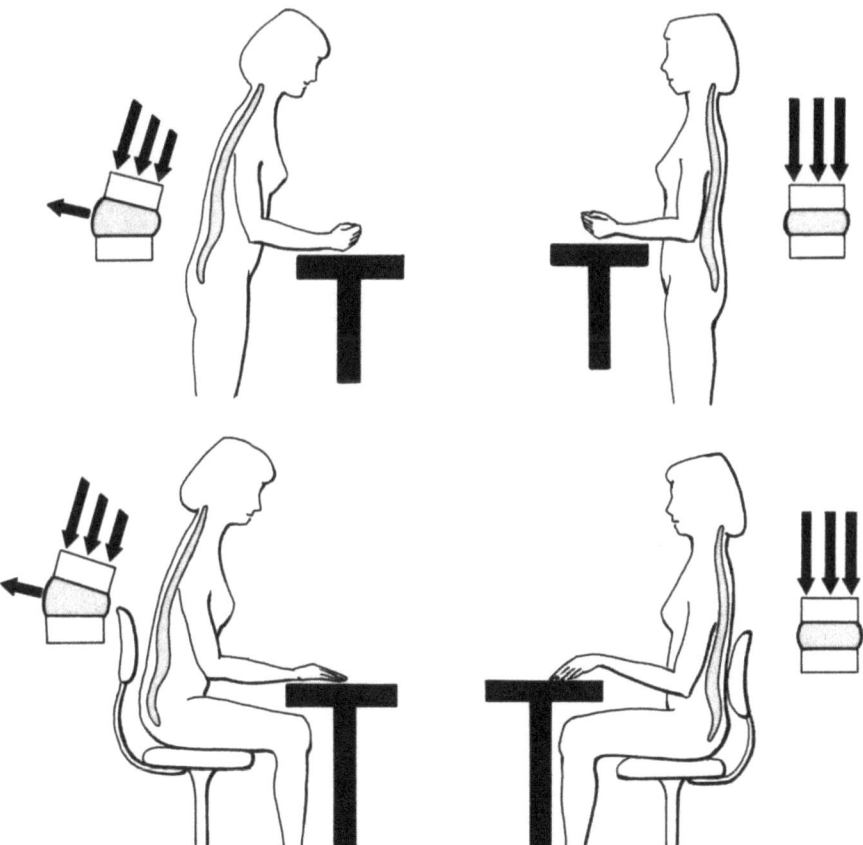

Abb. 13. Bandscheibenbelastung beim falschen und richtigen Stehen und Sitzen am Arbeitsplatz

schmerz der Kinder (Gutmann 1968) gedacht werden, bei denen hartnäckige und rezidivierende Kopfschmerzen deshalb entstehen, weil aus dem Zusammenwirken der beim Lernen eingenommenen Anteflexionshaltung der HWS und optokinetischen Reflexen (Überschreitung des Blickwinkels von mehr als 18° zur Primärstellung des Auges bei Blicksenkung) der erwähnte Überlastungs- und Reizzustand ligamentär-muskulärer Strukturen resultiert.

Stehende Tätigkeiten belasten das Achsenorgan deutlich weniger als Sitzarbeiten. Die beim Stehen wesentlich freiere Bewegungsmöglichkeit verzögert das Auftreten von Ermüdungserscheinungen einzelner Muskelgruppen und setzt darüber hinaus den für das Innenleben der Bandscheiben, die ja als bradytrophe Gewebe auf Diffusionsvorgänge angewiesen sind, so wesentlichen Pumpmechanismus immer wieder in Gang. Die geringste Leistungsanforderung für das Achsenorgan beim Stehen ist dann gegeben, wenn die individuelle statische Grundsituation durch ein Minimum muskulärer Aktivität stabilisierbar bleibt. Allein nur leichtes Vorneigen des Körpers führt zu ausgedehnter Muskelaktivierung ganzer Muskelketten, und muß diese Position arbeitsbedingt längere Zeit eingenommen werden, sind bereits Voraussetzungen vorhanden, daß, in Kombination mit den anderen tätigkeitsbedingten Störfaktoren, pathogene Kumulationen die WS schädigen. Auch hier ist es wiederum die richtige Gestaltung des Arbeitsplatzes, die zur Prophylaxe einzusetzen wäre. Um die negativen Einflüsse von Stehberufen möglichst klein zu halten, sollte v.a. darauf geachtet werden, daß die Arbeitshöhe den individuellen Verhältnissen entspricht und freier Fußraum vorhanden ist. Beides sind Voraussetzungen dafür, unnötige belastende Anteflexionshaltungen vermeiden zu können. Die Höhe der Arbeitsfläche bei Steharbeiten ist in den meisten Fällen dann als richtig anzusehen, wenn sie für den Arbeitenden 5-10 cm unter dem Niveau des gebeugten Ellenbogens liegt. Besonders moderne Küchen mit ihren bis zum Boden reichenden Verbauungen und einer zu geringen Arbeitshöhe verstoßen in vielen Beziehungen ergonomischen Prinzipien. Mit Erwähnung der Küche ist auch das Stichwort gefallen, auf der Welt größten Arbeitsplatz, den Haushalt, zumindest kurz einzugehen.

> Der Schwerpunkt entscheidet – Anteflexionshaltung vermeiden!

Die geschlechtsspezifische Disposition der Frau zum Haltungsverfall – Martius sprach schon 1930 vom trophostatischen Symptom der Frau – wird durch die Summation von Einflüssen aus Schwangerschaften, Stillzeiten, Klimakterium und exogenen Belastungen gefördert und macht Frauen für zusätzliche Berufsschädigungen anfälliger, wobei den Wirbelsäulenstörungen ein Spitzenrang einzuräumen ist. Die durchschnittliche tägliche Arbeitszeit liegt bei Frauen vielfach über der üblichen Achtstundenmarke, speziell dann, wenn neben dem Haushalt ein Beruf ausgeübt wird. Zu dieser erweiterten zeitlichen Belastung erwachsen aus der Haushaltstätigkeit zusätzliche Störfaktoren für den Bewegungsapparat. Außer durch die Unzulänglichkeiten der Küchengestaltung belastet der Haushalt die WS mit einer Reihe von Arbeiten in gebückter Haltung, durch häufiges Heben und Tragen beim Einkauf oder bei Betreuung der Kinder, Steh- und Sitzarbeiten wie Bügeln und Nähen u.a. Beim Auftreten von Wirbelsäulenstörungen sollte an alle diese Punkte gedacht und entsprechende Ratschläge zur Entlastung gegeben werden. Diese bestehen in erster Linie in der Empfehlung, einen häufigen Tätigkeitswechsel vorzunehmen, also nicht stundenlang zu bügeln, zu putzen, zu nähen etc., sondern die Einzelarbeiten so zu ordnen, daß sich jeweils völlig geänderte Bewegungsabläufe ergeben (Sitzen, Gehen, Stehen). Aufklärung ist auch dahingehend zu geben, daß Haushaltshilfsgeräte für die Bodenpflege einen ausreichend langen Stiel besitzen sollten, um belastende Anteflexionshaltungen zu reduzieren. Bezüglich des Hebens und Tragens müssen nicht nur für den Haushalt gültige Ausführungen theoretischer und praktischer Art angeschlossen werden (Abb. 14).

Daß Heben und Tragen die WS belastet, steht außer Frage. Der überwiegend von Hebe- und Trageraumen betroffene Abschnitt ist die Lumbalregion, die strukturelle Schwachstelle, der Discus intervertebralis. Die funktionelle Integrität des von Junghanns (1979) als Bewegungssegment bezeichneten Komplexes von Bandscheibe, Ligamenten, Wirbelgelenken und zugehörigen Strukturen kann nun bei bestehender Vorschädigung eines oder mehrerer Komplexpartner durch Hebetraumen empfindlich getroffen werden, wobei Störungen der diskoligamentären Spannungsbalance eine entscheidende Rolle zukommt. Verursacht eine fehlerhafte Hebetechnik über die normale Druckbelastung hinaus zusätzliche Spannungsbelastungen in den dorsalen Diskusanteilen, wird damit ein Weg zum Protrusionsgeschehen des Nucleus pulposus angebahnt (Abb. 15).

Entscheidend für die Wirkungsintensität von Hebebelastungen ist der Vorbeugewinkel des Oberkörpers. Versuche haben gezeigt (Kucera u. Charvat 1976), daß ein Gewicht von 10 kg, wenn es von einem tieferen Niveau als der Standflächenebene, also mit weit vorgebeugtem Oberkörper, angehoben wird, die gleiche Belastung von rund 720 kg auf den Lenden-Kreuzbein-Übergang erbringt wie 50 kg von der Standflächenebene aus. Richtige Hebetechnik versetzt nun durchaus in die Lage, nicht nur die absoluten Druckkräfte zu verringern, sondern auch Spannungsdifferenzen durch Druck- und Zugkräfte auszugleichen. Wie schon der erwähnte Versuch erkennen läßt, kommt der Verkleinerung des Vorbeugewinkels eine entscheidende Entlastungsrolle zu. Das Heben von Lasten sollte demzufolge stets durch Beugen und Strecken in Hüft- und Kniegelenken bei möglichst kleinem Vorbeugewinkel und gerade gehaltenem Rücken erfolgen. Die nachfolgende Serienzeichnung mit Gegenüberstellung falscher und korrekter Hebe- und Tragetechniken ist instruktiver als viele weitere Worte (Abb. 16).

Abschließend zu den Ausführungen über Störfaktoren, die aus dem Berufs- und Arbeitsleben dem Achsenorgan erwachsen, muß noch darauf verwiesen werden, daß auch damit wiederum nur Denkanstöße

Abb. 14. Richtiges und falsches Verhalten bei verschiedenen Tätigkeiten

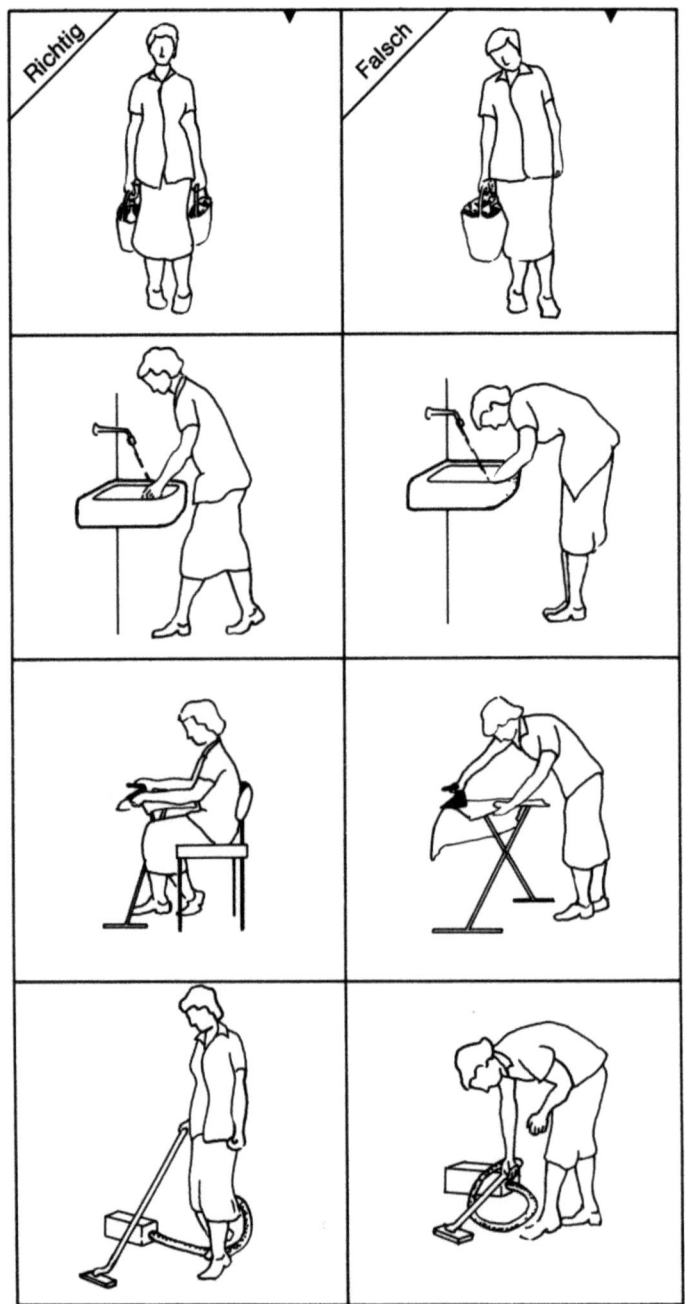

Abb. 15. Die Belastung des lumbosakralen Überganges ist weitgehend vom Vorbeugewinkel abhängig

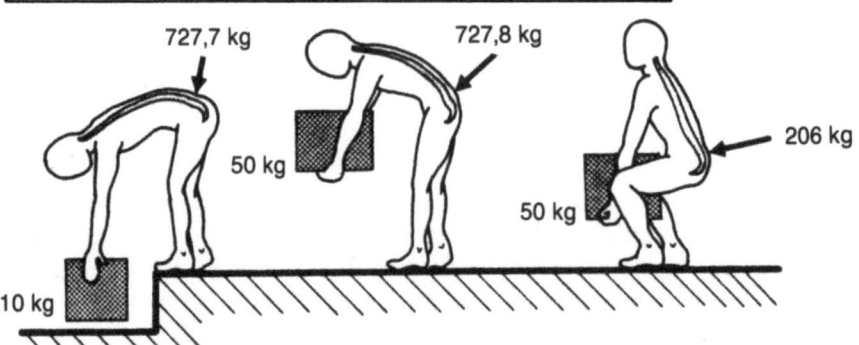

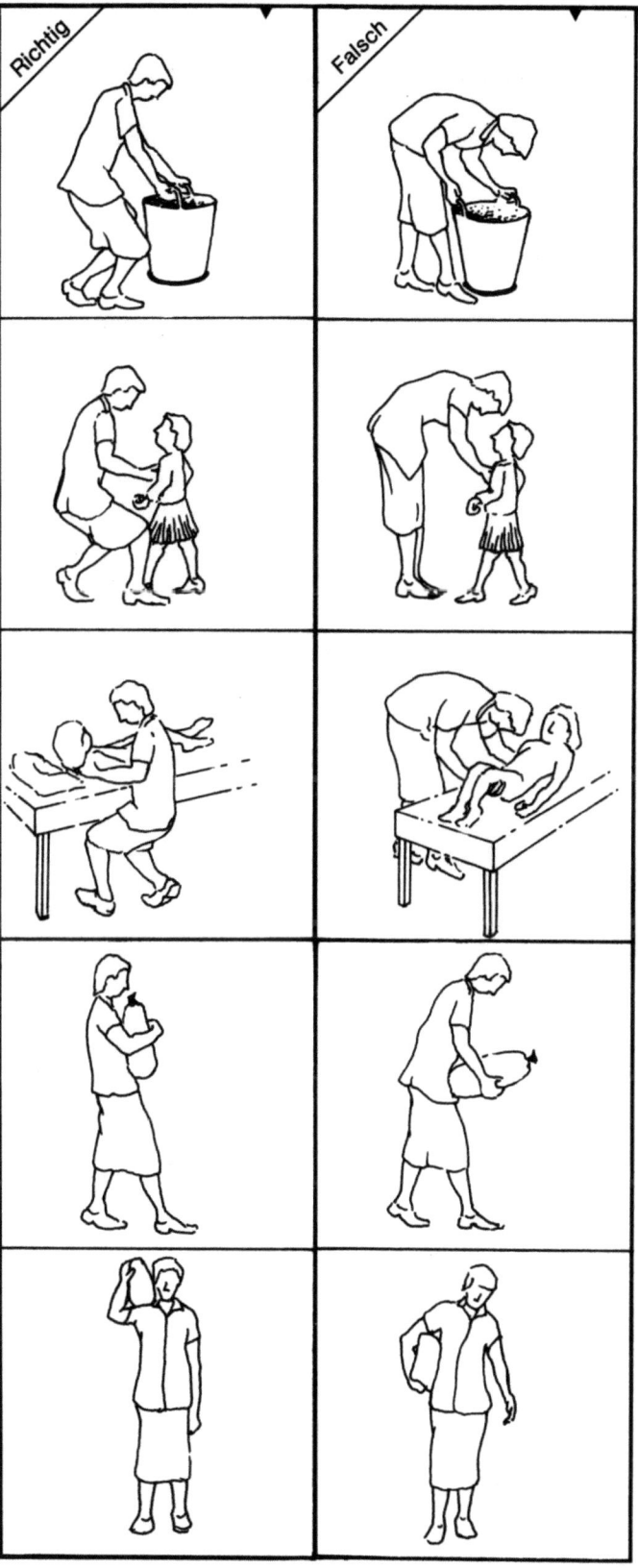

Abb. 16. Beispiele für richtiges und falsches Heben und Tragen. (Nach Münchinger 1961)

für Rehabilitationsmaßnahmen gesetzt werden sollten und daß die Beschreibung demzufolge skizzenhaft erfolgte. Den Kern des Problems umreißt vielleicht die Ansicht der Autoren, daß Berufs- und Arbeitsschäden der WS als Prototyp zivilisationsbedingter Fehlbeanspruchungen des nicht für die Statik, sondern die Dynamik konzipierten Bewegungsapparates anzusehen wären.

2.3.2 Sport

- Dynamische Überlastung
- Konstitution und Sportart
- Achsenorgan und Leistungssport
- Schwachpunkt – Lumbalregion
- Schmerz als Signal
- Die einzelnen Sportdisziplinen

Im Gegensatz zu berufsbedingten Störfaktoren, die überwiegend aus statischen Beharrungssituationen resultieren, überlasten die verschiedenen Sportarten, ihrer Spezifität gemäß, die dynamischen Fähigkeiten des Bewegungsapparates. Die WS, als Zentralfigur des gesamten Bewegungsablaufes, wird dabei teils direkt, teils indirekt über reflektorische Verknüpfungen mit der Peripherie oder in Form von Spätschäden betroffen. Während die unmittelbar an der WS angreifenden Überlastungsfaktoren den direkten Zusammenhang zwischen Schmerz und Sportausübung erkennen lassen, offenbaren reflektorisch angebahnte Sekundärsymptome am Achsenorgan ihre sportbedingte Pathogenese erst nach einer verschieden langen Latenzzeit. Gleiches gilt natürlich auch für Spätschäden, die nach ursprünglichen unterschwelligen Mikrotraumen als prämorbides Gebiet bereit bleiben, spätere Krankheitswertigkeit zu bekommen.

Um die Besonderheiten sportverbundener Störfaktoren und ihrer Auswirkungen auf das Achsenorgan für das Rehabilitationsdenken durchschaubarer zu machen, ist es zweckmäßig, auch die Randprobleme der Sportausübung in die Betrachtungen einzubeziehen. Sport in irgendeiner Form ist heute für viele Menschen eine Gegebenheit geworden, ohne die sie sich ihre Lebensführung kaum mehr vorstellen können. Die primäre Auswahl der Sportart unterliegt dabei aber Eigengesetzmäßigkeiten, die bedauerlicherweise vom medizinischen Aspekt unbetroffen bleiben. Sozial-familiäre, vorbildsbedingte, aber auch geographische Einflüsse steuern die Wahl der einzuschlagenden Sportart. Die konstitutionelle Verfassung als Basis zum Beurteilen der Tauglichkeit für die vorgesehene Sportdisziplin ist kaum jemals der Ausgangspunkt. Gerade aber die individuellen Konstitutionsverhältnisse präformieren weitgehend dazu, ob die disziplinverbundenen Belastungen im Toleranzbereich verbleiben oder Pathogenität entwickeln werden.

> Die gegebene Konstitution sollte Primärkriterium der Sportwahl sein.

Eine Reihe von Sportarten ist sicherlich in konstitutionsbezogener Hinsicht als neutral zu betrachten. Viele weitverbreitete Sparten aber sind bei entsprechenden körperlichen Voraussetzungen und v. a. dann, wenn eine hohe Intensität oder Wettkampfsport angestrebt wird, diesbezüglich nur mit Vorbehalt beurteilbar. Besonderes Augenmerk bei evtl. ärztlichen Tauglichkeitseinschätzungen sollte deshalb nicht nur den Herz-Kreislauf-Verhältnissen gewidmet werden, sondern auch den Konstitutionsgegebenheiten des angehenden Sportlers hinsichtlich seines Bewegungsapparates. Vor allem die dem Konstitutionstyp des Leptosomen eigene, weniger robuste Auslegung des Halte- und Stützapparates, vielfach verbunden mit den Merkmalen der Hypermobilität, bedingen eine verminderte Belastbarkeit der erwähnten Strukturen und können nach wiederholten dynamischen Belastungsspitzen mit entsprechenden Insuffizienzerscheinungen antworten. Bei der Vorstellung der einzelnen Sportarten und deren vertebralen Schädigungstendenz wird diese Entwicklungsmöglichkeit öfters zu berücksichtigen sein.

Wie bereits angeklungen, ist die Ausübungsintensität ein weiteres wesentliches Kriterium. Sportmedizinische Untersuchungen ergaben in dieser Hinsicht ganz eindeutige Ergebnisse. Ein eigenes Untersuchungskollektiv (Tilscher u. Oblak 1973), bestehend aus 19 Leistungsturnerinnen und einer gleich großen Vergleichsgruppe von Mittelschülerinnen, beide Gruppen im jugendlichen Alter von 10 bis 19 Jahren bei einem Durchschnittsalter von 13 Jahren, wurde hinsichtlich vertebragener Beschwerden exploriert. Während der Trainingsaufwand der Leistungsgruppe wöchentlich 14,5 h erreichte, beschränkte sich die Sportausübung des Kontrollkollektivs auf durchschnittlich 6–7 h/Woche. Bei den Leistungsturnerinnen klagten rund ⅓ der Mädchen über begleitende Schmerzen. In der Vergleichsgruppe waren es nur 2. Die mitlaufende Detailuntersuchung zeigte, daß auch Besonderheiten der Haltungsform die beiden Gruppen unterschied. 15 Turnerinnen gegenüber nur 3 Mädchen der Kontrollgruppe wiesen eine Hohlkreuzbildung auf. Das ist insofern ein beachtenswertes Resultat, weil aus der mit der Hohlkreuzbildung verbundenen Horizontalbetonung der Beckeneinstellung eine Überlastung der Hüftgelenke und Wirbelbogengelenke mit entsprechenden Nachfolgeschäden zu erwarten sein wird. Die Abklärung der Entstehung dieser Haltungsform erbrachte eine weitere Überraschung, da sie erkennen ließ, daß die Hyperlordosierung der LWS nicht die Folge einer posturalen Überaktivität der Rückenstrecker war, sondern über eine Fehlstereotypie der Bauchmuskeln aufgebaut wird, die aus einem falschen Ästhetikempfinden antrainiert wurde. Die Überprüfung des Motilitätszustandes beider Gruppen offenbarte dann noch eine weitere gesteigerte Risikoentwicklung bei den Leistungsturnerinnen, denn das Hypermobilitätsverhalten lag mit 18:8 zu Ungunsten dieser Gruppe. Ergänzend dazu darf daran erinnert werden, daß aus der Hypermobilität die typische Lumbalgieform der ligamentären Insuffizienz erwachsen kann, besonders dann, wenn nach Aufgabe des Leistungssports die protektive Wirkung des antrainierten Muskelkorsettes nachläßt.

Eine weitere eigene Untersuchungsreihe betraf die regionäre Schmerzverteilung und ihre Bevorzugung der Lumbalregion, die sich unabhängig von der ausgeübten Sportdisziplin entwickelt. Dieses Kollektiv setzte sich aus 18 Männern und 5 Frauen zusammen, die in der Vergangenheit intensiven Leistungssport der verschiedensten Sparten betrieben hatten. 14 von den insgesamt befragten und untersuchten 23 ehemaligen Sportlern litten an häufigen Lumbalgien, wobei 11 faßbare Befunde (Skoliosen, Hypermobilität etc.) aufwiesen, womit, selbst bei vorsichtiger Auslegung dieses Ergebnisses, beim Leistungssport mit einem dynamischen Überlastungsmoment der Lumbalregion gerechnet werden muß. Das Fazit beider Untersuchungsreihen zusammengenommen läßt erkennen:

Eine im jugendlichen Entwicklungsalter begonnene intensive Sportausübung erfordert eine besonders intensive Betreuung unter Einbeziehung sportmedizinischer Aspekte vorgestellter Art. Der in diesem Alter begonnene Leistungssport trifft einen physisch und psychisch unfertigen Organismus mit erhöhtem Unfallrisiko und Uneinsichtigkeit für erwartbare Schäden. Darüber hinaus bedingt der Leistungssport generell eine außergewöhnliche vertebrale Belastung mit Bevorzugung der Lumbalregion. Die resultierenden Schmerzen stehen im signifikanten Zusammenhang mit Hypermobilitäten, Skoliosen und anderen statisch dynamischen Störungen. Vermeidbar oder zumindest reduzierbar werden leistungssportbedingte Wirbelsäulenschäden nur durch sorgfältige Initialuntersuchungen unter Einschluß des Röntgenverfahrens sowie einem vorsichtigen Trainingsaufbau mit Verzicht auf zu frühe Leistungsspitzen. Gute Wettkampfergebnisse allein kennzeichnen noch lange nicht den guten Trainer. Erst wenn die Leistung im Einklang steht mit voller Gesundheit, Schmerzfreiheit und psychischer Ausgeglichenheit haben Trainer und Betreuer ihre Aufgabe so gelöst, daß auch Leistungssport vom Standpunkt des Arztes sinnvoll bleibt. Aber nicht nur der Leistungssport sollte sich unter diesen Gesichtspunkten abwickeln. Auch das, was wir als Ausgleichssport bezeichnen und an sich im prophylaktischen Sinn zum Ausgleich berufsbedingter Belastungen empfehlen, kann mißverstanden und als zusätzlicher vertebraler Störfaktor wirksam werden.

> Schmerzen sind Signale der Schadensmeldung, das gilt auch für sportliche Belange.

Die einzige Möglichkeit, die dem Organismus zur Wahrung seines Toleranzrahmens und zur Warnung bei dessen Überschreiten verbleibt, ist die Schmerzäußerung. Die Signalwirkung sportbedingter Schmerzzustände wird aber bedauerlicherweise selten ernst genug genommen. Mit der Empfehlung des vorübergehenden Aussetzens der Sportbetätigung ist es nicht getan. Selbst erste Schmerzerlebnisse dieser Art sollten zum Überdenken der beschriebenen Teilaspekte anregen und u. U. einen Sportartwechsel einleiten. Der bereits herausgestellte asthenische Konstitutionstyp ist diesbezüglich besonders sorgfältig abzuschätzen und von Sportarten, die eine Affinität zur Schädigung ligamentärer Strukturen sowie muskulärer Insertionen aufweisen und motilitätssteigernd wirken, abzuhalten.

Stabilisierend und protektiv wirken sich alle jenen sportlichen Aktivitäten aus, die die diskoligamentäre Spannungsbalance des Bandscheibenapparates unterstützen und die Ligamente entlasten. In erster Linie hilft ein kraft- und tonusmäßig ausgeglichenes Muskelkorsett der Stammuskulatur dahingehend weiter. Spezielles Augenmerk sollte in diesem Zusammenhang den geraden und schrägen Bauchmuskeln, der Gesäßmuskulatur und den interskapulären Muskeln gewidmet werden, die zu Balancestörungen mit posturalen Muskelverbänden neigen. Die entsprechenden Trainingsdetails können dem krankengymnastischen Kapitel entnommen werden.

Überlegungen dieser Art führen auch dazu, spezielle Sportarten mit Ausgleichsdisziplinen zu kombinieren. Als universelle Kombinationspartner bieten sich dazu vorrangig Gymnastik, Schwimmen, Laufen und Reiten an.

Nach diesen allgemein gehaltenen Ausführungen zum Thema sportbedingter Wirbelsäulenbelastungen wollen die anschließenden Beurteilungen einzelner Sportarten in bezug auf ihre vertebrale Störungsfähigkeit die praktische Beratung im medizinischen Alltag erleichtern. Diese Orientierungshilfe erhebt keinerlei Anspruch auf Vollständigkeit und beinhaltet hauptsächlich populäre Sportarten. Ergänzend ist ferner zu bemerken, daß nur Aspekte des Bewegungsapparates angeführt werden und ebenfalls zu bedenkende andere Vorbehalte wie die Herz-Kreislauf-Situation u. a. unberücksichtigt bleiben.

Laufen

Neutrale Sportart. Als Ausgleichssport für praktisch alle anderen Disziplinen geeignet. Konstitutionell ungebunden. Besteht eine Neigung zu Myotendinopathien sollten „Sprintstrecken" nicht gelaufen werden. Wichtig für die WS sind stoßentlastende gute Laufschuhe mit weicher elastischer Sohle, besonders unter der Ferse. Das gilt speziell auch für das Jogging, welches, auf harten Boden und übertrieben ausgeführt, bedenklich werden kann.

Radfahren

Eine Sportart für alle Konstitutionstypen. Um eine entlastete aufrechte Wirbelsäulenhaltung zu erreichen, empfiehlt sich eine höhere und weiter nach rückwärts reichende Lenkstange. Die Sattelhöhe sollte so gewählt werden, daß bei durchgetretenem Pedal das Bein gestreckt ist, um einerseits den großen Gesäßmuskel voll zu aktivieren und andererseits Verkürzungen der ischiokruralen Muskulatur entgegen zu wirken.

Reiten

Entgegen einer weitverbreiteten Fehlmeinung, ein wirbelsäulenfreundlicher Sport. Das „Treiben" des Pferdes aktiviert die Becken- und Gesäßmuskulatur. Das Balanceverhalten zwischen Rücken- und Bauchmuskeln wird verbessert. Vorzuziehen sind in der Bewegung weiche Pferde (s. Kap. „Therapeutisches Reiten").

Gymnastik

Prinzipiell für alle, aber: Jedem das Seine!

Gruppenturnen birgt das Risiko der Konstitutionstypenvermischung. Was für den Athletiker als positiv zu werten ist, kann dem Astheniker schaden. Die Lockerungsgymnastik muß von Hypermobilen und Bandschwachen vermieden werden. Das Fazit: Ideal wäre die Erstellung des persönlichen Programms nach konstitutionellen und kinesiologischen Gegebenheiten.

Kunstturnen

Ein wenig wirbelsäulenfreundlicher Sport. Am ehesten geeignet ist der athletische Typ. Hybermobilität, Bänderschwäche, Spondylolisthesen und rezidivierende Lumbalsyndrome wären klare Ausschließungsgründe.

Schwimmen

Die stereotype Empfehlung für alle Wirbelsäulenpatienten, aber: Um die anzustrebende Entspannung zu erreichen benötigt man warmes Wasser. 28 °C kann als Untergrenze betrachtet werden. Als empfehlenswerteste Schwimmart gilt das Rückenschwimmen, evtl. noch Kraulen und Seitenschwimmen. Das Brustschwimmen kann Beschwerden auslösen, da es eine Hyperlordosierung im LWS-Bereich erfordert. Zu meiden sind auch Kopfsprünge. Nach dem Schwimmen sollte der Körper unter allen Umständen auch bei praller Sommerhitze abgetrocknet und die Badehose gewechselt werden (Abkühlungseffekt durch Verdunstung!).

Windsurfen

Der neue Modesport, aber nicht ganz unbedenklich! Das Herausziehen des Segels aus dem Wasser ist reine Hebearbeit und bei fehlerhafter Technik entstehen bedenkliche Belastungen im lumbosakralen Bereich. Böiger Wind bringt ruckartige Zusatzbelastungen. Die Haltearbeit am Segel ermüdet die Schulter-Arm-Region und last not least besteht bei fehlender Schutzkleidung die ständige Gefahr der Unterkühlung (Verdunstung und Rücken im Wind).

Wasserski

Bei hohem Tempo wird Wasser hart wie Beton. Entsprechend belastend wirken die auftretenden Stoß- und Zugkräfte. Wie beim Windsurfen besteht eine Exposition zu Unterkühlungsschäden. Dieser Sport sollte nur von robusten konditionsstarken Athletikern betrieben werden.

Rudern

Fördert zwar die Kondition, belastet aber das Achsenorgan erheblich. Besonders bei bestehender Rundrückenbildung ist vom Rudersport abzuraten.

Tennis

Hier greift man in eine Wunde, wenn man es verbietet! Tennisspielen wird von vielen nicht nur als Sportart, sondern als Teil ihres Sport- und Sozialprestiges betrachtet. Für das Achsenorgan erwachsen, wie bei den meisten Ballspielen, beim Tennis eine Reihe von Schädigungsmöglichkeiten. Das gegnerabhängige Spielgeschehen ist nicht vorprogrammierbar und oft an Reflexabläufe gebunden. Unkoordinierte Bewegungen treten an die Stelle gewohnter Muster. Das Überkopfspiel (Service) führt zur Hyperlordisierung und begünstigt das Auftreten von Lumbalgien. Schwitzen und Unterkühlungseffekte müssen auch bedacht werden.

Tennis ja, aber: Möglichst auf weichen Plätzen, mit besten Schuhen (weiche elastische Sohlen) und ohne Ehrgeiz.

Tischtennis

Bringt weniger Probleme als der große Bruder. Außer bei aktuellen schmerzenden Wirbelsäulenerkrankungen bestehen weder konstitutionsbezogene noch andere Vorbehalte gegen den Tischtennissport.

Fuß- und Handball

Auch dabei sind ruckartige Bewegungen unvermeidbar. Dazu kommt ein hohes Ausmaß an Traumatisierungen verschiedenster Stärke. Direkte Einwirkungen betreffen die WS sowohl im Lumbalbereich als auch in der Zervikalregion (Kopfballspiel). Bei bestehenden Wirbelsäulenbeschwerden oder diesbezüglichen Dispositionen muß von diesen Sportarten abgeraten werden.

Alpinskilauf

Das in den Alpinländern als Volkssport anzusehende Skifahren birgt gewisse vertebrale Risiken in sich. Abrupte Bewegungen sowie starke Torsionsbelastungen bei bestimmten Techniken können latente Wirbelsäulenstörungen aktivieren. Eisplatten und Buckelpisten lösen unkoordinierte Bewegungsabläufe aus, und lange Liftfahrten begünstigen Unterkühlungsreaktionen. Bei Vermeidung dieser Expositionen, also unter guten Bedingungen wie weichem Schnee, gutem Wetter, richtiger Kleidung und Ausrüstung sowie ausreichendem technischen Können, dürfen auch Wirbelsäulengestörte im beschwerdefreien Zustand den Sport betreiben.

Skilanglauf

Bei zweckentsprechender Bekleidung sind vom Bewegungsablauf her nur positive Effekte für den gesamten Bewegungsapparat zu erwarten.

Eislaufen

Abgesehen von der Sturzgefahr und verbundenen Traumatisierungen bestehen dabei keine speziellen Störfaktoren für das Achsenorgan.

Tabelle 13 faßt die einzelnen Sportarten und ihre Wirbelsäulenbeziehungen zusammen.

Generell bei allen Sportarten können folgende Richtlinien dazu beitragen, die vertebrale Belastung zu verringern:

1. Eine vernünftige Selbsteinschätzung des eigenen Leistungsvermögens, das Erkennen der Grenzen und die Vermeidung eines falschen Ehrgeizes sollten Grundvoraussetzungen für jede sportliche Betätigung sein ebenso wie ein Mindestmaß an technischem Können.
2. Die Vorbereitung auf die spezielle Sportart durch sog. Aufwärmen (Warmlaufen, leichte Gymnastik) sollte nie vergessen werden.
3. Ruckartige Bewegungsabläufe, große Gelenkexkursionen und Extremstellungen der Gelenke sind weitgehend zu vermeiden.
4. Zugbelastungen, Dauerkontraktionen und Unterkühlungen bedingen unangenehme und schädigende Muskelverspannungen.
5. Sportarten, die in der Jugend erlernt wurden, deren Bewegungsabläufe also als sicherer Sterotyp verankert bleiben, sind bis ins Alter ausführbar, wenn berücksichtigt wird, daß Motilität und Geschicklichkeit mit zunehmenden Jahren zurückgehen und diese Tatsachen bei der Sportausübung einkalkuliert werden. Die Ausdauerleistungsfähigkeit ist bei ständigem Training bis weit ins Alter gut erhalten und mit ein Faktor, um Schädigungen vermeiden zu helfen.

Tabelle 13. Sportarten und ihre Wirbelsäulenbeziehungen

Sportart	Geeignet für	Vorbehalt bei	Ungünstig bei
Laufen	Alle	Sprintstrecken bei Neigung zu Myotendinosen	Akute und Subakute WS-Erkrankungen
Radfahren	Alle	„Sportlenker", Rundrücken	Akute und Subakute WS-Erkrankungen
Reiten	Alle	„Harte" Pferde	Akute und Subakute WS-Erkrankungen
Gymnastik	Alle	Lockerungsgymnastik bei Hypermobilen und Bänderschwäche	Rezidiv. Lumbalsyndrome
Kunstturnen	Athletischen Typus	Hypermobilität, Bänderschwäche	Spondylolisthesis, rezidiv. Lumbalsyndrome
Schwimmen	Alle	Wassertemperatur	Brustschwimmen bei Lordosierungsbeschwerden
Windsurfen	Alle	Unterkühlungsfaktor	Rezidivierende Lumbalsyndrome
Wasserski	Athletischen Typus	Konditionsmangel	Alle WS-Erkrankungen
Rudern	Alle	Rundrücken	Akute und Subakute WS-Erkrankungen
Tennis	Bandstabile Individuen	Bänderschwäche, Neigung zu Myotendinosen	Rezidivierende Lumbalsyndrome
Tischtennis	Alle	–	Akute und Subakute WS-Erkrankungen
Fuß-, Handball	Athletischen Typus	Bänderschwäche	Alle WS-Erkrankungen
Alpinskilauf	Alle	Harte Buckelpisten, Konditionsmangel	Akute und Subakute WS-Erkrankungen
Skilanglauf	Alle	–	Akute und Subakute WS-Erkrankungen
Eislaufen	Alle	–	Akute und Subakute WS-Erkrankungen

2.3.3 Alltagsnoxen

Eine Reihe von Handlungen und Gewohnheiten, die zusammengefaßt als Lebensführung bezeichenbar wären, sind durchaus in der Lage, als Störfaktoren die WS zu belasten. Ein Teil von ihnen, das Arbeitsleben, die Ernährung und der Sport, wurde ihrer besonderen Bedeutung wegen in eigenen Kapiteln abgehandelt. Das heißt nun aber keineswegs, daß die noch anzumerkenden weiteren Details nur vollständigkeitshalber Erwähnung finden. Will man ihrer pathotropen Wertigkeit für das Achsenorgan gerecht werden, so sind sie vielleicht am ehesten als Zusatzfaktoren betrachtbar, die bei schon bestehenden Vorschäden die Rezidivneigung vertebragener Syndrome verstärken.

- Schlafritus
- Mit und ohne Schuhe
- Korsetts und Jeans
- Bekleidungsmaterial
- Bewegungsmangel
- Freizeitgestaltung

Als erstes wäre diesbezüglich der Schlafritus anzuführen, eine Tätigkeit, der wir nahezu ⅓ des Lebens widmen. Hier ist es v. a. die Gestaltung des Bettes, die darüber entscheiden kann, ob das morgendliche Erwachen mit Wirbelsäulenbeschwerden verbunden ist. Und dabei lehrt einmal mehr die Vergangenheit, daß nicht alle Segnungen der Zivilisation dazu angetan sind, das Leben wirklich zu erleichtern. Die früher gebräuchlichen Lagerstätten bestanden aus Fellen oder Decken, aufgeschüttetem Stroh und Strohsäcken, als Vorläufer unserer Matratzen. Alle diese Materialien lagen auf einer festen Unterlage. Die Misere begann mit der Einführung gefederter Einsätze und steigerte sich mit dem zunehmenden Komfortbedürfnis unserer Zivilisationsgesellschaft. Auf einer in allen Richtungen federnd nachgebenden Unterlage ist es unmöglich, eine optimale muskuläre Entspannung zu erzielen. Gerade das aber ist einer der Hauptbelange des Schlafens. Klarerweise reagieren muskuläre Dysbalancen als Begleiter vertebragener Syndrome auf die fehlenden Entspannungsmöglichkeiten während der Nachtstunden mit einer Aufschaukelung der muskulären Entgleisung. Ebenso klar sind die sich daraus ergebenden Anweisungen für die Patienten. Vorhandene Betten mit Federeinsätzen können durch das Einlegen einer gleich großen fingerdicken gelochten (Ventilation!) Holzplatte verbessert werden. Darüber hinaus bringt der Austausch ungeeigneter, zu weicher, aber auch zu harter Matratzen eine weitere Verbesserung. Als Füllmaterial ist nach wie vor das seinerzeit gebräuchliche Roßhaar optimal, leider aber sehr kostspielig. Schwierigkeiten bei der Verwendung von Roßhaar ergeben sich des öfteren daraus, daß nur gekonnt handgestopfte und nicht zu harte Matratzen eine gute Unterlage bieten. Als Ausweg und Kompromiß hat sich Latexmaterial mit Schafwollauflage und Baumwollüberzug in einteiliger Ausführung bewährt. Bei der Neuanschaffung von Betten sollten von vornherein anstelle des Federeinsatzes ein Holzlattenrost und eine der vorgeschlagenen Matratzen geordert werden.

Eine wichtige Frage: Vertebragener Kopfschmerz – Bauchschläfer?

In Ergänzung zu den Problemen um eine richtige Bettengestaltung, sind noch einige Worte über Kopfpolster notwendig. Die Frage, ob mit oder ohne Kopfpolster eine gesunde und entspannte Liegeposition zu finden ist, kann höchstens für Babys weiter diskutiert werden. Für den Erwachsenen gibt es gar keine Zweifel, daß eine passende Kopfunterlage zweckmäßig ist. Die ohne Kopfpolster bevorzugt eingenommene Bauchlage bedingt eine Rotationsendstellung der Halswirbelsäulengelenke, die genauso unerwünscht erscheint wie die bei Rückenlage ohne Polster erzwungene Retroflexion. Speziell bei älteren Leuten mit verstärkter Kyphosierung der BWS kann sich eine zu starke Retroflexion als Vertebralisreizung auswirken, und deshalb ist es angebracht, in solchen Fällen nicht mit Polstern zu sparen. Beim älteren Menschen entlastet darüber hinaus ein höheres Liegen die Atmung.

Im Normalfall sollten Kopfpolster gewählt werden, die ebenfalls weder zu weich noch zu hart gefüllt sind, bei Belastung durch das Gewicht des Kopfes etwa faustdick bleiben und so in Rückenlage die Kyphosierung der BWS und in Seitenlage das Ausladen der Schulter ausgleichen (Abb. 17).

Störungsgrößen für das Achsenorgan ergeben sich ferner aus für gewöhnlich diesbezüglich unbeachtet bleibenden modischen Aspekten.

Speziell die Damenmode und da v.a. die Schuhmode weisen keinen biologischen Konsens auf. Zu hohe Absätze, mit einer winzigen Auftrittsfläche versehen, verändern Statik und Dynamik der WS in beträchtlichem Ausmaß. Die individualtypisch aufgebaute propriozeptive Normalsituation erfährt überhaupt dann, wenn ständig Schuhe mit überhohen Absätzen getragen werden, eine ins Gewicht fallende bedenkliche Veränderung. Die ohnehin zur Verkürzung neigenden tonischen Muskelgruppen der unteren Extremitäten werden über die bei hohen Absätzen ständig verkürzt eingestellten Wadenmuskeln im Sinn der Muskelkettenfunktion betroffen, und im Zusammenhang ist daran zu erinnern, daß letztlich alle Muskelketten mit der WS direkt verbunden sind. Daß jedoch ein ausgewogenes Muskelspiel zu den Grundvoraussetzungen bleibender vertebraler Beschwerdefreiheit gehört, wurde ebenfalls wiederholt herausgestellt. Um die Grundform des Fußes und seine normalen Gelenkfunktionen zu erhalten, denn auch hier bestehen biokybernetische Verkettungen zur WS, sollten die Schuhe physiologisch geschnitten sein. Dünne Ledersohlen wirken zwar elegant, lassen aber auftretende Stoßimpulse ungebremst einwirken. Stoßentlastende Gummisohlen und Absätze sind demzufolge vorzuziehen. Klarerweise

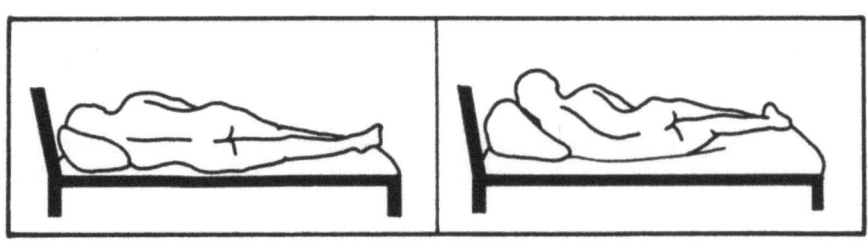

Abb. 17. Richtige und falsche Liegeposition

lassen sich diese Ratschläge aus gesellschaftlichen und modischen Gründen nicht lückenlos einhalten, sie sollten aber zumindest die Generallinie bilden.

Im Anschluß sind vielleicht noch einige Worte zum Barfußgehen angebracht. Ohne Zweifel ist das die ursprüngliche Art, die Füße zu gebrauchen und auch heute noch auf weichem Naturboden (Wiese, Sand) uneingeschränkt zu empfehlen. Anders verhält es sich mit harten Böden, die zivilisationsgeschädigten Füßen nicht gut bekommen. Gleiches gilt für das ständige Tragen von sog. Fußgymnastiksandalen mit starren Sohlen oder ähnlichem unnachgiebigem Schuhwerk.

> Alles was man stützt wird schwach.

Um bei der Mode zu bleiben: Stützende und figurbetonende Korsetts, bei beleibteren Damen sehr beliebt, stören gleichfalls die Integrität des Muskelsystems. Selbst die aus leichtem elastischem Material gefertigten „Figurverbesserer" führen beim gewohnheitsmäßigen Gebrauch zur weiteren Erschlaffung der ohnehin durchschnittlich schon zivilisationsgeschädigten Bauchmuskulatur mit allen nachteiligen Folgen für die WS. Gleichfalls nachteilige Auswirkungen, v.a. für die LBH-Region können sich aus dem bevorzugten Tragen zu enger Röcke oder Hosen ergeben. Die weltumspannende Jeansmode ist besonders exponierend. Die nur bei enger Paßform „schicken Modelle" machen zwar beim Stehen eine gute Figur, erzwingen beim Sitzen aber ein nach vorn geschobenes Gesäß bei maximal kyphosierter LWS. Eine Einstellung also, die der empfohlenen Normalsitzhaltung mit leicht lordosiertem Kreuz diametral gegenübersteht.

Ein weiterer Faktor, der wissenschaftlich gesehen noch sehr unbestimmt im Raum steht und dessen Auswirkungen auf den Bewegungsapparat vorläufig noch kaum abschätzbar erscheinen, hängt mit der Qualität des verwendeten Bekleidungsmaterials zusammen. Im Gegensatz zu den unbedenklichen Naturstoffen wie Leinen, Baumwolle, Seide, Wolle und Leder, verändern Kunstfasern, also Nylon, Perlon, Skai u.v.a. in hohem Ausmaß die elektrostatische Situation, und es sei in diesem Zusammenhang auf die Ausführungen im Kapitel über biometeorologische Störfaktoren verwiesen, darüber hinaus auch noch auf die Anmerkung über den von Sherrington (1906) angegebenen Elektrotonus und seine Stellung als Regulationsfaktor.

Nicht unerwähnt bleiben darf im Rahmen der Ausführung vertebral störender Alltagsnoxen der Faktor „Bewegungsmangel". Ein den Zivilisationsbedingungen ausgesetzter Organismus, eingespannt in die Monotonie des täglichen Berufslebens, das ja in der Mehrzahl der Fälle mit überwiegendem Sitzen, Stehen und weiteren belastenden Berufsstereotypien gepaart ist, bedarf eines Bewegungsausgleiches im Sinn gewachsener Bewegungsabläufe. Abgesehen von der ausgleichenden Wirkung auf einseitig belastete Muskelpartien verbessert die mitlaufende allgemeine Kreislaufaktivierung die gesamte gesundheitliche

Basis. Als tägliche Mindestforderung ist 1 h Bewegung in frischer Luft, am besten in Form raschen Gehens bis zum leichten Schwitzen, anzusehen.

Sehr wesentlich ist es ferner, den Patienten darauf aufmerksam zu machen, daß der Begriff Bewegungsmangel im Sinn der geforderten Ausgleichsbewegung verstanden werden muß und daß die während des Berufslebens geleisteten, großteils stereotypen Tätigkeiten mit wenigen Ausnahmen nicht als Ersatzhandlungen betrachtbar sind (auch Haushaltsarbeiten sind nicht als Ersatz anzusehen).

Das Thema Bewegungsmangel leitet zwanglos zu weiteren, mit der Freizeitsphäre vergesellschafteten, vertebralen Belastungsfaktoren über. Dazu ist grundsätzlich zu sagen, daß alle Freizeitbeschäftigungen, die Statik und Dynamik der WS in ähnlicher Weise wie das Berufsleben tangieren, diesbezüglich zu beanstanden wären. Für Büromenschen etwa, die ihren Arbeitstag sitzend verbringen, ist das tägliche stundenlange Hocken vor dem Fernsehapparat ein zusätzlicher Belastungsfaktor. Schreibkräfte, die nach 8 h Arbeitszeit zur Entspannung stricken, häkeln, teppichknüpfen oder ähnliche Handarbeiten betreiben, können das als sicheren Weg zum Aufbau zervikaler Beschwerden betrachten. Und wenn ein Zahnarzt nach vielstündiger Zwangshaltung an Patientenmündern zu Haus mit Lupe und Pinzette seine Briefmarkensammlung bearbeitet, schlägt er in die gleiche Kerbe.

Diese Beispiele, aus einer Unzahl möglicher Kombinationen herausgegriffen, wollen nur demonstrieren, daß solche Faktoren genau wie die eingangs erwähnten Alltagsnoxen bei der Ausarbeitung eines individuell zugeschnittenen Rehabilitationsprogramms miteinbezogen werden müssen.

2.3.4 Iatrogene Störfaktoren

- Chirurgie und Anästhesie
- Cave Stützmieder
- Kortisonschäden
- Zuviel Physiotherapie
- Unqualifizierte Chirotherapie

„Nobody is perfect" pflegen Engländer in vornehmer Zurückhaltung über sich, ihre Mitmenschen und dazugehörige Unzulänglichkeiten entschuldigend zu bemerken, und wenn wir diesem Statement für den Rest der Welt und folglich auch für uns und unserem Stand Gültigkeit zuerkennen, so ist damit das Leitmotiv des Kapitels vorweggenommen. Was im Zusammenhang mit der Buchthematik diesbezüglich Erwähnung finden muß, sind Faktoren, die in Verbindung mit ärztlichen Tätigkeiten stehen und dabei negative Auswirkungen auf das Achsenorgan oder den Verlauf vertebragener Erkrankungen aufweisen. Will man diesen Umstand weiter aufschlüsseln, so kristallisieren sich dazu 2 Bereiche heraus. Einmal sind es, man könnte fast sagen, zumindest temporär unvermeidbare Situationen, die aus therapeutischen Zwängen resultieren, zum anderen aber auch echte vermeidbare Fehlleistungen.

In den 1. Bereich gehören vorzüglich Faktoren, die sich aus chirurgischen und unfallchirurgischen Notwendigkeiten ergeben. So schafft die Versorgung von Frakturen mit Gipsverbänden an den unteren Extremitäten nicht nur eine ungewohnte Gangart, sondern bringt neben der Störung des Gangstereotyps auch die statisch-dynamische Situation der WS in Bedrängnis.

An den oberen Extremitäten erforderliche Ruhigstellungsmaßnahmen betreffen wiederum den empfindlichen Funktionsverbund des Schultergürtels und der Zervikalregion. Bekannt ist die bereits nach wenigen Tagen der Adduktionsruhigstellung des Schultergelenkes beginnende sog. Bayer-Schultersteife, die zwar primär nur dieses Gelenk betrifft, aus erwähnten Gründen die Zervikalregion aber ebenfalls tangiert.

Bei latenten Vorschäden der WS werden die eben angeführten Zusatzbelastungen natürlich eher pathogene Wertigkeit gewinnen als bei Gesunden.

Als direkt an der WS einwirkende Störfaktoren sind auch chirurgische Eingriffe selbst v. a. dann zur Diskussion zu stellen, wenn etwa im Rahmen protrusionsbedingter Wurzelkompressionen nicht nur die zur Entlastung notwendige Laminotomie und Pulposustoilette vorgenommen wurden, sondern auch anschließende Verblockungen zur Anwendung kamen. Die unter dem Argument der segmentalen Stabilisierung eingesetzten Verblockungen bewirken, in Verbindung mit unvermeidlichen strukturellen Operationsdefekten, im kranial der Verblockungsstelle liegenden Wirbelsäulenabschnitt, meist in den 2 unmittelbar darüberliegenden Segmenten, eine das Kompensationsbedürfnis übersteigende Hypermobilität und eröffnen solcherart den Weg zur Ausbildung von Folgebeschwerden.

Weitere, durchschnittlich wenig in Betracht gezogene vertebrale Belastungen ergeben sich aus den für chirurgische Eingriffe unerläßlichen Anästhesieverfahren. Die bei Intubationsnarkosen übliche medikamentös gesteuerte volle Muskelerschlaffung bedingt den Wegfall der protektiven muskulären Stabilisierung des Achsenorganes. So können operationsbedingt vorgenommene Umlagerungen des Patienten oder anschließende Umbettung Blockierungen der Wirbelgelenke und Iliosakralgelenke auslösen. Letztere reagieren besonders empfindlich auf die für gynäkologische Operationen erforderliche Patientenlagerung. Für die Zervikalregion wiederum bedeutet die für die Intubationstechnik erforderliche starke Retroflexion eine erhebliche Belastung, ebenso wie Operationssituationen, die eine analoge Einstellung der HWS erfordern, z.B. Strumektomien. Bei diesen übersteigerten Retroflexionen ablaufende Pathomechanismen betreffen sowohl die Gelenkmechanik der muskulär ungestützten WS als auch Reizzustände im Bereich der sensiblen Vertebralarterien. Auch hier gilt, daß entsprechende Prämorbiditäten diesbezügliche Krankheitsentwicklungen begünstigen.

Die Vermeidung oder Reduzierung operationsbedingter Wirbelsäulenüberlastungen führt letztlich nur über den Weg der richtigen Einstellung zu diesen Problemen. Das Wissen um die sich ergebenden Störmöglichkeiten, eine dahingehende Aufklärung aller am Operationsgeschehen Beteiligten und die entsprechende vorsichtige Behandlung narkotisierter Patienten werden dazu beitragen, unvermeidbare Wirbelsäulenbelastungen klein zu halten.

Den 2. Bereich iatrogener Störfaktoren für das Achsenorgan bilden die ärztlichen Fehlentscheidungen. Als Beispiel kann die unkritische

Verordnung von Stützmiedern bei einer Reihe chronischer vertebragener Beschwerden angesehen werden. Ruhigstellungsmaßnahmen bewirken stets eine zunehmende Inaktivität und nachfolgende Atrophie der Stammuskulatur, wobei die phasisch eingestellten Bauchmuskeln vorrangig betroffen sind. Die sich derart ergebende Dysbalance fördert letztlich den Circulus vitiosus des Symptomenaufbaues, so daß die unbestrittene Primärwirkung von Miederverordnungen, die Schmerzreduzierung, teuer erkauft wird. Das gilt gleichermaßen für Jugendliche als auch ältere Patienten und besonders für die häufigen ligamentärmuskulären Schmerzbilder und das Osteoporosesyndrom.

> *Cave* Kortison, besonders bei älteren Patienten!

Mit Erwähnung der Osteoporose fällt das Stichwort zur Kritik an der Behandlungsführung chronischer Wirbelsäulenerkrankungen mit kortisonhaltigen Medikamenten. Obwohl einer der Grundsätze jeglicher Steroidtherapie bei Erkrankungen des rheumatischen Formenkreises lautet: „Möglichst kein Kortison bei degenerativen Zustandsbildern", wird laufend dagegen verstoßen. Kortison als ausgesprochene Mesenchymbremse mag bei einer Reihe entzündlich rheumatischer Gelenkerkrankungen eine Einsatzberechtigung besitzen, beim erwähnten Osteoporosesyndrom, aber auch bei anderen chronischen Schmerzsyndromen des Achsenorganes, kann seine Verwendung, wenn schon nicht als Kunstfehler, so zumindest als iatrogener Störfaktor gewertet werden. Erleichtert, oder besser gesagt, angeregt, wurde die kritisierte, aber leider sehr verbreitete Anwendung von Kortison durch die Schaffung steroidhaltiger Kombinationspräparate, die von der pharmazeutischen Industrie der bekannten „Tübinger Bombe" nachempfunden worden waren. Unter nichtssagenden Namen laufend, enthalten diese Präparate einen hohen Kortisonanteil, der bei wiederholter Anwendung die bekannten Nebenwirkungen voll zum Tragen kommen läßt. Speziell ältere Patienten reagieren vielfach sehr empfindlich, so daß nach dem 6. Lebensjahrzehnt höchste Vorsicht geboten erscheint. Neben der möglichen Aktivierung eines latenten Diabetes und der Blockierung des Immunsystems sind Demineralisationseffekte an der WS und mesenchymale Fehlreaktionen sicherlich nicht das, was zur Rehabilitation vertebragener Syndrome beiträgt.

Aber nicht nur aus dem Bereich der Medikotherapie, sondern auch bei physiotherapeutischen und manualmedizinischen Maßnahmen können iatrogene Störfaktoren Pathogenität erlangen.

> Akutsyndrome erfordern Reizabbau – Ruhe!

An erster Stelle zu nennen ist der häufige Fehler zu intensiver physiotherapeutischer Anwendungen bei Akutsyndromen. Gerade diese

Zustände, die durch Ruhe, Schonung und Entlastung günstig beeinflußbar sind, werden durch Unterwassermassagen, diverse Bäder, Kurzwellen- und Wärmetherapien zusätzlich aktiviert. Aus dem gleichen Grund erscheint es unangebracht, Patienten mit diskogenen Wurzelirritationen (Lumboischialgien etc.) „viel gehen" zu verordnen. Auch hier ist absolute Bettruhe die Voraussetzung zum Abklingen des Wurzelödems.

Gerade weil wir uns als Manualmediziner exponiert haben, muß auch dieser Bereich eine gerechte Kritik erfahren, denn es gibt dabei zweifelsfrei eine Reihe, allerdings vermeidbarer, vertebraler Störmöglichkeiten.

Wiederum zuerst zu nennen sind Manipulationen, die bei akuten Schmerzsyndromen ohne freie Bewegungsrichtung zur Schmerzexazerbation führen. Das gilt besonders für alle protrusionsbedingten Wurzelirritationen. Es ist ein Irrglaube anzunehmen, ein Prolapsgeschehen ließe sich „einrichten", und in aller Deutlichkeit ist anzumerken, daß akute Wurzelkompressionssyndrome als Indikation für Manipulationen genauestens überdacht werden müssen.

Ebenso einstufen muß man die häufig nach oronasalen Infekten auftretenden Akutblockierungen in der Zervikalregion. Dieses, unter dem Bild einer akuten Tortikollis verlaufende postinfektiöse Schmerzsyndrom scheint durch die synoviale Reizphase kleiner Wirbelgelenke geprägt und reagiert auf Manipulationsversuche oft mit zusätzlichen Schmerzen.

Unkritische Chirotherapie kann bleibende Schäden setzen.

Weitere Schädigungsmöglichkeiten ergeben sich in der Zervikalregion über die Irritabilität der A. vertebralis bei bestimmten Vorbedingungen. Unsachgemäß ausgeführte Manipulationen im Halswirbelabschnitt des Achsenorganes, das brüske „Durchreißen" des Kopfes in Retroflexionseinstellung ist dazu besonders anzuprangern, können im schlimmsten Fall letal enden.

Weniger dramatisch, aber dessen ungeachtet trotzdem fatal, wirken sich häufig wiederholte Manipulationen bei Instabilitätssyndromen aus. Diese Krankheitsbilder, die mit Hypermobilitäten und Bänderschmerzen verknüpft sind, lassen sich spielend leicht manipulieren und sind das Paradepferd unqualifizierter Manualtherapeuten. Die auslösbaren „Knacksakkorde" beeindrucken zwar am Anfang die Patienten, bringen aber, außer einer ganz kurzzeitigen reflektorisch bedingten Entspannung und Schmerzminderung, nichts ein. Im Gegenteil: Häufige Manipulationen verstärken die Instabilität und fördern so die Tendenz der Ausbildung pseudoradikulärer Pathomechanismen.

Allen aufgezeigten iatrogenen Störfaktoren gemeinsam ist die Tatsache, daß sich allein aus dem Wissen um ihre Existenz und die Abläufe, die zu ihrem Wirksamwerden gehören, schon eine Prophylaxemöglichkeit abzeichnet. Die Einordnung dieses Kapitels in den Buchabschnitt der beeinflußbaren Störfaktoren will das vorwegnehmen. Eine optimale Abschirmung gegen die angeführten iatrogenen Störfaktoren, wie überhaupt gegen die Mehrzahl aller beeinflußbaren Störmöglichkeiten der WS, wird allerdings erst dann gegeben sein, wenn das Gedankengut der manuellen Medizin ebenfalls zum Ausbildungsstandard gehört.

> Synoptisch betrachtet:
> Vertebragene Schmerzsyndrome sind das Resultat einer multikausalen Pathogenese.
> Variabel sind nur Art, Schwere und Anzahl der Störfaktoren.

3 Der therapeutische Weg

Stimmt man die Betrachtungsweise therapeutischer Methoden auf die WS ab, so ergibt sich zwangsläufig, außer bei entzündlicher Pathogenese, eine fragliche Kausalität der alleinigen Medikotherapie und der Ruf nach Behandlungsformen, die in die Lage versetzen, gestörte Funktionen und reflektorisch verbundene Dysregulationen in normale Bahnen zurückzuführen. Anliegen dieser Monographie ist es, diesbezüglich bewährte Wege vorzustellen. Bekannte und eingeführte Therapiearten werden im Anschluß nur kurz abgehandelt. Weniger verbreitete Behandlungsmöglichkeiten, die, aus ursprünglichen medizinischen Grenzgebieten kommend, erst in den letzten Jahren endgültig Zugang zur klinischen Medizin gefunden haben, verdienen und erfahren jedoch eine ausführlichere Würdigung.

Am Anfang aller Überlegungen steht stets die Schmerzausschaltung. Über die medikamentöse Behandlung hinaus existieren dazu eine Reihe wirkungsvoller Maßnahmen, wobei diese Schmerztherapien trotz der Vielfalt der anwendbaren Methoden einen gemeinsamen Nenner aufweisen, der gleichzeitig als Leitmotiv für die weiteren Ausführungen anzusehen ist. Die Bezeichnung „Reflextherapie" dürfte die Gemeinsamkeit am ehesten erfassen. Unter dem vorgestellten Sammelbegriff lassen sich praktisch die Chirotherapie, therapeutische Lokalanästhesie (TLA), Akupunktur, Reflexzonenmassagen und die meisten gebräuchlichen Physiotherapiearten einordnen, wobei hervorzuheben wäre, daß alle diese Behandlungsformen physiologische Verfahren sind, die über die Setzung dosierter Gegenreize das Afferenzverhalten der Rezeptoren von Haut, Bindegewebe, Muskulatur, Ligamenten und Gelenken auf die Sollwerte zurückführt. Daraus resultiert sicherlich die Berechtigung, die zu beschreibenden Einzelmethoden unter dem übergeordneten Begriff physiologische Schmerztherapie vorzustellen.

3.1 Manuelle Medizin

Im Rahmen der Rehabilitation Wirbelsäulengestörter nimmt die manuelle Medizin in zweifacher Hinsicht den Spitzenplatz ein. Erstens ist es die in ihr enthaltene diagnostische Potenz, die durch kein anderes Verfahren ersetzbar ist, und zweitens liegt die therapeutische Effizienz der

Handgriffbehandlungen bei Bewegungsstörungen im Sinn der Hypomobilität bzw. Blockierung weit über der anderer Methoden. Demzufolge gliedert sich das folgende Kapitel in den die Grundlagen vermittelnden diagnostischen Teil und die anschließende Vorstellung der verschiedenen manual-therapeutischen Techniken.

3.1.1 Diagnostik

So wie jedes andere diagnostische Vorgehen gliedert sich auch dieses Diagnoseverfahren weiter auf und bezieht durchaus gebräuchliche Maßnahmen in das Prozedere ein. Begonnen wird wie überall in der Medizin mit der Anamnese.

- Anamnese
- Inspektion
- Motilitätsprüfung
- Palpation
- Abschnittsmäßige Untersuchung

Anamnese

Sie allein liefert schon in vielen Fällen wertvolle Richtungsanzeigen für die weitere Untersuchung, wobei folgende Kriterien besondere Beachtung verdienen:
- Abhängigkeit der Beschwerden von statisch-dynamischen Momenten,
- Rezidivverhalten bzw. Dauer der Erkrankung,
- mono- oder multilokuläre Manifestation an der WS,
- Intensitätsgrad und Art der bestehenden Schmerzen,
- tageszeitlicher Verlauf des Beschwerdenbildes,
- traumatische oder entzündliche Vorerkrankungen,
- vermutliche Auslöser,
- Art der Beschäftigung,
- psychische Basis.

Von dieser relativ breit angelegten anamnestischen Plattform ergeben sich gezielte Ausblicke.

Die Anamnese liefert erste kritische Details.

Anhand eines Beispieles läßt sich das demonstrieren:

Ein Patient mittleren Alters gibt auf Befragen an: Seit 2 Jahren, in Abständen von einigen Monaten, besonders nach körperlicher Betätigung, treten Kreuzschmerzen auf. Keine anderen Schmerzlokalisationen. Vor einigen Tagen, nach dem Herausheben eines Koffers aus dem Auto, kam es zunehmend zu stärkeren Schmerzen im Bereich der LWS. Am nächsten Tag konnte er sich kaum rühren, und es traten zusätzliche Ausstrahlungen ins rechte Bein auf. Selbst das Heben des Kopfes löst eine Schmerzwelle im Bein aus. Auf genaueres Befragen läßt sich eruieren, daß dieser Beinschmerz seitlich außen im Bein empfunden wird und bis zur Großzehe reicht.

Für den erfahrenen Untersucher ist damit bereits vieles klar und seine weitere diagnostische Marschroute geht in Richtung der Abklärung eines Wurzelkompressionssyndromes L5 bzw. eines Diskusprolaps zwischen 4. und 5. Lendenwirbel. All dies war bereits aus der Anamnese abzuleiten. Oder:

Eine junge schlanke Frau klagt über jahrelange, fast ständige Kreuzschmerzen. Besonders am Morgen nach dem Aufstehen kann sie sich kaum rühren. Das Vorbeugen beim Waschen verstärkt die Beschwerden. Nach ungefähr 1 h wird alles besser und am wohlsten fühlt sie sich, wenn sie viel herumläuft, denn Stehen und Sitzen läßt die Kreuzschmerzen wieder aufleben. Darüber hinaus besteht eine Neigung zu Kopfschmerzen und Beschwerden im Schulter-Nacken-Bereich, überhaupt dann, wenn sie Handarbeiten ausführt, längere Zeit bügelt oder ähnliche Tätigkeiten verrichtet. Zur Zeit der Menses verstärken sich die Beschwerden. Sie nimmt die Antibabypille.

Auch in diesem Fall läßt sich aus der Anamnese schon einiges entnehmen: Der morgendliche Anlaufschmerz, das Wiederaufleben der Beschwerden beim Stehen oder Sitzen lassen eine ligamentär-muskuläre Krankheitssituation im Sinne der Beckenbänderschwäche vermuten. Für die generelle Anfälligkeit dieser Strukturen sprechen auch die belastungsabhängigen Schulter-, Nacken- und Kopfschmerzen. Eine hormonelle Komponente ist gleichfalls anzunehmen.

So ließen sich noch viele Beispiele ganz typischer Art anführen, die den Wert einer genauen Anamnese bei Erkrankungen des Achsenorganes betonen, wobei die Angaben bzw. ihre Verwertung nicht nur den diagnostischen Aspekt allein betreffen, sondern auch, wie gezeigt werden konnte, therapeutische und prognostische Überlegungen auslösen.

Der nächste Untersuchungsgang ist mehrschichtig. In seiner Gesamtheit imponiert er als die *körperliche Untersuchung:*

Prinzipiell zu fordern ist, daß die Patienten sich bis zur Unterhose entkleiden und auch Schuhe und Strümpfe ausziehen. Nur so kann ein Überblick über den gesamten Bewegungsapparat zustande kommen, eine Voraussetzung, die für die Beurteilung der vertebralen Funktionen unerläßlich ist. Damit wurde bereits vorweggenommen, der erste Abschnitt der körperlichen Untersuchung betrifft die *Inspektion.*

Inspektion heißt Anormales erkennen.

Zu beachten sind dabei alle Einzelheiten, die den Bewegungsapparat tangieren:

- Größe und Gewicht,
- Körperbau und konstitutionelle Merkmale,
- die Symmetrieverhältnisse des Körpers,
- Gang und allgemeine Beweglichkeit,
- die Krümmungsradien der WS in seitlicher Betrachtung,
- Skoliosierungen und Skoliosen in Normalhaltung und Anteflexion,
- die Ausrichtung der Michaelis-Raute und der Analfalte,
- Stellung und Form der Extremitäten,
- evtl. vorhandene Narben.

Im Anschluß wird die *Motilität der WS* überprüft:

Vorwegzunehmen wäre, daß alle Motilitätsuntersuchungen der WS stets nach einem Standardschema ablaufen. Dazu gehören:

- Anteflexion,
- Retroflexion,
- Lateroflexion,
- Rotation.

Diese Bewegungsrichtungen werden sowohl für die allgemeine Motilität als auch bei der regionären und segmentalen Detailuntersuchung beim aktiven und passiven Verhalten notiert.

Einen wesentlichen Anteil bei der Erstellung der Gesamtdiagnostik liefert die *Palpation:* Abhängig von der Stärke des aufgewendeten Palpationsdruckes gelingt es damit, von den Oberflächenstrukturen in die Tiefe vordringend, die Pathogenität einzelner Schichten zu orten und strukturdiagnostisch zu verwerten. Wertvolle Anhaltspunkte liefern dazu

- Qualität (Konzistenz und Verschieblichkeit) des Bindegewebes,
- Tonussituation des Muskelsystems bzw. einzelner Muskeln,
- Druckdolenz muskulärer und ligamentärer Insertionen,
- Empfindlichkeit einzelner Gelenke.

> Das Gesunde erträgt starken Druck, das Kranke oft kaum die Berührung.

Um die durch die bisher aufgezeigten Verfahren gewonnenen Ergebnisse abzusichern, und v. a. um destruktionsbedingte und entzündliche pathomorphologische Veränderungen ausschließen zu können, erscheint es angebracht, stets die entsprechende Röntgenuntersuchung ergänzend anzuordnen und zumindest eine kleine Labordiagnostik vorzusehen.

Für die einzelnen Regionen des Achsenorganes hat sich die nachfolgend aufgezeigte Untersuchungsführung bewährt.

LBH-Region

Sie bildet eine funktionelle Einheit, die untersuchungsmäßig berücksichtigt werden muß. Sowohl im Stehen (Abb. 18, 19), aber auch in Bauch-, Rücken- und Seitenlage lassen sich dazu wichtige Einzelheiten erheben.

Die Inspektion und Palpation der Beckenkämme erfolgt im Stehen, wobei darauf zu achten ist, daß die Beine gleichmäßig belastet und durchgestreckt gehalten werden. Die Einstellung der Füße soll eine parallele Position bei leicht gespreizten Beinen (Schulterbreite) vorsehen. Nur aus dieser standardisierten Vorgangsweise lassen sich vergleichbare und reproduzierbare Aussagen über einen eventuellen Beckenschiefstand erhalten. Wichtig ist ferner, daß der Untersucher die auf den Beckenkämmen aufliegenden Hände nicht von oben aus stehender Position beurteilt, sondern sitzend, um mit seinen Augen auf dem Niveau der Beckenkämme den Vergleich vornehmen zu können (Abb. 20).

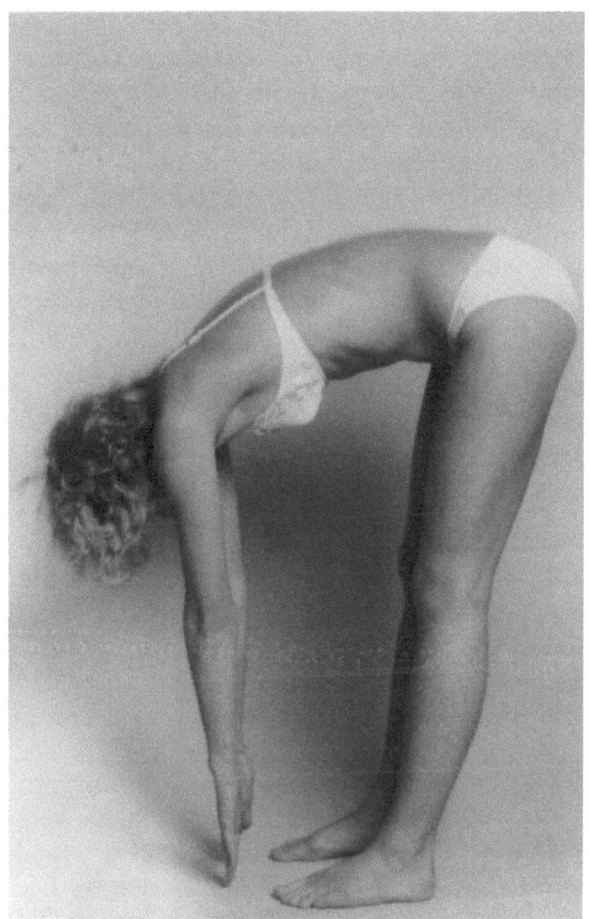
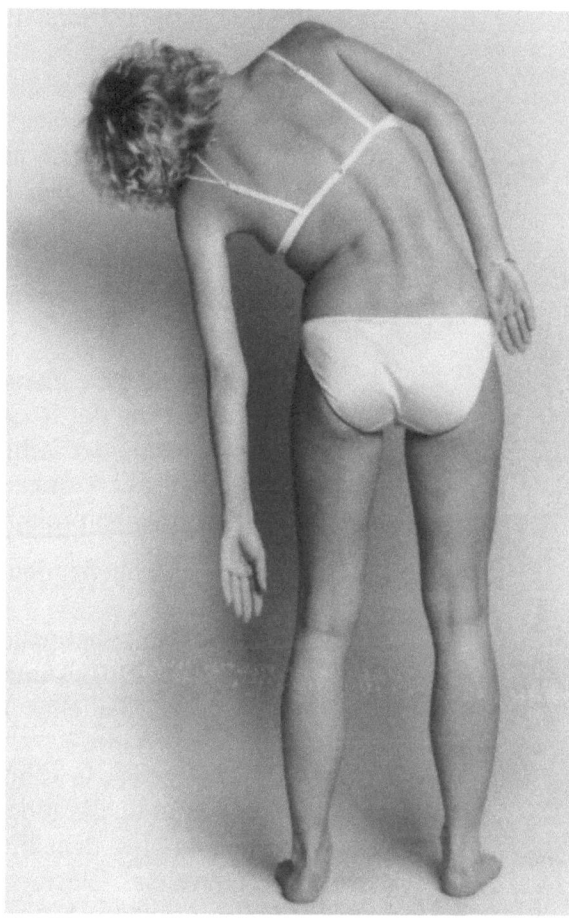
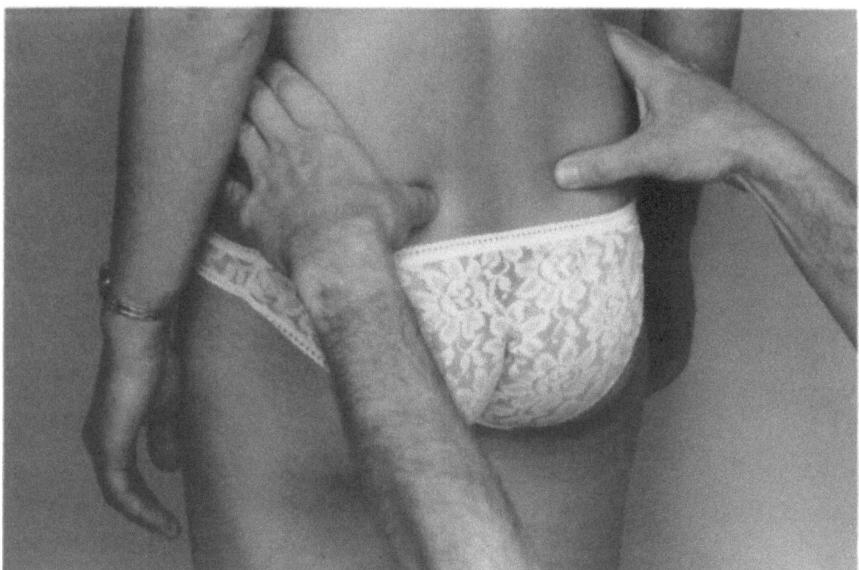

Abb. 18. *Links oben.* Prüfung der Anteflexion. Der Vorbeugewinkel ist vom allgemeinen Motilitätszustand abhängig. Gelingt es dem Untrainierten mit den Handflächen den Boden zu erreichen, muß dies als Hypermobilitätszeichen gewertet werden

Abb. 19. *Rechts oben.* Prüfung der Lateroflexion. Wenn die Seitneigungsfähigkeit so groß ist, daß eine gedachte Lotlinie der kontralateralen hinteren Axillarfalte sich lateral der Rima ani projizieren würde, ist dies ein weiteres Hypermobilitätszeichen

Abb. 20. Inspektion und Palpation der Beckenkämme. Die Augen des Untersuchers müssen sich in gleicher Höhe befinden

Aus dieser Betrachtungsbasis läßt sich sofort anschließend das sog. Vorlaufsphänomen erkennen, das auf einer Iliosakralgelenkverschiebung beruht. Dabei überholt die im Stehen kaudaler zu tastende Spina iliaca posterior einer Seite, bei voller Anteflexion des Rumpfes, den Darmbeinstachel der anderen Seite und steht dann kranialer.

Dieses auf einer muskulären Dysbalance beruhende Phänomen bleibt lediglich ca. 20 s positiv und muß deshalb rasch erfaßt werden.

Die Anteflexion gibt desweiteren Auskunft über den sog. Finger-Boden-Abstand. Dieser ist ein uncharakteristisches Zeichen und abhängig von:

- genereller bzw. altersgemäßer Hypomobilität,
- Verkürzung der Rückenstrecker,
- Verkürzung der ischiokruralen Muskulatur,
- Hüftgelenkerkrankungen,
- Bandscheibenprolaps.

In der anschließenden Rückenlage beginnt die Untersuchung an den Beinen:

Der Beinhebeversuch des gestreckt gehaltenen Beines (Lasègue-Zeichen) kann als bekannt gelten. Zu bemerken wäre nur, daß eine Pseudopositivität bei einer Reihe von Störungen der LBH-Region beobachtet werden kann.

Die bereits erwähnten Iliosakralgelenkstörungen und dabei ganz vordergründig die Blockierungen untersucht man gleichfalls in Rückenlage. Die über dem Iliosakralgelenkspalt liegenden Finger einer Hand palpieren das Gelenkspiel bzw. dessen Fehlen bei Blockierungen. Die Federungsimpulse werden durch kleine ruckartige Bewegungen der anderen Hand über Oberschenkel und Hüftbein vermittelt. Die Diagnose der Iliosakralgelenkblockierung wird erhärtet, wenn das sog. Patrick-Zeichen auf der Blockierungsseite positiv ist. Die darunter zu

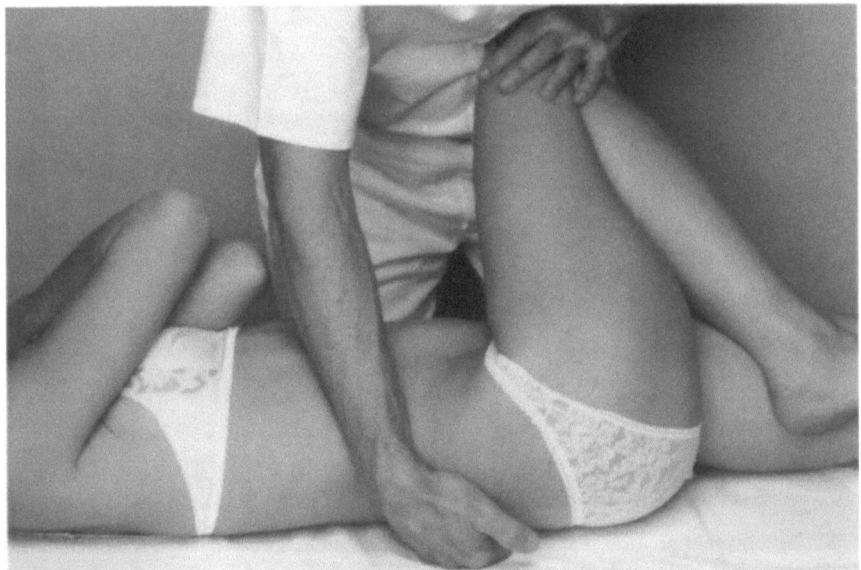

Abb. 21. Federungstest zur Funktionsprüfung des Iliosakralgelenkes

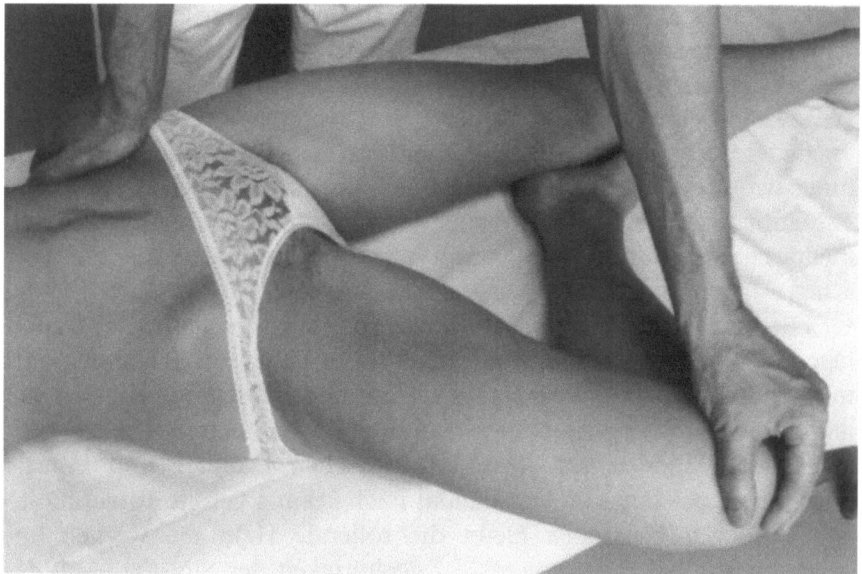

Abb. 22. Überprüfung des Abduktionsverhaltens. Eine einseitige Abduktionseinschränkung weist beim Fehlen einer Hüftgelenkerkrankung auf eine Iliosakralgelenkblockierung hin (Patrick-Zeichen)

verstehende Abduktionseinschränkung im Hüftgelenk läßt sich daran erkennen, wenn das in Hüft- und Kniegelenk gebeugte, auf den Tisch ausgesetzte Bein in seiner Abduktionsfähigkeit gegenüber dem anderen Bein eingeschränkt erscheint (Abb. 21, 22). Differentialdiagnostisch auszuschließen ist diesbezüglich eine Erkrankung des Hüftgelenkes, und das ist auch der nächste Untersuchungspunkt. Weiterhin bei Rückenlage des Patienten erfaßt der Untersucher das in Hüft- und Kniegelenk rechtwinkelig gehaltene Bein am Fuß. Seine andere Hand stützt das Knie. Aus dieser Einstellung erfolgt die Testung der Rotationsbeweg-

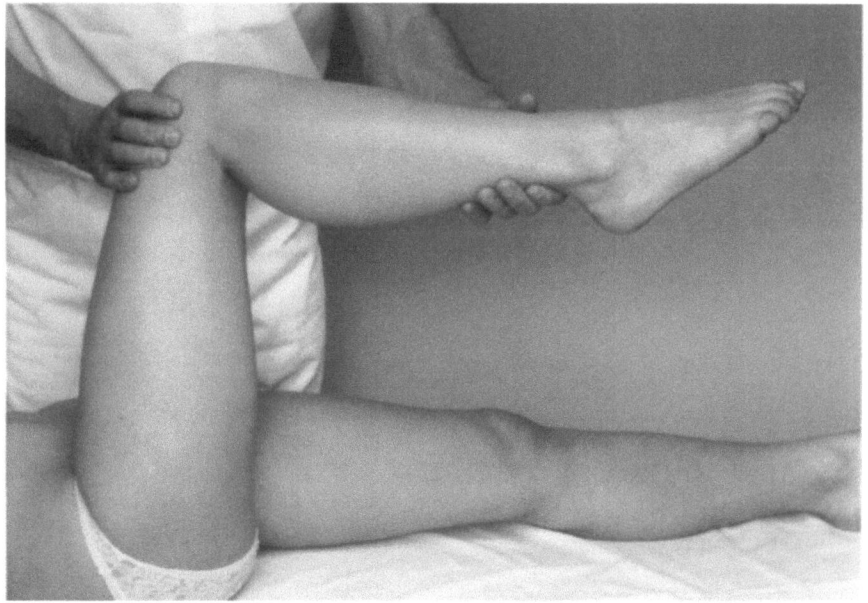

Abb. 23. Testung der Hüftgelenkrotation

lichkeit. Erstes Anzeichen einer Hüftgelenkstörung ist die eingeschränkte Innenrotation. Schmerzbegleitete Außenrotationen bei freier Innenrotation weisen mehr in Richtung periartikulärer muskulärer Reizzustände hin (Abb. 23).

Die sog. Bändertestung, die ebenfalls aus der Rückenlage heraus untersucht wird, ist nach unserer Meinung unverläßlich. Eine exakte Palpation und eventuelle Probebehandlung durch Infiltration der ligamentären Insertionen mit Procain ergeben gemeinsam mit der typischen Anamnese genauere Diagnostikergebnisse.

Für die nächsten Untersuchungsschritte liegt der Patient in Bauchlage, und der Arzt widmet sich zunächst der Palpation. Begonnen wird mit den oberflächlichen Strukturen. Haut und Bindegewebe lassen sich am besten durch die sog. Kibler-Hautfalte (1951) beurteilen. Dazu wird mit beiden Händen eine Hautfalte zwischen Daumen und Fingern abgehoben und langsam von kaudal nach kranial gerollt. In verquollenen Bindegewebsanteilen bleibt die rollende Hautfalte stecken und orientiert so über die segmentale Zugehörigkeit der Störung (Abb. 24). Die Palpation tieferer Schichten beachtet speziell immer wieder betroffene muskuläre und ligamentäre Insertionen sowie die Tonussituation des M. erector spinae.

Wenig bekannt, aber diagnostisch wertvoll sind die Insertionspunkte des M. glutaeus medius (D-Punkt nach Hackert 1958) seitlich am oberen Kreuzbeinanteil und der darunter liegende Maximalpunkt des M. piriformis. Aufmerksamkeit verlangen auch die Iliosakralgelenke, die interspinösen Ligamente, das Steißbein (Kokzygodynie) und die Trochanterregion.

Der „Springingtest", kurze federnde Impulse, die bei gestrecktem Arm über 2 Kontaktfinger auf das zu prüfende Bewegungssegment übertragen werden und durch die Schmerzprovokation bzw. eine lokali-

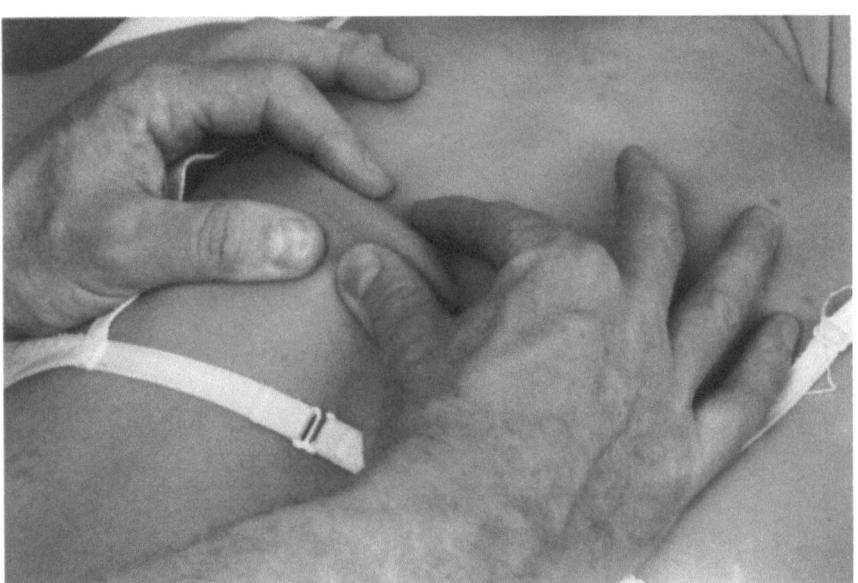

Abb. 24. Die Bindegewebsqualität wird mittels der sog. Kibler-Hautfalte untersucht (Kibler 1951)

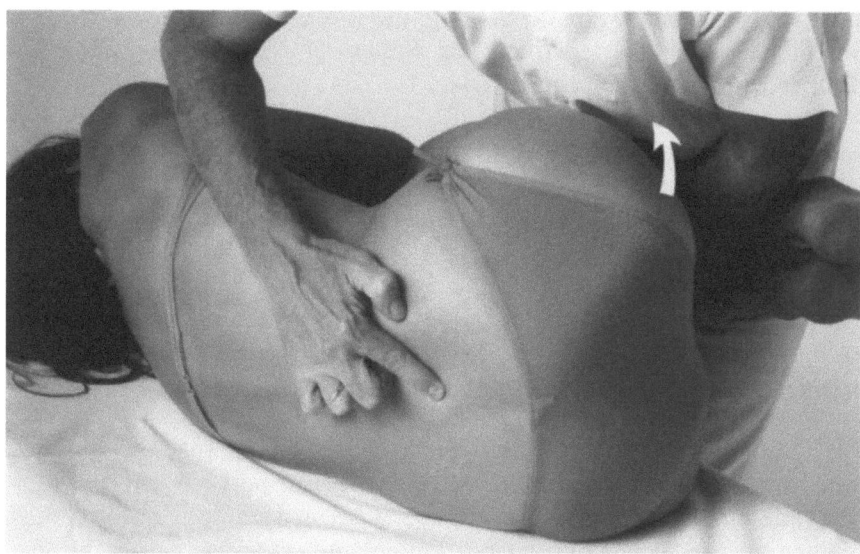

Abb. 25. Testung des segmentalen Anteflexionsverhaltens der LWS

sierte Bewegungseinschränkung die Segmentaldiagnostik erweitern, beschließen die Untersuchung in Bauchlage (siehe Abb. 33).

In Seitenlage wird die segmentale Ante-, Retro- und Lateroflexion untersucht.

Bei der Anteflexionstestung drückt der Untersucher die angewinkelten Beine wiederholt weiter zur Patientenbrust. Die mitlaufende Spreizung der Dornfortsätze kann durch den interspinös palpierenden Finger der anderen Hand getestet werden. Die Spreizung fehlt bei Blockierungen (Abb. 25).

Anschließend führt man mit einer Hand die gebeugten Beine, knapp über der Knöchelgegend fassend, von sich weg nach dorsal und erzeugt dadurch eine Lordosierung der Lendenwirbelsäule. Sie ent-

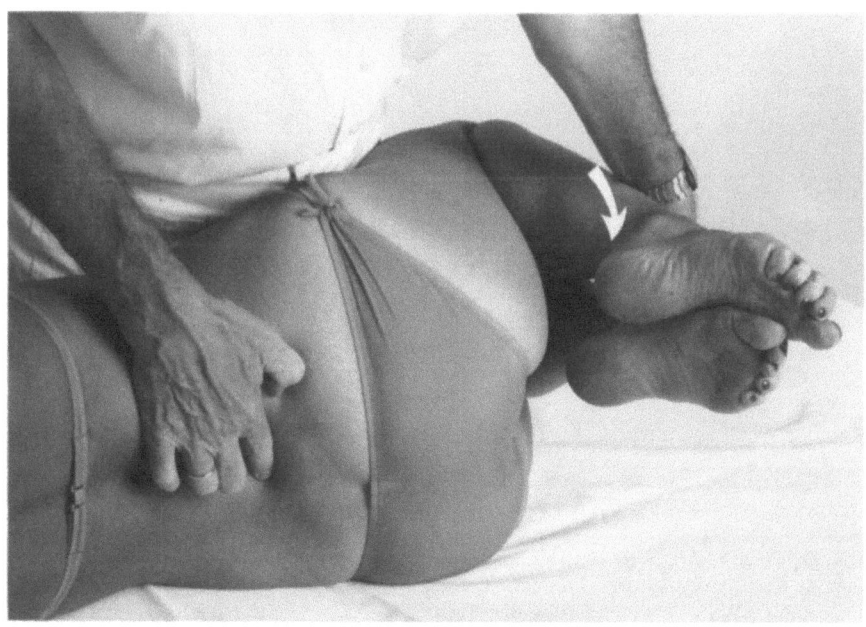

Abb. 26. Testung des segmentalen Retroflexionsverhaltens der LWS

spricht einer Retroflexionsbewegung, die wiederum durch den interspinös platzierten Palpationsfinger als Näherung der Dornfortsatzspitzen fühlbar wird (Abb. 26).

Die segmentale Lateroflexionsprüfung bedient sich wiederholter Impulse, über die in Knie- und Hüftgelenken rechtwinkelig gebeugten Beine, die so zur Ausführung kommen, daß der Arzt die in der Knöchelgegend gehaltenen Beine durch Rückverlagerung des eigenen Körpergewichtes zu sich hebelt, damit das Becken seitlich abkippt und so die Lateralbewegung der LWS auslöst. Der Palpationsfinger der anderen Hand liegt wie gewohnt (Abb. 27).

BWS-Region

Als Hauptausgangsposition nimmt der Patient eine sitzende Stellung ein, am besten den Reitsitz, da dadurch Becken und LWS fixiert bleiben. Die einzelnen Bewegungsabläufe werden wiederum in allen Segmenten getestet. Die Führung des Patientenoberkörpers geschieht über die Arme bei im Nacken verschränkt gehaltenen Händen.

Bei der Anteflexionsprüfung wird dazu die BWS anteflektiert und der palpierende Finger tastet den resultierenden Spreizeffekt an den Dornfortsätzen. Ein analoger umgekehrter Vorgang dient der Prüfung

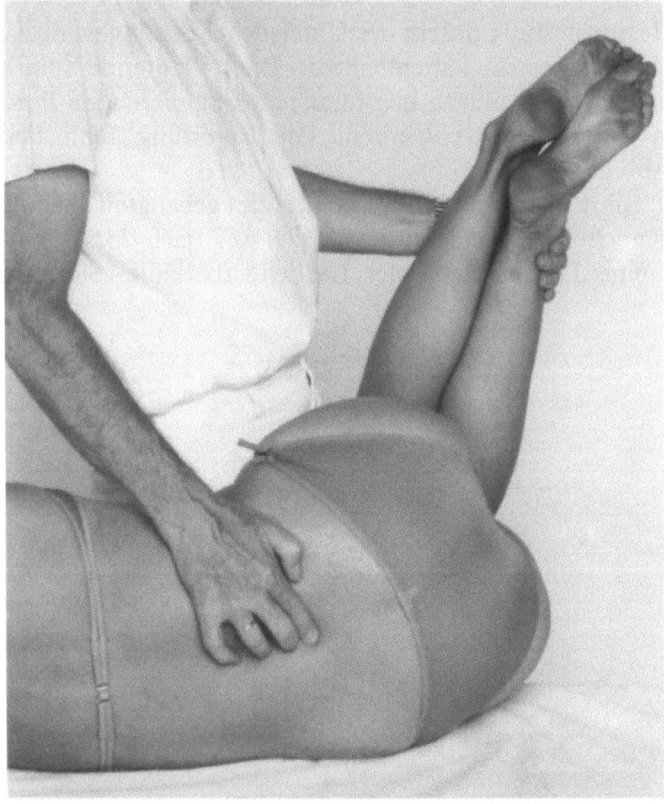

Abb. 27. Testung des segmentalen Lateroflexionsverhaltens der LWS

Abb. 28. *Oben links:* Segmentale Anteflexionsprüfung der BWS

Abb. 29. *Oben rechts:* Segmentale Retroflexionsprüfung in der BWS

Abb. 30. *Unten links:* Segmentale Lateroflexionsprüfung der BWS

Abb. 31. *Unten rechts:* Segmentale Rotationsprüfung der BWS

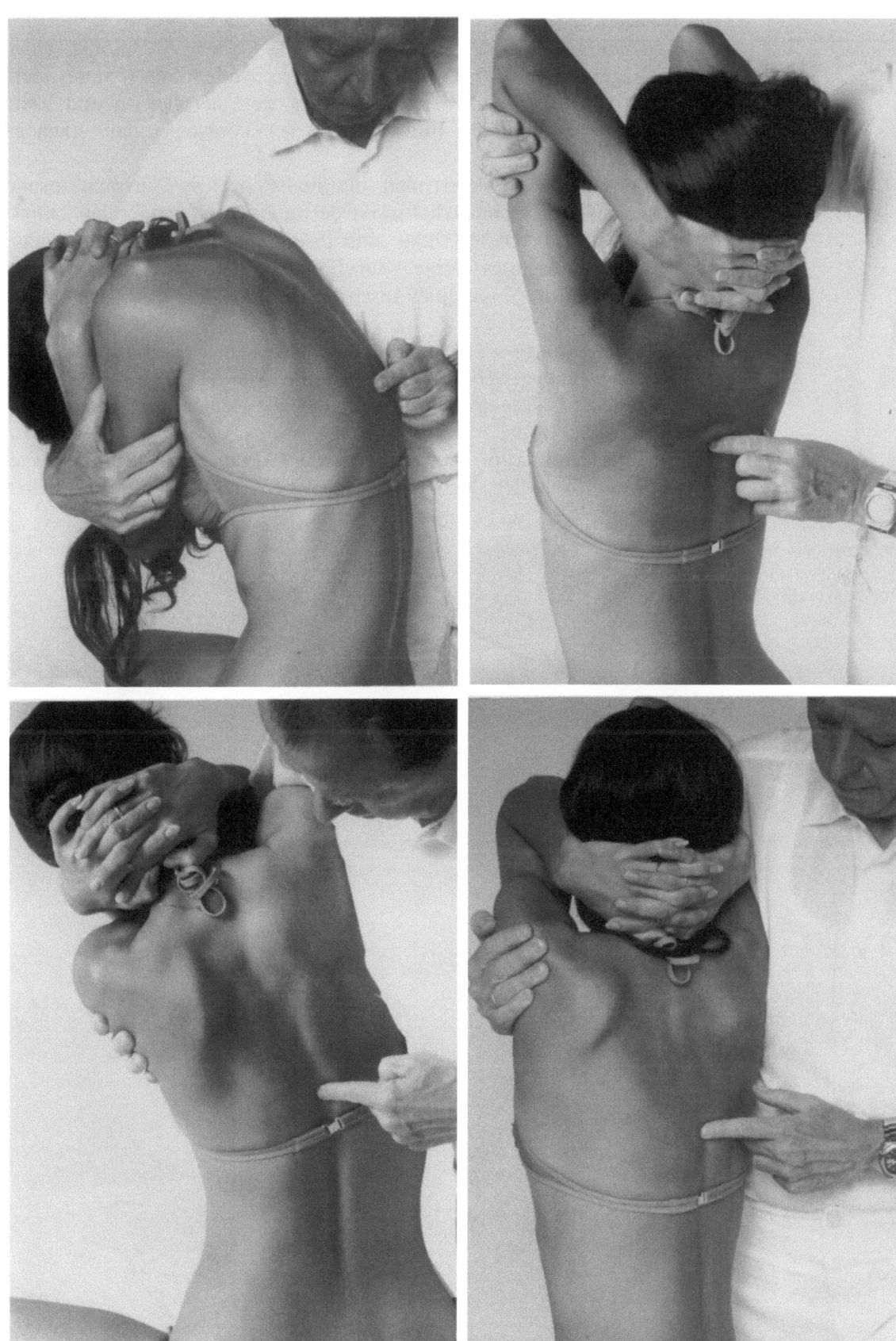

der segmentalen Retroflexion und entsprechende, ohne weiteres mehr klare Abläufe ermöglichen die Testung der Lateroflexion und Rotation. Die zugehörigen Bilder lassen den Vorgang genau erkennen (Abb. 28-31).

Anschließend palpiert man, die Sitzstellung des Patienten ausnützend, auf Druckschmerzhaftigkeit der interskapulovertebralen Druckpunkte (ISVD). Diese Punkte sind Insertionsstellen des M. iliocostalis cervicis am Angulus costae. Man findet sie besonders häufig an den Rippen 2-6 im Sinne einer Insertionstendinopathie schmerzempfindlich (Abb. 32).

In Bauchlage sollte anschließend die Kibler-Hautfalte Auskunft über den Bindegewebszustand geben und evtl. der für die LWS bereits vorgestellte Federungstest (Springingtest) die segmentale Prüfung bestätigen (Abb. 33).

Ergänzend ist im Thorakalbereich eine Prüfung der Rippenbeweglichkeit erforderlich. Neben der vergleichenden Inspektion und Palpa-

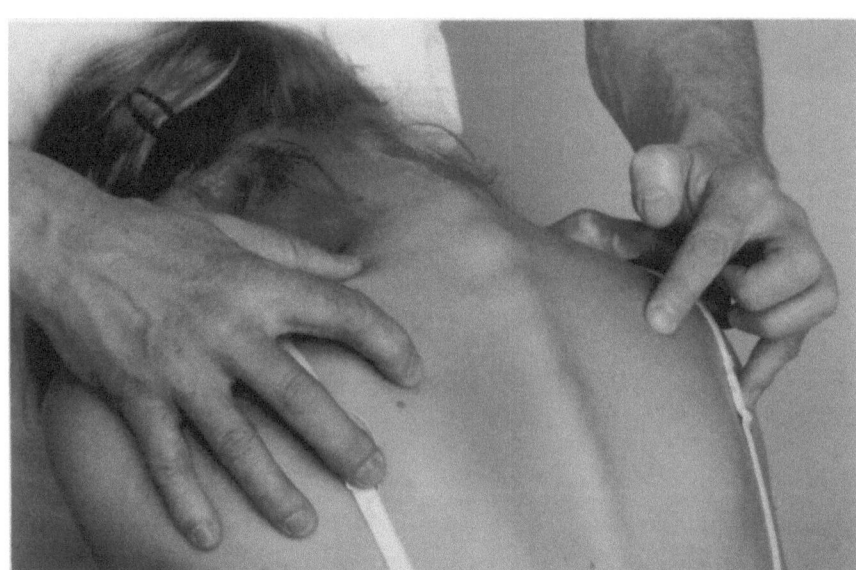

Abb. 32. Palpation der interskapulovertebralen Druckpunkte (ISVD)

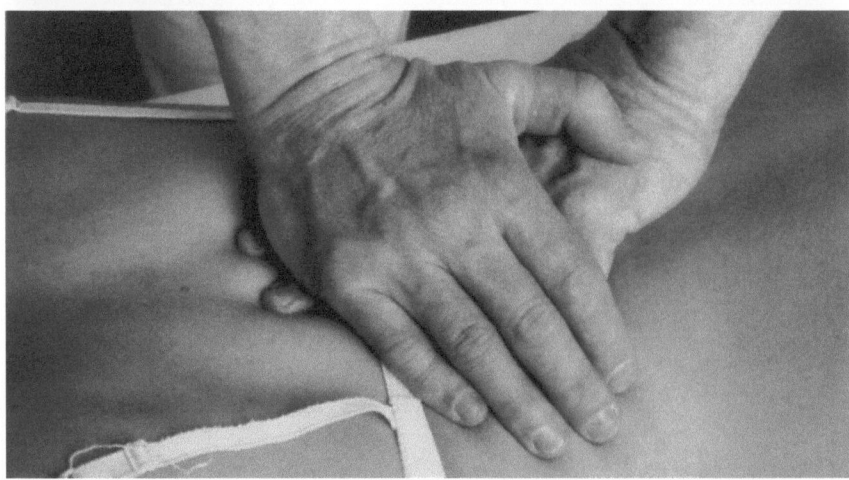

Abb. 33. „Springingtest" im mittleren BWS-Abschnitt. Das gleiche Vorgehen kann auch im LWS-Bereich erfolgen

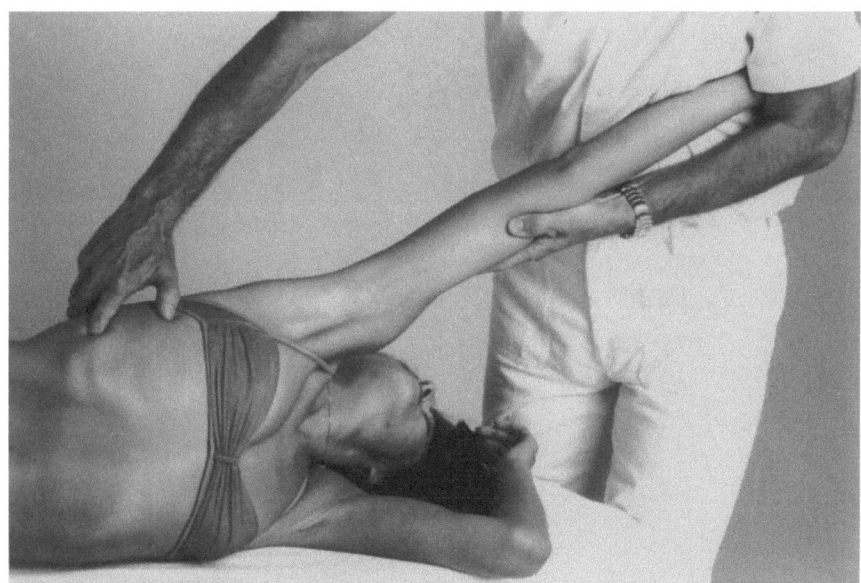

Abb. 34. Überprüfung der Rippenbeweglichkeit in Seitenlage

tion mit in den Zwischenrippenräumen liegenden Fingern beider Hände, ist das Bewegungsverhalten einzelner Rippen am besten in Seitenlage überprüfbar. Dabei wird durch leichten Zug am elevierten gestreckten Patientenarm gleichseitig unter gleichzeitiger Inspiration über den im Zwischenrippenraum palpierenden Finger die Rippenmitbewegung beurteilt (Abb. 34).

Nicht unerwähnt bleiben soll, daß bereits die Beobachtung des Verlaufes der Atemwelle im Inspirium einen Blockierungshinweis geben kann. In Höhe der Bewegungsstörung flacht die Atemwelle ab, und es kommt zur sog., diagnostisch verwertbaren, Plateaubildung. Das Phänomen ist am deutlichsten in Bauchlage erkennbar.

HWS-Region

Im Bereich der HWS bringt schon die Kenntnis der funktionellen Anatomie eine diagnostische Vorentscheidung, und zwar hauptsächlich zur Frage des Rotationsverhaltens. Zum einen ist es die fixe Koppelung von Seitneigung und Rotation, die so ausgelegt ist, daß die Rotation immer in Richtung der Konkavität der Seitneigung läuft, d. h., Rechtsrotation bei Rechtsneigung, Linksrotation bei Linksneigung, wobei die größte Bewegungskombination bei C2 liegt (Abb. 35).

Zum anderen ist es das Rotationsverhalten der HWS bei Normalhaltung. Ante- bzw. Retroflexion. Bei Normalhaltung des Kopfes sind etwa 180° möglich, mit anderen Worten, eine Kinndrehung von Schulter zu Schulter. In voller Anteflexion hingegen ist die HWS von C2 an abwärts gesperrt, und die Rotationsprüfung zeigt v. a. den Bewegungsraum von C1 zu C2 an, der zwichen 40 und 50° betragen sollte.

Bei maximaler Retroflexion werden hingegen die Kopfgelenke gesperrt, und die Rotationstestung gibt Auskunft über die Verhältnisse in den kaudaleren Halswirbelsäulensegmenten.

Abb. 35. Palpation des Axisdornes zur Rotationstestung

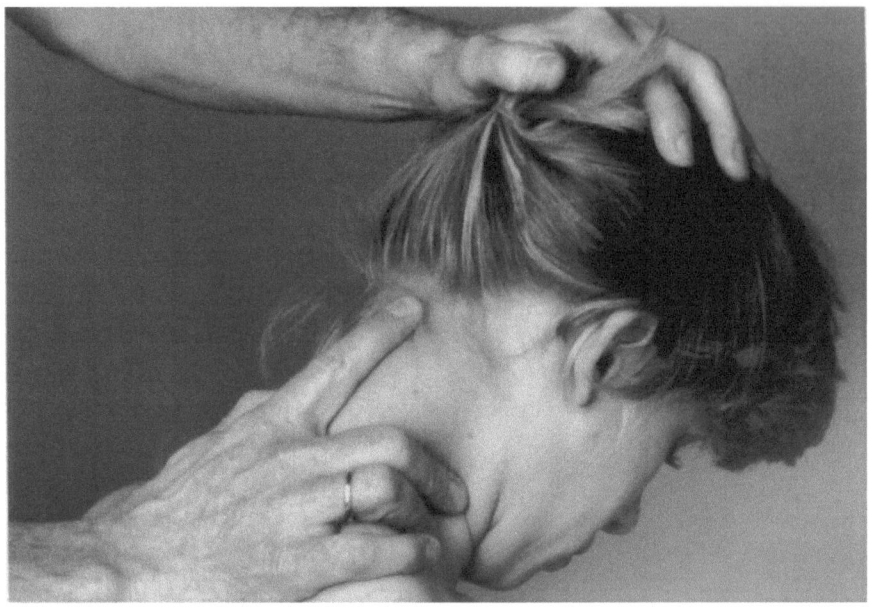

In aufrechter Kopfhaltung läßt sich darüber hinaus eine passiv zu erreichende Endrotation („joint play") in den atlantookzipitalen Gelenken nachweisen.

Der praktische Testvorgang beginnt am sitzenden Patient mit der aktiven und passiven Beweglichkeitsprüfung in allen Ebenen, wobei die Rotationsprüfung aus erwähnten Gründen in Normalhaltung, Ante- und Retroflexion erfolgen muß. Bewegt sich der Axisdorn in Anteflexionsstellung der HWS bei geringer Rotation schon mit, so kann eine Blockierung im Abschnitt C1/2 angenommen werden, überhaupt dann, wenn das Bewegungsausmaß einseitig verringert erscheint.

Abb. 36. Testung des „joint play" zwischen Okziput und Atlas

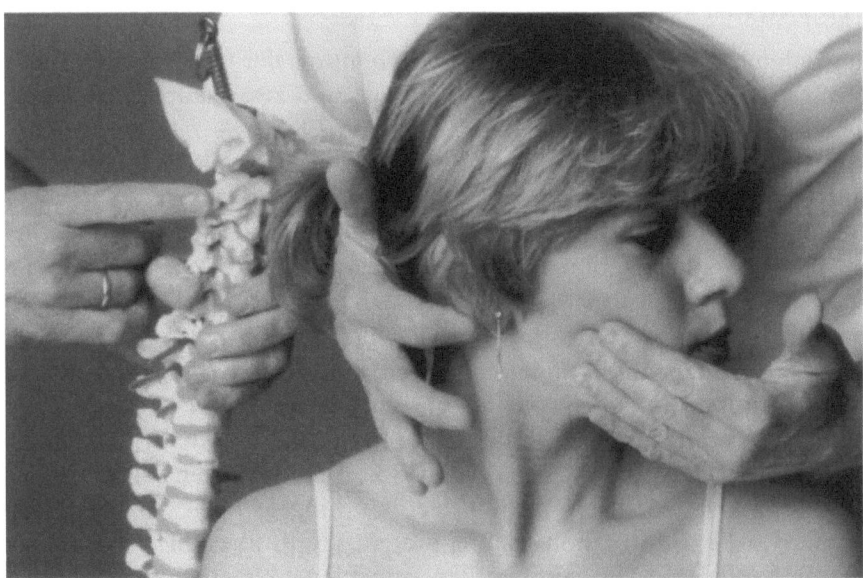

Die geringe Terminalrotation im Abschnitt Atlas-Okziput läßt sich über dem Atlasquerfortsatz in Endrotationsstellung des Kopfes ertasten. Der Palpationsfinger sucht dazu das Querfortsatzende zwischen dem Processus mastoideus und aufsteigendem Unterkieferast. Mit der anderen Hand übersteigt der Arzt die Endrotation in kurzen Impulsen (Abb. 36).

Die segmentale Rotationsprüfung kaudal der Kopfgelenkregion erfolgt durch systematisches zangenförmiges Umfassen aller Einzelsegmente. Daumen und Zeigefinger palpieren mit den Fingerspitzen auf den Wirbelbogengelenken. Die Führungshand liegt am Scheitel und steuert die Rotation (Abb. 37).

Die Lateroflexionsprüfung der kaudaleren Abschnitte erfolgt in Rückenlage, indem eine Hand den Kopf in die erforderliche Seitneigung bringt und die palpierenden Finger der anderen Hand die segmentale Seitneigungsfähigkeit tasten.

Ebenfalls in Rückenlage überprüft man dann die Ante-, Retro- und Lateroflexion in den Kopfgelenken, wobei die Palpation über die Atlasquerfortsätze erfolgt (Abb. 38, 39).

Die gesamte Funktionsdiagnostik des Achsenorganes, die in diesem Kapitel mit vielen Worten beschrieben wurde und so als zeitaufwendiges Diagnoseverfahren imponiert, läßt sich bei erworbener Routine in wenigen Minuten abwickeln, und wir möchten es keinesfalls versäu-

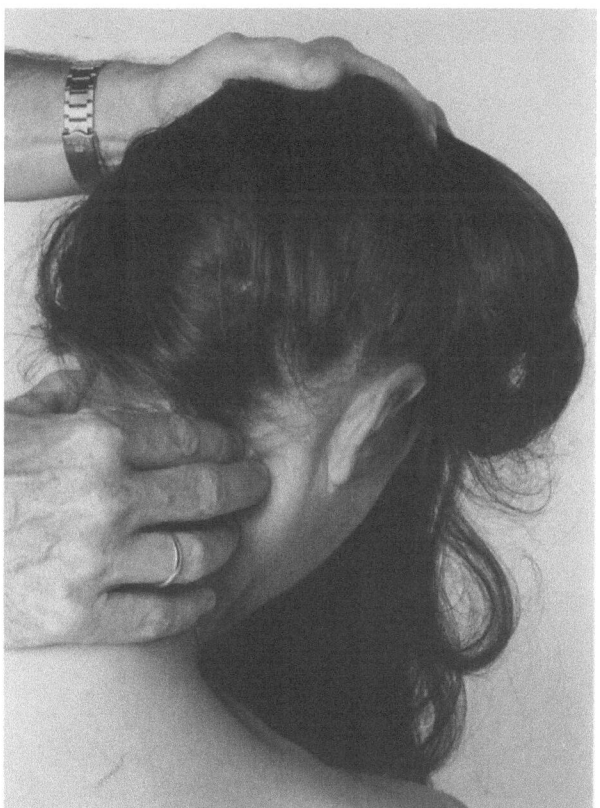

Abb. 37. Segmentale Rotationsprüfung der HWS

men, abschließend nochmals darauf hinzuweisen, daß die manualmedizinische Funktionsprüfung durch kein anderes ökonomisch vertretbares Diagnostikverfahren ersetzt werden kann.

Abb. 38. Testung der Lateroflexion im Abschnitt Okziput-Atlas

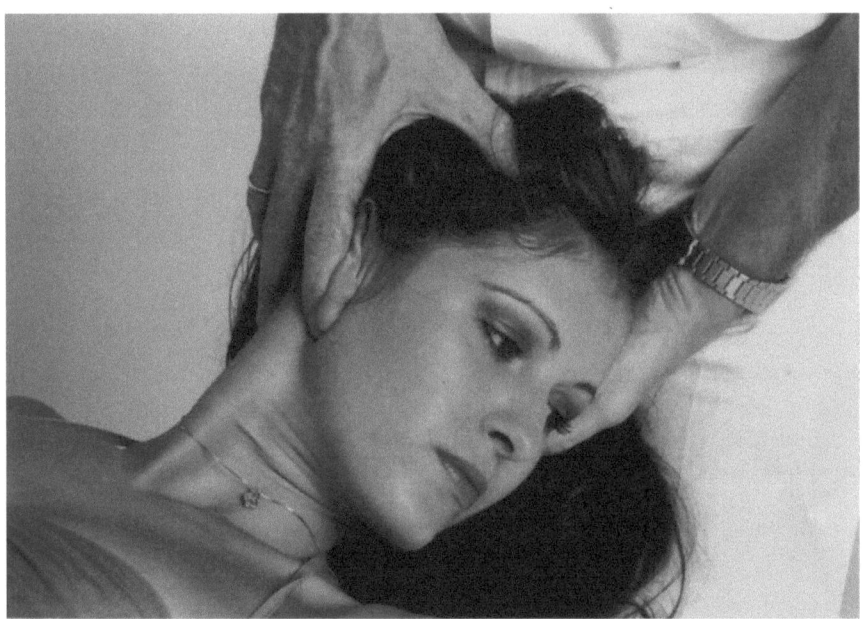

Abb. 39. Testung der Anteflexion im Abschnitt Okziput-Atlas

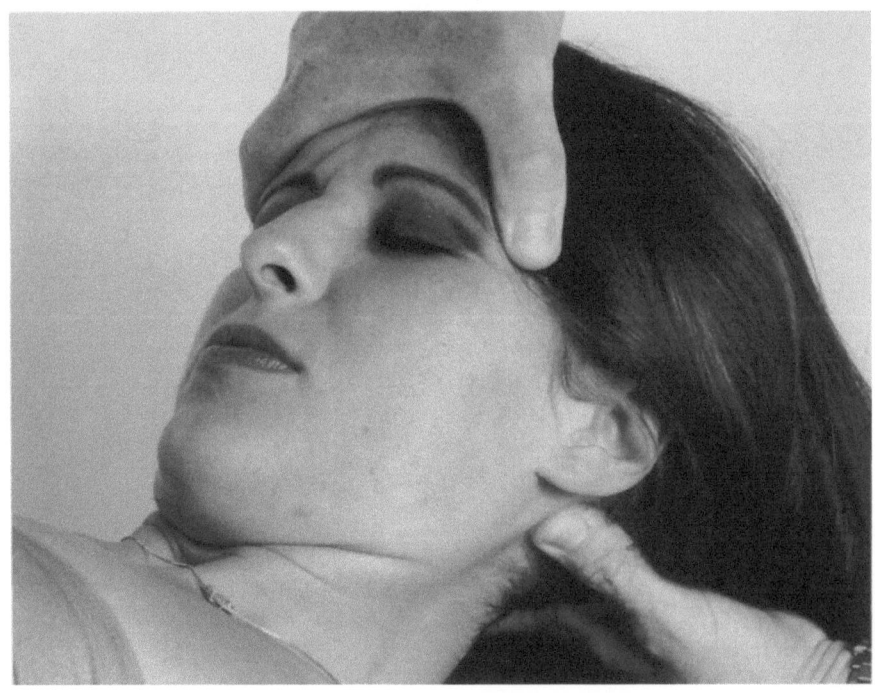

3.1.2 Therapie

Die Indikationsstellung zu einer wirkungsvollen Therapie vertebragener Erkrankungen setzt eine Summe diagnostischer Aktivitäten voraus, die einerseits Art und Ort der Störung aufdecken müssen (Strukturanalyse), andererseits die Verlaufsform im Sinn von Akuität oder Chronizität zu beurteilen haben und schließlich als Aktualitätsdiagnose die im Vordergrund stehenden Beschwerden durch Anamnese und klinische Untersuchung feststellen sollen.

- Weichteiltechniken
- Muskelenergietechniken
- Mobilisationen
- Manipulationen
- Indikationen
- Kontraindikationen

Analysiert man die bei der Behandlung von Schmerzsyndromen der WS ausgeübten therapeutischen Aktivitäten, so kann man sagen, daß letztlich die meisten dosierte Reize sind, die auf verschiedene Art und Weise auf den Körper einwirken. Thermische, mechanische, chemische, elektrische, aber auch Schmerzreize aktivieren entsprechende Rezeptoren und bestätigen die uralte Empirie, daß künstliche Reize eine Linderung von Beschwerden erbringen können. Dies gilt vollinhaltlich auch für die einzelnen Methoden der manuellen Medizin.

Das älteste Agens zur Beeinflussung von Krankheit und Schmerz ist zweifellos die Hand, die heute noch durch das Wort „Behandlung" ihre Bedeutung zumindest in Erinnerung bringt.

Bei wirbelsäulenbedingten Beschwerden ist die untersuchende Hand eine unverzichtbare Vorbedingung zur Diagnosestellung. Das wurde bereits erwähnt. Es zeigt sich aber auch, daß die geschulte Hand des Arztes eine ökonomische Form der Behandlung sein kann, die darüber hinaus dem Patienten in willkommener Weise wieder persönlichen und heilenden Kontakt vermittelt, im Gegensatz zum heutigen Trend der Medizin, der den Arzt vom Patienten weg zu technischen Behelfen drängt.

Aber nicht nur humanitäre, sondern auch Aspekte der medizinischen Kostenexplosion machen diese medizinische Sparte aktueller als es von prüfungsunwilligen und allzuschnellen Ver- und Vorurteilern gesehen werden will.

Die ärztliche Hand ist in der Lage, differente Reize auszuüben, die über die Rezeptoren von

- Haut und Subkutis,
- Muskulatur,
- Gelenken wirken.

Chirotherapie = Reflextherapie.

Die zur Anwendung kommenden therapeutischen Techniken gehen teilweise auf uralte Methoden ärztlicher, aber oft auch nichtärztlicher Heilungsversuche („bonesetter", Chiropraxis) zurück. Erst im 20. Jahrhundert wurden sie von aufgeschlossenen Ärzten wissenschaftlich untersucht, also einer kritischen Prüfung unterzogen, teilweise eliminiert, teilweise modifiziert und unter dem Namen Manualmedizin, manuelle Medizin, Chirotherapie der Schulmedizin angeboten. Die Zahl der manuelle Medizin betreibenden Ärzte steigt von Jahr zu Jahr, eine Entwicklung, die zwar keine Abkehr vom Medikament bedeutet, wohl aber eine flexiblere und effizientere, vom individuellen Fall abhängige Therapieauswahl erwarten läßt.

Ansatzpunkte der manuellen Therapie sind, wie bereits vorweggenommen wurde, verschiedene Strukturen. Auf bzw. über Haut und Subkutis wirkende Verfahren werden im Kapitel „Therapiemaßnahmen über die Hautrezeptoren" gesondert vorgestellt. Die Beschreibung manualmedizinischer Techniken beschränkt sich im folgenden auf sog. Weichteiltechniken, Mobilisationen und Manipulationen (Tabelle 14).

Weichteiltechniken

Ein wichtiger Schmerzdonator des Bewegungsapparates ist die verspannte Muskulatur. Aufbau und Wege der Schmerzsymptomatik wurden in entsprechenden Kapiteln bereits vorgestellt. Hier sollte nur nochmals daran erinnert werden, daß der Hartspann vielfach durch unökonomische Bewegungen oder Fehlstereotypien aufgebaut, über weitreichende muskuläre Dysbalancen eine verwirrende Symptomatik nachziehen kann.

Logische therapeutische Konsequenzen eines in diesem Fall gerechtfertigten mechanistischen Denkens sind Massageformen, die das Dehnen verspannter Muskeln bewirken. Solche Behandlungen werden auch von der manuellen Medizin bei der Therapie von Rückenschmerzen eingesetzt.

Quermassage

Voraussetzung für eine gezielte Behandlung ist die Diagnose der Muskelverspannung und die Kenntnis ihrer Topographie. Die Dehnung selbst erfolgt quer zur Faserrichtung des Muskels, durch rechtwinkeliges Ziehen oder Drücken am Muskelbauch. Als Beispiel sei die Querdehnung des M. erector spinae vorgestellt. Dazu steht der Behandler vor dem ihm zugekehrt auf der Seite liegenden Patienten, lehnt sich mit den Ellbogen auf Schultern und Becken abstützend über diesen und dehnt mit den Fingern beider Hände den Rückenstrecker von paraspinös medial nach lateral (Abb. 40). Mit dieser Technik können vorwiegend die oberflächlicheren Muskelpartien behandelt werden. Tieflie-

Tabelle 14. Wirkungsgefüge und Intensitätsverteilung manueller Techniken

	Reflektorische Wirkung	Muskeldehnung	Wirkung im willkürlichen Bewegungsraum	Wirkung im unwillkürlichen Bewegungsraum	Wirkung im paraphysiologischen Bewegungsraum
Weichteiltechniken	+	+ +	+	–	–
Mobilisationen	+	+	+	+ +	–
„Isometrics"	+ +	+ +	+ +	–	–
Manipulationen	+ + +	–	–	+	+ +

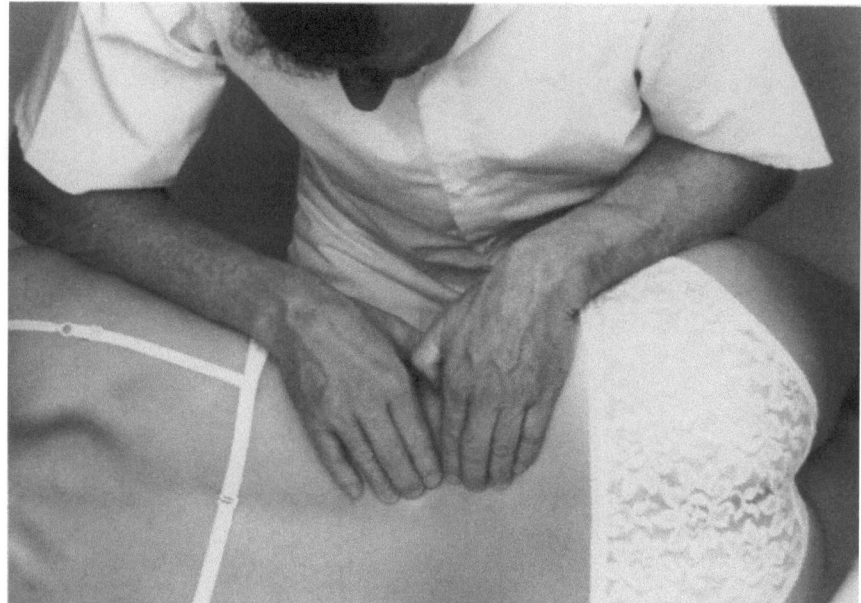

Abb. 40. Querdehnung des M. erector spinae

gende Myogelosen im Erektor und den autochthonen Muskeln (Mm. rotatores breves) behandelt man besser durch tiefes kaudokraniales Reiben mit Fingerspitzen oder Pisiformekontakt.

Längsdehnung der Muskulatur

Durch eine Vergrößerung der Distanz zwischen Ursprung und Ansatz eines Muskels kommt es zu dessen Längsdehnung. Eine einfache Form dieser Technik kommt für die Nackenmuskulatur zur Anwendung. Dabei erfolgt die Dehnung über eine Traktion am anteflektierten Kopf des in Rückenlage gebrachten Patienten. Eine gleichzeitige lockernde Wirkung auf die Bewegungssegmente kann im Fall von Hypomobilitäten günstig, bei Instabilitäten hingegen schädlich sein (Abb. 41).

Des weiteren ist es möglich, ähnliche Effekte im Bereich der Lendenwirbelsäule durch apparative Traktionen zu erreichen, wobei der lumbale M. erector trunci v. a. dann gedehnt wird, wenn durch die entsprechende Lagerung eine leichte Kyphosierung bessere Voraussetzungen schafft.

Diese vom Patienten gern angenommenen und meist als angenehm empfundenen Dehnungstechniken stehen allerdings in ihrer Effizienz weit hinter den im Anschluß vorgestellten „Muskelenergietechniken".

Postisometrische Relaxation („Isometrics", Muskelenergietechniken)

Im Gegensatz zu den Methoden von Kabath et al., bei welchen nach kurzer isometrischer Maximalaktivierung des Muskels, mit wahrscheinlicher Nutzung des Reflexes nach Sherrington I (1906), eine Dehnung vorgenommen wird, verlangt die postisometrische Relaxationstechnik eine etwa 10 s anhaltende geringfügige Muskelaktivierung gegen mäßi-

Abb. 41. Manuelle Traktionsbehandlung der HWS

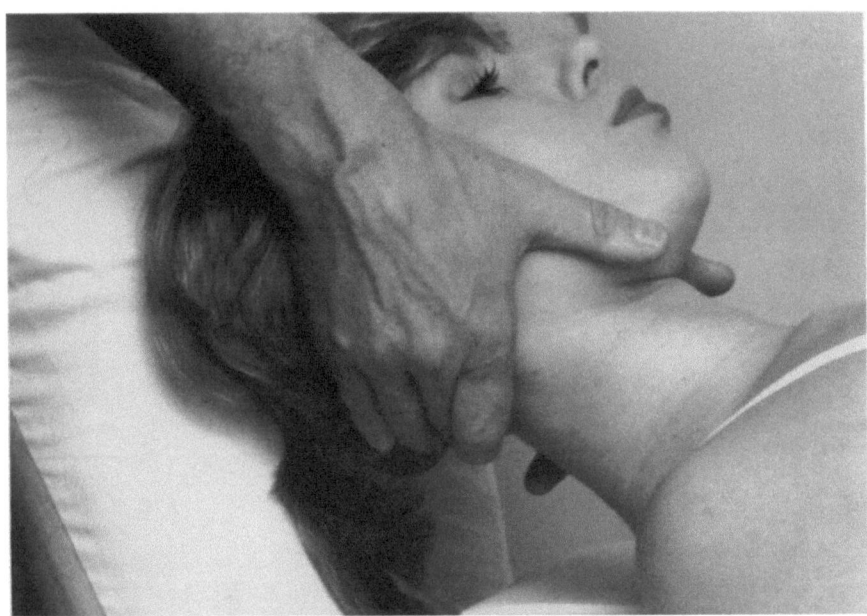

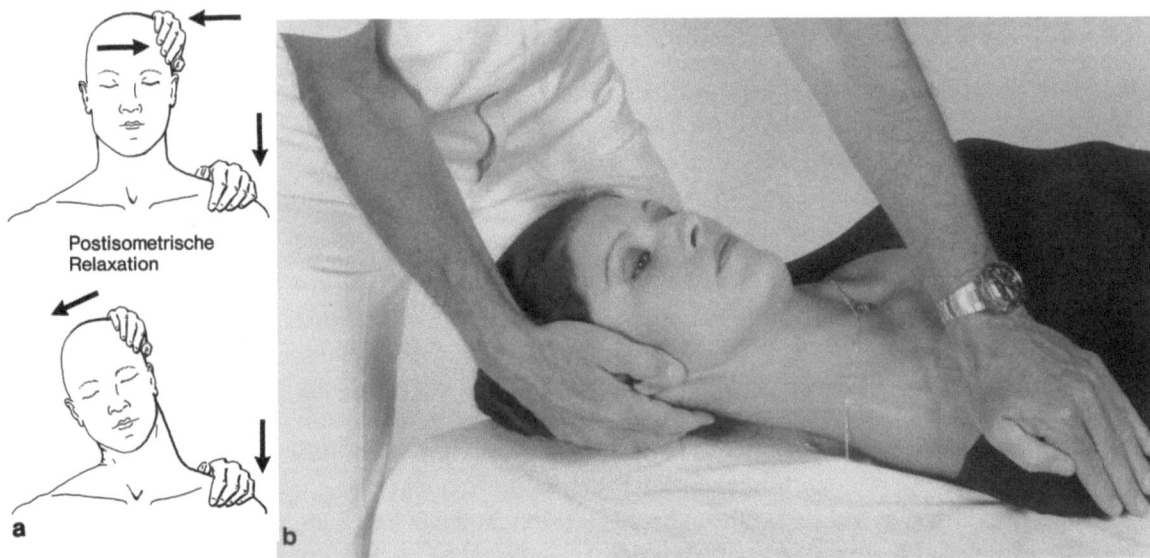

Abb. 42. a Prinzip der postisometrischen Relaxation (PIR): *oben:* isometrische Aktivierung gegen Widerstand; *unten:* Dehnungsphase. **b** Muskelenergietechnik am verspannten oberen Trapeziusanteil

gen Widerstand, wobei diese Anspannung sowohl durch die Atmung als auch durch Blickwendungen fazilitierbar ist. In der anschließenden Relaxations- bzw. Entspannungsphase erfolgt die langsame und behutsame Dehnung des Muskels bis zu einem Punkt, an dem neuerlicher Widerstand und/oder Schmerz auftritt. Von dieser Position aus wird die Behandlung wiederholt, bis die durch Muskelverspannungen bedingte Bewegungseinschränkung des Gelenkes behoben oder der Hartspann selbst nicht mehr nachweisbar ist. Auch die Relaxationsphase spricht auf die erwähnten Fazilitierungen an, wobei generell Inspiration und Atemanhalten sowie eine Blickwendung in Widerstandsrichtung die Spannung verstärken, Exspiration und Blick zur Mobilisationsrichtung die Entspannung fördern (Abb. 42 a, b).

> Postisometrische Relaxationsbehandlungen verlangen von Arzt und Patient nur eine ganz geringe Kraftentfaltung.

Über den unmittelbaren Effekt hinaus scheint mit der beschriebenen Technik auch eine echte Rehabilitationsmaßnahme zur Behandlung von Fehlstereotypien zur Verfügung zu stehen. Im Zusammenhang ist es wesentlich, herauszustreichen, daß „Isometrics" als Selbstbehandlungstechniken in vielen Variationen angeboten werden können.

Mobilisationen

> Unter Mobilisationen versteht man das passive Bewegen hypomobiler Gelenke in die eingeschränkte Bewegungsrichtung.

Sie werden im Bereich des willkürlichen und unwillkürlichen Bewegungsraumes mit dem Ziel der Wiederherstellung einer normalen Gelenkbeweglichkeit ausgeführt. Die Indikation zur Durchführung von Mobilisationen wird demzufolge durch eine funktionelle reversible Bewegungseinschränkung eines Gelenkes oder Bewegungssegmentes gegeben. Am schonendsten ist ein Behandlungsbeginn im Bereich des unwillkürlichen Bewegungsraumes des „joint play" nach Mennell (1964). In der HWS-Region ist es möglich, durch eine reine segmentale Mobilisation in Traktion dieser Forderung nachzukommen, die so zur Ausführung gelangt, daß durch Umfassen und Fixieren des unteren Wirbels und Zug am oberen der gewünschte Effekt resultiert (Abb. 43).

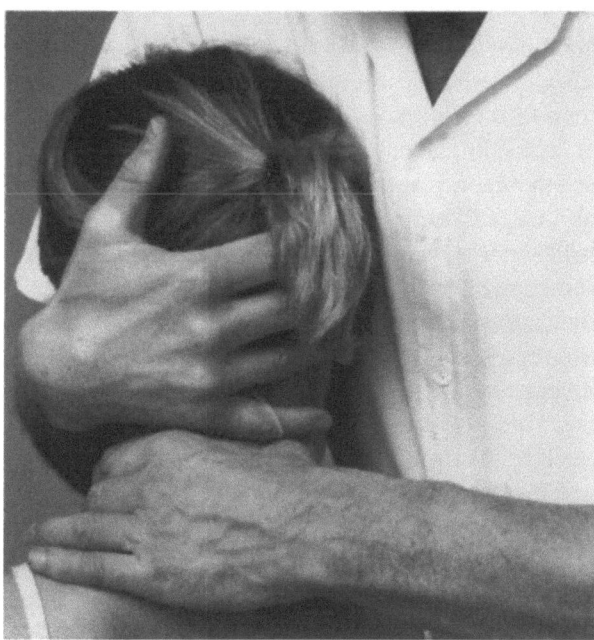

Abb. 43. Griffansatz zur segmentalen Mobilisationsbehandlung der HWS (gleicher Griffansatz für Traktionsmobilisationen und translatorisches Gleiten)

Aus anatomischen Gründen ist eine entsprechende Technik in der LWS-Region schon komplizierter und im thorakalen Abschnitt nicht mehr anwendbar. Als Ersatz dafür stehen abschnittsweise wirkende Traktionsmobilisationen zur Verfügung.

Etwas schwieriger ausführbar als die reinen Traktionsmobilisationen sind jene Techniken, die den Bereich des translatorischen Gleitens für die Mobilisation heranziehen, womit man jenen unwillkürlichen Bewegungsraum des Gelenkes ausnützt, der sich durch das passive Parallelverschieben der Gelenkflächen ergibt. Auch hier bietet nur die HWS die erforderlichen anatomischen Vorbedingungen. Der Griffansatz entspricht dem bei der Traktionsmobilisation vorgestellten, die Mobilisierung selbst erfolgt durch paralleles Hin- und Herschieben des oberen Wirbels gegen den fixierten darunterliegenden.

In allen Regionen des Achsenorganes kann jedoch der willkürliche Bewegungsraum, also jener, der den normalen regionalen und segmentalen Gelenkmechanismen direkt entspricht, zur Mobilisation ausgenützt werden. Je nach vorliegender Bewegungseinschränkung kommen Ante- und Retroflexions- bzw. Rotations- und Seitneigungsmobilisationen zur Anwendung. Das Prinzipielle aller Mobilisationsbehandlungen hat auch dabei Gültigkeit. Unter Fixierung eines Wirbels wird sein Gelenkpartner in die diagnostizierte Bewegungseinschränkung hin passiv bewegt.

Wesentlich ist dabei, den mobilisierenden Bewegungsablauf nicht zu früh abzubrechen und dehnend den vorhandenen Bewegungsspielraum voll auszunützen. Durch rhythmisches Wiederholen des Behandlungsvorganges erweitert man dann das Bewegungsausmaß bis zur Wiederherstellung des physiologischen willkürlichen Bewegungsraumes des Gelenkes.

Manipulationen

Das passive Bewegen eines Gelenkes über seinen physiologischen Bewegungsraum hinaus erschließt vor dem Erreichen der traumatischen Grenze einen schmalen therapeutisch nutzbaren Bereich, der als paraphysiologischer Bewegungsraum bezeichnet wird. Und genau in diesem engen Raum bewegt sich die chirotherapeutische Manipulation, die ihre Effizienz durch das bekannte Knacksgeräusch signalisiert. Nach einer vorrangig als zutreffend angesehenen Hypothese setzt das Eindringen des Manipulationsimpulses in den paraphysiologischen Bewegungsraum über die Gelenksrezeptoren ein Afferenzmuster frei, welches im Endeffekt den regionär zugehörigen Hartspann löst, die Beweglichkeit des behandelten Gelenkes normalisiert und die Nozizeption zum Erlöschen bringt. Voraussetzung für die anzustrebende gezielte Manipulation ist die tatsächlich auf das funktionsgestörte Bewegungssegment ausgerichtete Behandlung. Um die Nachbarsegmente vor einer Begleitmanipulation zu bewahren, müssen diese durch entsprechende Verriegelungstechniken oder manuelle Fixierung abgesichert werden. Die Reizintensität von Manipulationen ist wesentlich stärker als von Mobilisationen. Eine Dosierung erscheint dessenungeachtet möglich, wenn man berücksichtigt, daß auch hier in reiner Traktion ausgeführte Techniken weniger reizstark wirken als Mischtechniken oder solche in reiner Rotation und Seitneigung. Nach unseren Erfahrungen sind Manipulationstechniken an der besonders vulnerablen HWS in vielen Fällen durch die in der letzten Zeit stark in den Vordergrund getretenen Muskelenergietechniken ersetzbar. Im Bereich der LWS der Iliosakralgelenke und der BWS bleiben hingegen Manipulationen beim Vorliegen von Blockierungen am wirkungsvollsten.

> Manipulationen vermitteln die stärkste reflextherapeutische Intensität.

Die nachfolgend vorgestellten wenigen Einzeltechniken stehen stellvertretend für eine Unzahl möglicher Variationen. Nur dem erfahrenen Manualtherapeuten ist es möglich, aus dem verfügbaren Gesamtprogramm die für den vorliegenden Fall erforderliche Auswahl zu treffen, wobei der Bogen der Überlegungen von konstitutionellen Merkmalen und der individualtypischen Wirbelsäulenform über das allgemeine Motilitätsverhalten bis zur Aktualitätsdiagnose reicht.

Aus den anschließenden Beispielen ist jedoch das Prinzipielle der Manipulationstechniken zu entnehmen. Ergänzend zu erwähnen wäre, daß ein Eigenstudium anhand von Beschreibungen und Bildbeispielen allein, nach unseren Erfahrungen im diesbezüglichen Ausbildungswesen, als aussichtslos angesehen werden kann. Die Materie der manuellen Medizin läßt sich ebensowenig vollständig in Worten und Bildern ausdrücken wie andere medizinische oder nichtmedizinische Techniken, die neben dem fachbezogenen Wissen eine nur durch Training erwerbbare Geschicklichkeit voraussetzen. Am praktischen Erlernen interessierte Leser seien auf die wiederholten nationalen und internationalen Ausbildungslehrgänge verwiesen.

Die zunehmende Zahl von Berichten über Zwischenfälle nach Manipulationen der HWS lassen es gerechtfertigt erscheinen, im Zusammenhang mit der Vorstellung von Manipulationstechniken an ein Memorandum zu erinnern, das von der DGMM anläßlich des 6. Internationalen Kongresses für Manuelle Medizin in Baden-Baden 1979 herausgegeben wurde. Eindringlich wird in diesen Ausführungen darauf hingewiesen, daß Irritationserscheinungen im Vertebralis-Basilaris-Strombereich Manipulationen an der HWS ausschließen. Das klinische Bild solcher Irritationen ähnelt zwar der Symptomatik von Kopfgelenkblockierungen, weist aber unterscheidbare Charakteristika auf.

Vertebralisläsionen gehen mit Vertigo und echten „drop attacks", also richtiger kurzzeitiger Bewußtlosigkeit einher. Blockierungen bewirken zwar ebenfalls Schwindelgefühl, aber niemals Bewußtseinsverlust. Eine weitere Klärung bringt die manualmedizinische Untersuchung, die bei einer mit Vertebralisirritation verbundenen zervikozephalen Symptomatik das gewohnte Bild der Blockierung vermissen läßt. Um sicher zu gehen, sollten in allen suspekten Fällen zusätzliche einfache Teste die Situation des Vertebralis-Basilaris-Strombereiches abklären. Dazu werden empfohlen:

Hautand-Probe. Der Patient sitzt und hält beide Arme gestreckt vor sich, die Handflächen nach oben gedreht. Bei geschlossenen Augen wird der Kopf retroflektiert zur Seite geneigt und rotiert. Kommt es dabei oder im Anschluß zum Absinken eines Armes mit Pronation der Hand, ist eine Durchblutungsstörung anzunehmen.

Hängeprobe nach de Kleijn. Dabei liegt der Patient auf dem Rücken, der Kopf ragt über das Tischende frei hinaus, um retroflektiert werden zu können. Der Behandler führt den Kopf wiederum in Retroflexion, Rotation und Seitneigung und achtet auf Angaben des Patienten, die auf eine Durchblutungsstörung hinweisen (Abb. 44).

Kommt es zu Symptomen, so ist jene A. vertebralis irritiert, zu der hin die Testbewegung erfolgte. Die Beachtung dieser Kautelen und eine gekonnte, dosierte Technik unter Berücksichtigung aller Manipulationskriterien sichert gegen gefährliche Zwischenfälle ab.

Folgende Kriterien haben natürlich nicht nur für die HWS Gültigkeit, sondern beziehen sich auf alle Wirbelsäulenregionen und alle Technikvariationen.

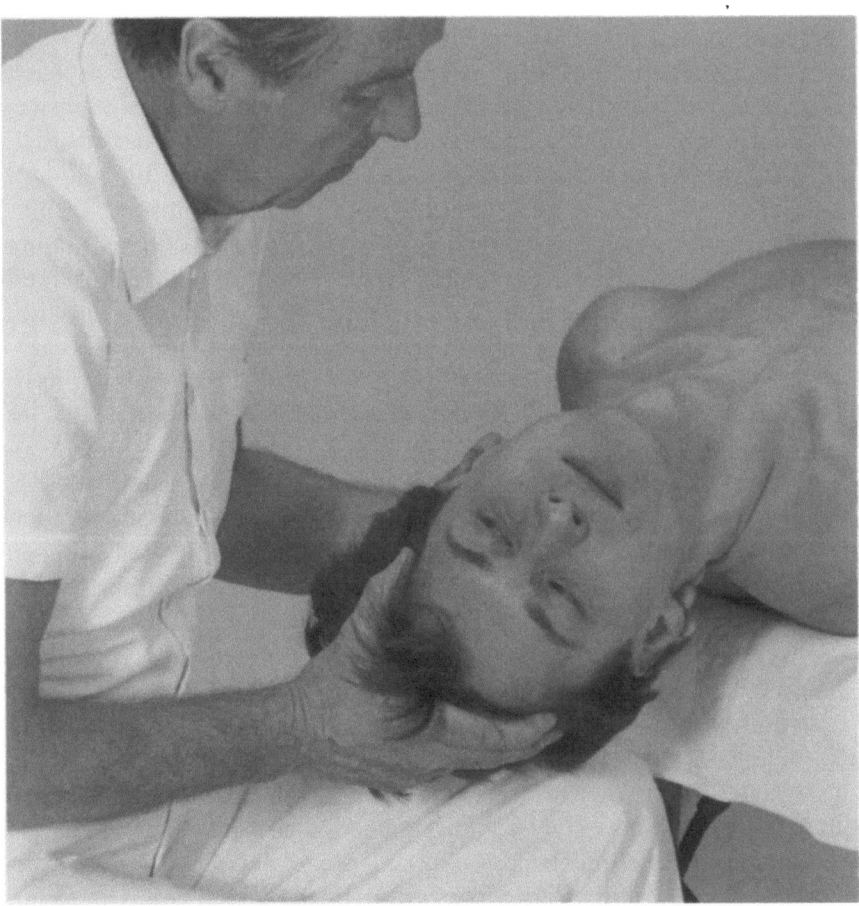

Abb. 44. Hängeprobe nach de Kleijn

Zu beachten ist deshalb stets:
- Der Patient muß ganz entspannt sein; dies kann durch die Atmung fazilitiert werden.
- Der Manipulationsansatz erfolgt über die Einstellung des gestörten Bewegungssegmentes in optimaler Vorspannung, am Ende des physiologischen Bewegungsraumes.
- Die Manipulationsrichtung muß der schmerzfreien Richtung entsprechen.
- Die Manipulation selbst darf nicht schmerzen.
- Eine mißlungene Manipulation soll nicht unmittelbar mit gleicher Technik wiederholt werden.

Im folgenden wird stellvertretend für das Gesamtpaket der Manipulationstechniken für jede Region ein typischer Manipulationsablauf vorgestellt.

Iliosakralgelenk. Der Patient befindet sich in Bauchlage, der Behandler steht seitlich von ihm in Höhe des Beckens. Mit dem Handballen einer Hand erfolgt Kontaktnahme am Ilium, die andere Hand liegt über den unteren Kreuzbeinpartien. Die eigentliche Manipulation wird durch einen kurzen stoßartigen Impuls auf das Ilium in Richtung ventral-lateral ausgeführt. Genauso gelingt es, durch Fixieren des Iliums und Stoß auf die Kreuzbeinspitze, einen Manipulationseffekt zu erzielen (Abb. 45).

LWS. Der Patient liegt auf der Seite, dem Behandler zugewendet, die untere Schulter vorgezogen, das untere Bein leicht angewinkelt. Das obere Bein wird gebeugt, je nach Manipulationsetage auf den Unterschenkel oder das Knie des unteren Beines aufgelegt. Zur Erzielung der

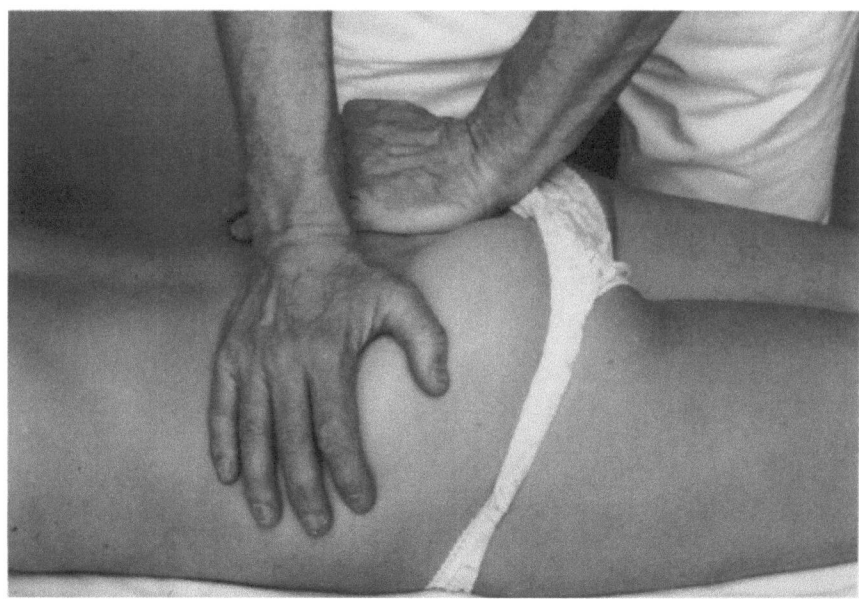

Abb. 45. Manipulationsansatz bei Iliosakralgelenkblockierungen

Vorspannung drücken die Unterarme des Behandlers über oben liegende Schulter- und Beckenhälfte die WS in eine Rotationseinstellung, die noch dadurch verstärkt wird, daß der Behandler mit seinem Bein über das oben liegende angewinkelte Patientenbein die Vorspannung erhöht. Die Finger der am Becken liegenden Hand haken am Dornfortsatz des kaudalen Gelenkpartners ein und ziehen nach oben. Der Daumen der anderen Hand drückt von oben seitlich auf den Processus spinosus des kranialen Gelenkpartners. Manipulationsimpulse für die unteren LWS-Abschnitte werden über das Becken, solche für die oberen durch Druck auf die Schulter ausgeübt (Abb. 46).

BWS. Nach Lokalisierung der Blockierung legt sich der Patient mit im Nacken verschränkten Händen auf die Seite. Der Behandler nimmt seitlich vom Patienten stehend mit der kaudal orientierten Hand Kontakt auf den Querfortsätzen des kaudalen Wirbels, und zwar so, daß der gebeugte 3. Finger der Kontakthand den einen und der Daumenballen den kontralateralen Querfortsatz fixieren.

Dann rollt der Behandler mit der oben liegenden Führungshand, die Ellbogen umfassend, den Patienten in Rückenlage auf die Kontakthand. Der Manipulationsimpuls erfolgt nach Vorspannung durch leichtkranial gerichteten Druck der Führungshand auf die Patientenellbogen, wobei der Behandler den Manipulationsimpuls mit seinem aufgelehnten Oberkörper unterstützt (Abb. 47 a, b).

HWS. Traktionsmanipulation im Bereich der Kopfgelenke: Der Patient liegt auf dem Rücken, der Behandler umfaßt mit einer Hand das Kinn des Patienten von rückwärts so, daß der Hinterkopf auf seinem Unterarm ruht. Die Impulshand nimmt mit dem Zeigefingergrundgelenk

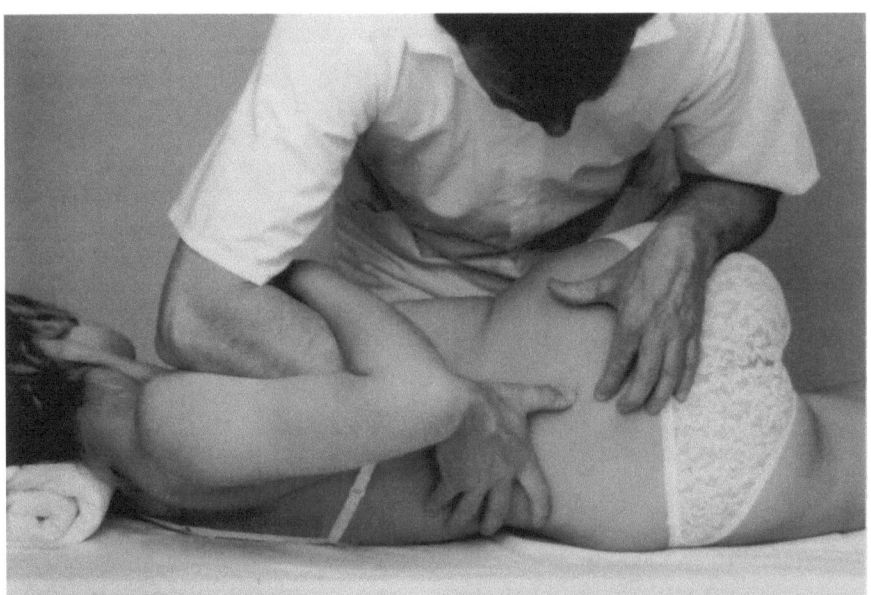

Abb. 46. Segmental gezielte Manipulation in der LWS

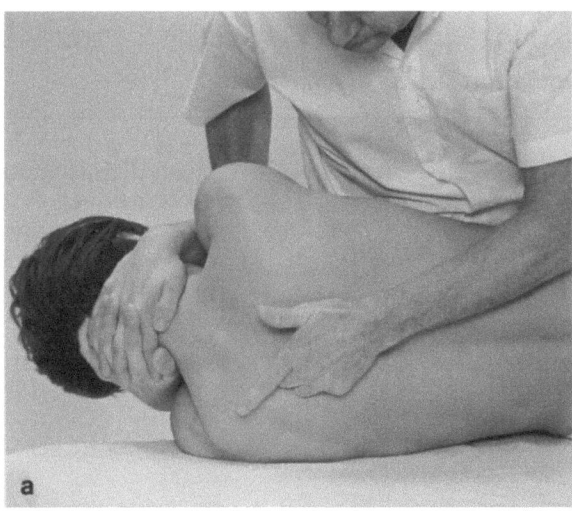 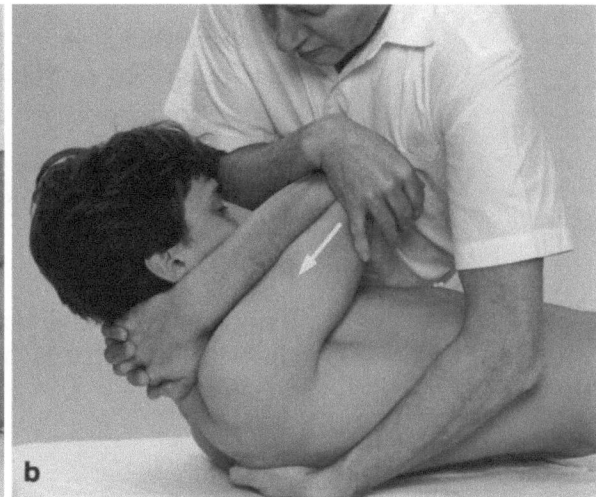

mastoidnahen Kontakt am Okziput. Nach Traktionsvorspannung, eine geringgradige Seitneigung und Rotation zur Gegenseite sind statthaft, wird der Manipulationsstoß in kaudo-kranialer Richtung ausgeführt (Abb. 48).

Indikationen

Wie sich fast zwangsläufig aus den Ausführungen dieses Kapitels ergibt, liegen die Indikationen für die Weichteiltechnik bei muskulären Spannungszuständen und die für Mobilisationen und Manipulationen bei pathogenen segmentalen Hypomobilitäten. Die alleinige lokale Spontan- oder Druckschmerzhaftigkeit des Bewegungssegmentes ist keine Indikation, da die Ursachen dafür meist bei anderen Erkrankungen wie Entzündungen, pathomorphologischen Veränderungen oder Hypermobilitäten zu suchen sein werden.

Abb. 47. **a** Manipulation im Thorakalbereich (Phase 1): Seitenlage des Patienten – Kontaktnahme auf den Querfortsätzen des kaudalen Wirbels im gestörten Bewegungssegment; **b** (Phase 2): Zurückdrehen in Rückenlage auf die Kontakthand – Manipulationsimpuls durch Druck über Ellbogen und Thorax

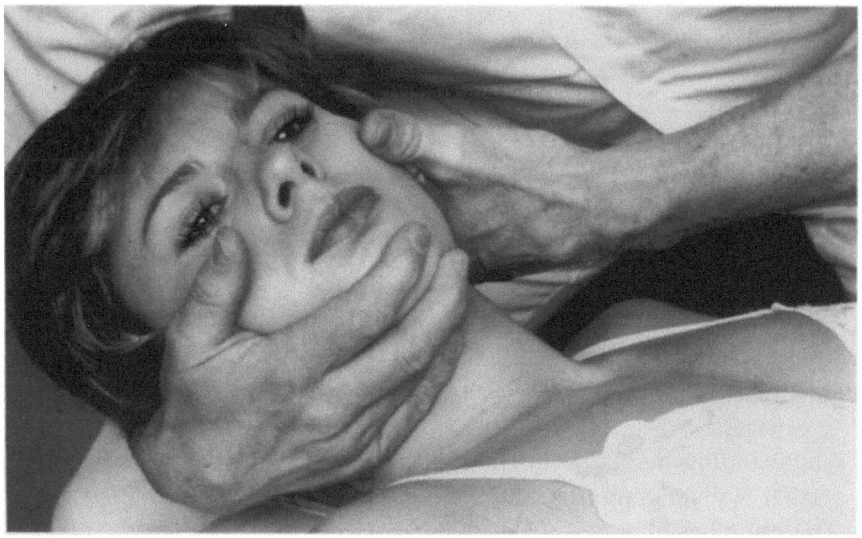

Abb. 48. Traktionsmanipulation im Kopfgelenkbereich

> Grundsätzlich:
> Die Indikation zu Manipulation ist die Blockierung.

Transponiert man diese Grundsatzüberlegungen in den medizinischen Alltag, so ergibt sich folgende Indikationsliste klinischer Syndrome:

LBH-Region

Blockierungskreuzschmerz in Form akuter bis chronischer Lumbalgien einschließlich verursachender oder resultierender pseudoradikulärer Syndrome.

BWS-Region

- thorakale Wirbelgelenk- und Rippenwirbelgelenkblockierungen,
- vertebroviszerale Syndrome.

HWS-Region

- akutes Blockierungssyndrom,
- blockierungsbedingte Zervikobrachialgien,
- vertebragene Zephalgien,
- vertebragener Vertigo,
- Restbeschwerden nach Schleudertrauma und Commotio (nach Abklingen der traumatischen Phase, frühestens 6 Wochen nach dem Trauma).

Eine Skoliosentherapie mittels der manuellen Medizin erscheint aussichtslos. Die Behandlung von Säuglingskoliosen mittels Handgriffen wird zwar in der Literatur beschrieben, da eigene Erfahrungen dazu aber fehlen, dürfte die einstweilige prinzipiell ablehnende Einstellung dazu verständlich sein.

Kontraindikationen

> Grundsätzlich:
> Keine Indikation zur Manipulation ist stets das Fehlen von Blockierungen.

Kontraindikationen sind dann gegeben, wenn:
- gravierende pathomorphologische Veränderungen (entzündlicher, neoplastischer, osteoporotischer Art) gemeinsam mit Blockierungen vorliegen;
- blockierungsbedingte hochakute Schmerzsyndrome mit reflektorischer Vollverspannung und Fehlen einer schmerzfreien Bewegungsrichtung bestehen;

- Wurzelkompressionssyndrome mit diesen Symptomen verlaufen;
- „feuchte Blockierungen" (Synovitis) im Zuge entzündlicher, rheumatischer oder fieberhafter Erkrankungen auftreten.

Eine relative Kontraindikation ist auch gegeben, wenn Hypermobilitäten bzw. Instabilitäten mit begleitenden Blockierungen kombiniert sind (z. B. ligamentäre Insuffizienz, Anteflexionskopfschmerz, Zustand nach Schleudertrauma).

Die Kontraindikationsliste gilt vollinhaltlich für die härteren Techniken, v. a. für Manipulationen. Für Mobilisationen und erst recht für „isometrics" ist der anzulegende Maßstab nicht ganz so streng. Beispiel:

Während Manipulationen beim Morbus Bechterew streng kontraindiziert sind, dürfen in nichtfloriden Stadien weiche mobilisierende Behandlungen und Muskelenergietechniken ausgeführt werden. Ähnliche Überlegungen haben sinngemäße Gültigkeit für schwere degenerative Veränderungen oder für Osteoporosesyndrome.

3.2 Therapeutische Lokalanästhesie (TLA)

Manuelle Medizin und TLA sind zweifelsohne die tragenden Säulen des gesamten Rehabilitationskomplexes bei Wirbelsäulenstörungen. Diese vorweggenommene Klassifizierung begründet eine ausführliche Beschreibung, die vom Prinzipiellen bis zu Technikdetails reicht.

Der für die TLA auch verwendete Ausdruck Neuraltherapie ist nicht sehr glücklich gewählt, verbinden sich doch mit dem Begriff des Neuralen unterbewußt alle therapeutischen Methoden, die in irgendeiner Form auch als Reflextherapien angesprochen werden können. Allerdings bringen die gebräuchlichen Begriffe wie therapeutische Lokalanästhesie oder Procaintherapie u. a. auch keine Standortbestimmung, da sie den lokalanästhetischen Effekt in den Vordergrund stellen, und gerade dieser hat mit dem therapeutischen Wirkungsmodus wenig zu tun, denn, therapeutisch wirkungsvoll sind bereits Lösungskonzentrationen, die im subanästhetischen Bereich liegen.

Ansätze dieser Therapieform reichen bis ins vorige Jahrhundert zurück (Schleich). Der Durchbruch begann sich allerdings erst nach der gelungenen Entwicklung des Novocains bzw. Procains (Einhorn 1905) abzuzeichnen. Leriche (1936) Wischnewsky, Huneke (1961) u. a. setzten weitere Meilensteine am Entwicklungsweg, der sich bis in die Gegenwart fortsetzte und mit der Verifizierung des Sekundenphänomens sicherlich einen Höhepunkt erreichte. Wie schon aus dem Namen zu entnehmen, bedient sich die TLA lokalanästhetisch wirksamer Substanzen, wobei hauptsächlich 2 im chemischen Aufbau differierende Präparategruppen zum Einsatz kommen. Zum einen sind dies Abkömmlinge der Paraaminobenzoesäure und zum anderen solche mit amidstrukturiertem Aufbau.

Zur 1. Gruppe gehören Procain, Novocain, Impletol, Causat u. a., zur 2. Gruppe Lidocain, Xyloneural, Xylocain, um nur einige der bekannteren zu nennen (Tabelle 15).

- Was ist und wie wirkt TLA?
- Präparatewahl und Verträglichkeit
- Techniken: Quaddeln, Triggerzonen, Infiltrationen, intraartikuläre Injektionen, Nervenwurzel- und Grenzstrangblockaden
- Sekundenphänomen und Herdsuche

Tabelle 15. Unterschiedliche Eigenschaften der ester- bzw. amidstrukturierten Lokalanästhesie (LA)

Chemischer Aufbau	Paraaminobenzoesäureester	Amidstrukturierte LA
Präparate	Novocain, Procain, Impletol	Lidocain, Xylocain, Scandicain
Eigenschaften:		
Wirkungsdauer	kurz	länger
Penetration	durchschnittlich	besser
Toxizität	gering	etwas höher
Abbau	Leber (Procainesterase)	Hydrolysierung
Allergien	möglich	fast völliges Fehlen

Die Präparate der Procaingruppe haben eine kurze Wirkungsdauer und werden in der Leber durch Veresterung rasch abgebaut. Ihre Toxizität ist gering, allerdings verursachen sie gelegentlich Allergien. Die Mitglieder der Lidocaingruppe weisen eine längere Wirkungsdauer auf und sind etwas toxischer. Dafür zeigen sie keine allergischen Nebenwirkungen. Ihr Abbau im Organismus wird noch diskutiert. Die pharmakologischen Wirkungen der Lokalanästhetika sind vielfältig. Endoanästhetische, antiphlogistische, kapillarabdichtende, antihistaminische und antihyperergische Wirkungen wurden nachgewiesen (Unterbrechung des Petzold-Jarisch-Reflexes, Ausbleiben der Shwarzmann-Sanarelli-Reaktion). Für die Erklärung des eigentlichen neuraltherapeutischen Effektes sind die pharmakologischen Eigenschaften aber sekundär.

Grenzflächenaktivität und elektrobiologische Wertigkeit lokalanästhetischer Substanzen begründen den therapeutischen Einsatz. Als Träger eines ausgeprägten Eigenpotenials wirken sie jeder reizbedingten Dauerdepolarisation entgegen, dichten als Kalziumionenkonkurrenten das steuernde Natriumtransportsystem ab (Weidmann, Stämpfli, Hodgkin, Huxley) und stabilisieren so die reizlabilisierten Systeme lokaler und übergeordneter Steuerebenen (Abb. 49).

Bei einwandfreier Beherrschung der Injektionstechniken, Beachtung noch auszuführender Kautelen und Verwendung nur geringer Anästhetikamengen gibt es praktisch keine Kontraindikationen. Bei Hämophilie bzw. auch bei Patienten, die unter Antikoagulantientherapie stehen, müssen „tiefe Techniken" (Wurzel- oder Ganglienblockaden) und intraartikuläre Injektionen aus verständlichen Gründen vermieden werden.

Die von den Pharmakologen angegebene Unbedenklichkeitsdosis für Procain liegt bei 100 cm^3 der 1%igen Lösung. Solche Mengen werden im therapeutischen Einsatz niemals benötigt. Es gibt praktisch keine Anwendungsform, bei der eine Injektionsmenge von 10 cm^3 überschritten werden muß. Als harmlose und flüchtige Komplikation tritt bei vegetativ labilen Patienten gelegentlich ein leichtes Schwindelgefühl und Benommenheit auf, und die Kollapsneigung ist etwa gleich häufig wie bei dem gewöhnlichen, präparateunabhängigen „Nadelkollaps".

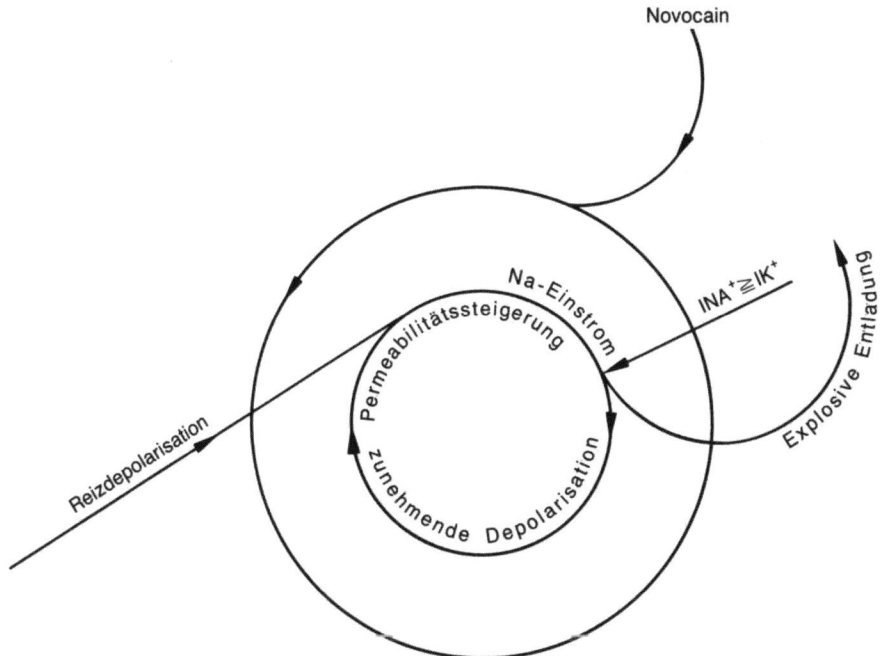

Abb. 49. Haupteffekt der Novocainwirkung, die Verhinderung der Reizdepolarisierung und die Abschirmung gegen ausbrechende Spitzenpotentiale (Mod. nach Hodgkin)

Die wirklich seltenen dosisunabhängigen ernsten Allergiereaktionen auf Procain sind vermeidbar, wenn mittels einer Testquaddel vor Behandlungsbeginn die Verträglichkeit überprüft wird. Erscheint eine großflächige Rötung um die Quaddel, ist eine Allergisierung vorhanden. In solchen Fällen kann durch Ausweichen auf ein Präparat der Lidocaingruppe die TLA im Behandlungsplan bleiben.

Der Schlüssel zum therapeutischen Erfolg allerdings wird mit den verschiedenen Präparaten nicht mitgeliefert. Die Wahl des richtigen Injektionsortes, bestimmt durch die immer wieder herausgestellte Struktur- und Aktualitätsdiagnose und eine gekonnte Injektionstechnik sind Voraussetzungen. In den folgenden Buchabschnitten werden die zur Behandlung von vertebragenen Syndromen notwendigen Techniken und ihr Indikationsbereich vorgestellt.

Intrakutane Anwendung

Der Anwendungsbereich der Intrakutanquaddelung ist dank der mehrschichtigen Wirkungsmechanismen sehr ausgedehnt. Die Haut als Projektionsfläche innerer Vorgänge und die Tatsache, daß solche Projektionsvorgänge nicht im Einbahnsystem ablaufen, ist über die Quaddeltherapie nutzbar. Des weiteren bietet die überreichliche Versorgung von Haut und Subkutis mit Nervensubstanz die Möglichkeit, mittels intrakutaner Injektion darauf direkt einzuwirken. Darüber hinaus führt die Aufhebung reizgebundener Depolarisierungen im Hautniveau zu einer nozizeptiven Afferenzentlastung des Hinterhornes. In Summe ergibt sich daraus, daß die Quaddelbehandlung als eine der wichtigsten Therapieformen zur Schmerzbehandlung anzusehen ist.

Die technische Ausführung ist einfach. Die Nadel wird fast parallel zur Hautoberfläche flach eingestochen, und zwar nur so weit, daß die Kanüllenöffnung gerade unter der Epidermis eintaucht. Eine Menge von ca. 0,2 cm^3 Injektionslösung reicht zur anschließenden Quaddelbildung. Die reflektorische Wirkung läßt sich verstärken, wenn mit dem Anästhetikum gleichzeitig etwas Luft mitinjiziert wird, die durch Auflockerung der Haut eine deutliche Quaddelvergrößerung bewirkt.

Zur Behandlung von Wirbelsäulenschmerzen selbst wird die Quaddelung paravertebral etwa 2 Querfinger seitlich der Mittellinie in Höhe der befallenen Segmente angebracht. Die Behandlung viszerovertebraler Schmerzprojektionen mittels Quaddelung muß darüber hinaus zusätzlich auf stets vorhandene Head-Zonen ausgedehnt werden.

Für die Kreuzbeingegend dienen die seitlichen Grübchen der Michaelis-Raute als obere Einstichpunkte. Für die kaudaleren Punkte konvergiert die Einstichslinie bis knapp über die Rima ani.

Die bei radikulären Schmerzen gar nicht so seltenen begleitenden Hautsensationen an Armen und Beinen (Brennen, Hitze- oder Kältegefühle) sind ebenfalls ein Einsatzgebiet für die intrakutane TLA, wobei eine Quaddelreihe segmententsprechend längs der befallenen Extremität angebracht wird.

Infiltrationsbehandlung von Triggerzonen

Grundvoraussetzung für den Erfolg ist eine ganz subtile Schmerzpalpation und die Kenntnis der wichtigsten Manifestationsstellen, wobei vorwegzunehmen wäre, daß diese fast ausschließlich die Insertionen der muskulären und ligamentären Strukturen betreffen. Die Infiltrationsbehandlung dieser Punkte, die bei längerem Bestehen zu autonomen sekundären Reizgebern entarten, ist ein ganz wesentlicher Anteil jeder Schmerztherapie. Die Nichtbeachtung der hauptsächlich mit den Pathomechanismen des pseudoradikulären Schmerzaufbaues einhergehenden Triggerzonen führt unweigerlich zu Therapieversagern. Die technische Ausführung ist prinzipiell für alle Triggerzonen gleich. Je nach Tiefe und Zugänglichkeit ist die Nadellänge zu wählen und pro Injektionsort eine Menge von 1–2 cm^3 des Anästhetikums vorzusehen. Mit dem palpierenden Finger wird der Schmerzmaximalpunkt aufgesucht und dort direkt senkrecht, meist bis zum Knochenkontakt, die Kanüle eingeführt.

Die nachfolgende Auflistung häufiger Zonen, die keinen Anspruch auf Vollständigkeit erhebt, will dazu beitragen die notwendige Voruntersuchung in gerichtete Bahnen zu lenken. Da der Aufbau tendomyotischer Triggerzonen an Funktionsstörungen ganzer Muskelketten gebunden erscheint, ist es notwendig, auch die Extremitäten miteinzubeziehen.

Bereich der unteren Extremitäten

- Pes anserinus,
- Ansatz des M. biceps femoris am Fibulaköpfchen,

- Trochanter major und Trochanter minor mit allen muskulären Insertionen.

Beckenbereich

- Symphyse, Schambein mit Adduktorenansätzen,
- Sitzknorren mit Insertionen des M. adductor magnus und des Ligamentum sacrotuberale,
- seitlicher Sakrumrand mit der Triggerzone des M. piriformis, M. glutaeus medius (D-Punkt nach Hackett 1958),
- dorsaler Anteil der Crista iliaca mit den Insertionen des M. glutaeus maximus und M. quadratus lumborum sowie dem Ligamentum iliolumbale und den dorsalen sakroiliakalen Bändern.

Oberkörperbereich

- tiefe paravertebrale Druckpunkte an autochthonen und tiefen Rückenmuskeln,
- interspinöse Reizzonen,
- interskapulovertebrale Druckpunkte am Angulus costae (hauptsächlich Rippen 2-6) entsprechend den Ansätzen des M. iliocostalis cervicis,
- Angulus superior scapulae mit Ansatz des M. levator scapulae,
- seitliche Rippenpartien mit den Ansätzen des M. serratus anterior,
- Rippen-Sternum-Verbindungen und die Gegend der Klavikulargelenke mit den Ansätzen des M. sternocleidomastoideus.

HWS-Bereich

Hier sind v. a. die muskulären Insertionen an der Linea nuchae superior und inferior des Hinterhauptes zu beachten.

Schulter-Arm-Bereich

- an der Crista tuberculi majoris der Ansatz des M. pectoralis major
- am Processus coracoideus der Ansatz des M. pectoralis minor und die Insertion des kurzen Bizepskopfes
- am Tuberculum majus die Insertionen des M. supraspinatus und infraspinatus
- am Tuberculum minus die Insertionen des M. subscapularis
- Muskelinsertionen am medialen und lateralen Epicondylus humeri.

Intraartikuläre Techniken

Gelenkreizzustände, die aus Blockierungen resultieren, bleiben eine Domäne der manuellen Medizin. Eine fast ebenso große Anzahl von Störungen erwächst aber aus segmentalen Hypermobilitäten (Instabilitäten), ferner auch aus reflektorischen, fokalbedingten oder entzündlich exsudativen Vorgängen. Hier bewährt sich die intraartikuläre TLA zur Schmerzbekämpfung und Schaffung von Voraussetzungen für weitere Rehabilitationsmaßnahmen (Mobilisationen, Krankengymnastik usw.).

Bedenken gegen die häufig vorgebrachte Infektionsgefährdung von Gelenken bei intraartikulären Injektionen sind bei Verwendung lokalanästhetischer Substanzen grundlos. Diese Feststellung beruht auf der Tatsache ihrer entzündungshemmenden Eigenschaft.

Aus eigener Erfahrung wäre dem hinzuzufügen, daß wir bei über 100 000 vorgenommenen intraartikulären Injektionen mit Procain noch nie eine Gelenkinfektion beobachten konnten (davon allein in der Abteilung für konservative Orthopädie und Rehabilitation des orthopädischen Spitals in Wien 88 000 in 11 Jahren!).

Injektion ins Sakroiliakalgelenk:

Mit einer 6–8 cm langen Nadel sticht man in der Mite einer gedachten Verbindungslinie vom Dornfortsatz S1 zur Spina iliaca posterior superior ein und wählt eine nicht zu steil schräg nach kaudal und ventral gerichtete Stichführung, so daß die Nadelspitze unter dem hinteren Darmbeinstachel ins Gelenk eindringt. 2 cm^3 der Anästhesielösung genügen pro Seite.

Injektion an bzw. in die kleinen Wirbelgelenke:

Je nach regionaler anatomischer Situation wird es nicht immer möglich sein, eine sichere intraartikuläre Nadelposition zu finden. Unabhängig davon genügt auch eine knappe periartikuläre Nadellage, um die hauptsächlich in den Kapselstrukturen befindlichen Rezeptoren zu erreichen und so einen therapeutischen Effekt zu erzielen. Die Einstichstellen liegen im LWS- und BWS-Bereich knapp 2 Querfinger paramedian. Nach senkrechtem Einstich einer 6-cm-Nadel bis zum Knochenkontakt werden 2 cm^3 der Lösung fächerförmig appliziert. In der HWS-Region liegen die Einstichstellen nur 1 Querfinger neben der Dornfortsatzlinie. Will man die Kostotransversalgelenke erreichen, so gelingt dies von einem Einstichpunkt, der 3 Querfinger paramedian gelegen ist. Dort wird die Nadel medialwärts bis zum Kontakt mit dem Querfortsatz eingeführt. An dessen Ende, durch das Ligamentum tuberculi costae vordringend, erreicht die Nadelspitze das Kostotransversalgelenk, das mit 1 cm^3 Injektionslösung infiltriert wird.

Injektionen in die Gelenke des Schultergürtels:

Im Zug des pseudoradikulären Reizaufbaues findet sich häufig eine Mitbeteiligung der Akromioklavikular- und Sternoklavikulargelenke und die Notwendigkeit ihrer Mitbehandlung. Die Technik ist einfach. Man palpiert den Gelenkspalt und sticht dann mit kurzer und ganz feiner Nadel direkt ins Gelenk und instilliert 0,5 cm^3 der Lösung.

Nervenwurzel- und Grenzstrangblockaden

Wurzelkompressionssyndrome einerseits oder ausgeprägte vegetative Entgleisungsreaktionen andererseits verlangen therapeutische Techniken, die in die Lage versetzen, das Reizgebiet, also die Radix bzw. den Grenzstrang direkt zu treffen.

Für die Behandlung lumbaler Wurzelkompressionssyndrome ist die Wurzelblockade, wie sie schon von Reischauer (1949) vorgestellt wurde, die Therapie der Wahl, denn der resultierende Schmerzzustand ist nicht nur die Folge der mechanischen Wurzelirritation, sondern auch eine

Begleiterscheinung der Hyperergie betroffener Rezeptoren. Lokalanästhetika sind nun in der Lage, diese Hyperergie am Locus dolendi abzubauen und die Reizschwelle zu normalisieren. Das erklärt nun auch den Umstand, daß trotz weiterbestehender anatomischer Prolapssituation nach Unterbrechung der Schmerzspirale und der verbundenen Normalisierung der Muskelspannung Voraussetzungen zum konservativen Behandlungserfolg gegeben sind. Entscheidend für das Ansprechen auf die Wurzelblockade ist die exakte Segmentdiagnostik, die sich unschwer aus der neurologischen Symptomatik und Untersuchung ergibt. Betroffen vom lumbalen Prolapsgeschehen werden hauptsächlich die Wurzeln L5 und S1, die mit nachfolgend beschriebener Infiltrationstechnik erreichbar sind.

Technik der lumbalen Wurzelblockade

Der Patient befindet sich in sitzender Position. Je nach Körperbau wird eine Nadellänge von 8-10 cm gewählt. In Gedanken verbindet man die Beckenkämme mit einer waagrechten Linie. Ein Querfinger darunter und ca. 3 Querfinger paramedian liegt die Einstichstelle, die sich somit gerade über dem Querfortsatzende von L5 befindet. Bei etwas nach medial gerichteter Nadelführung stößt man in einigen Zentimetern Tiefe auf den Querfortsatz, zieht dann wieder etwas zurück und führt die Kanüle für die Wurzel L5 über und für die S1-Wurzel unter den Processus transversus weiter in die Tiefe, bis ein segmententsprechender „elektrischer Schlag" den richtigen Endpunkt angibt. Entgegen den ursprünglichen Empfehlungen von Reischauer (1949) 30-40 cm^3 1%ige Procainlösung zu instillieren, hat es sich gezeigt, daß auch kleine Mengen von 5-10 cm^3 durchaus als ausreichend anzusehen sind. Die nach Wurzelblockaden mitunter auftretende temporäre Schwäche im Bein ist völlig harmlos und klingt meist nach 20-30 min wieder ab. Es ist nur notwendig, den Patienten auf diese Möglichkeit hinzuweisen, um Stürze beim Gehen oder Stehen zu vermeiden. In seltenen Fällen, bei weiten Ausbuchtungen der Dura längs der Wurzel, kann es geschehen, daß bei unterlassenem Aspirationsversuch eine endodurale Applikation erfolgt. Der anschließende, einer Lumbalanästhesie entsprechende Block führt für eine Dauer von 1-2 h zur absoluten Gehunfähigkeit, ist darüber hinaus aber durchaus harmlos, in manchen Fällen therapeutisch besonders wirksam. Vermieden werden sollte auch die direkte intraneurale Einbringung des Anästhetikums, die langanhaltende Reizerscheinungen auslösen kann.

Im Gefolge von L5 Kompressionen bildet sich bei ca. 25% der Fälle eine sog. postischialgische Durchblutungsstörung mit Dysbasiesymptomatik und Kältegefühl im Bein aus, die wahrscheinlich auf einer Entzügelung des lumbalen Sympathikus beruht.

Technik der lumbalen Grenzstrangblockade

Therapeutisch prompt wirksam sind Sympathikusblockaden in Höhe von L3. Die Injektion in Höhe von L3 ist deshalb am wirkungsvollsten, weil dort die meisten Fasern für die Gefäßmotorik des Beines betroffen werden und hier der kaudalste Ramus communicans der Spinalwurzel zum Grenzstrang zieht.

Die notwendige Injektionstechnik ähnelt dem Vorgehen bei Wurzelblockaden, nur liegt die Einstichstelle in Höhe von L3, also über der gedachten Verbindungslinie der Beckenkämme, und die 10 cm lange Nadel wird in voller Länge am Querfortsatz vorbei streng sagittal eingeführt, wo sie den an den vorderen seitlichen Wirbelkörperpartien anliegenden Grenzstrang erfassen kann. 10 cm³ der Anästhetikalösung werden an dieser Stelle deponiert.

Technik der thorakalen Wurzel- und Grenzstrangblockaden

Echte radikuläre Schmerzsyndrome des Thorakalbereiches kommen selten vor, sind aber gegebenenfalls durch Wurzelblockaden beherrschbar. Zur Injektion benötigt man eine 8-cm-Nadel, die 2 Querfinger paramedian segmental gezielt eingestochen wird. Zur Segmentlokalisation im Thorakalbereich wäre ergänzend zu bemerken, daß im Bereich von Th 1-3 und Th 9-12 das Ende des Dornfortsatzes der Höhe der darunterliegenden Bandscheibe entspricht, im mittleren BWS-Anteil die Dornfortsatzspitzen jedoch 2 Segmente tiefer, in der Ebene des oberen Randes des Querfortsatzes enden. Nach genauer Ortung des Einstichpunktes muß die Nadel, unter leichter Kranialführung bis zum Querfortsatz geführt, leicht zurückgezogen und unter diesem ca. 2 cm weiter vorgeschoben werden. Nach Auslösung der Segmentalreaktion injiziert man 3-5 cm³ der Lösung.

Viszerovertebralbestimmte reflektorische Störungen, aber auch vertebroviszerale Projektionen mit stark vegetativer Färbung bilden eine Indikation zur thorakalen Sympathikusblockade.

Die dazu benötigte 8-10-cm-Kanüle wird 5 cm paramedian segmental gezielt eingestochen und zwischen den sich überlappenden Querfortsätzen unter leichter kranialwärts gerichteter Führung vorgeschoben. Im leeren Raum in ca. 7 cm Tiefe werden einige Kubikzentimeter der Injektionslösung deponiert. Der richtige Sitz der Blockade zeigt sich durch ein unmittelbares Abklingen der Organsensationen, einer Normalisierung des Spannungs- und Quellungszustandes der regionär zugehörigen Muskel- und Bindegewebszonen sowie durch begleitende vegetative Allgemeinreaktionen, wie Wärmegefühl und Schweißausbruch.

Technik der zervikalen Wurzelblockade

Wurzelblockaden im HWS-Bereich sind der Seltenheit echter Wurzelkompressionssyndrome dieser Region entsprechend nur selten notwendig. Für die Ausführung genügt eine 6-cm-Nadel, die bei leicht anteflektierter Haltung ein Querfinger paramedian segmententsprechend eingestochen wird. Nach Knochenkontakt zieht man die Nadel leicht zurück und führt sie dann etwa lateral gerichtet unter dem Querfortsatz zur entsprechenden Radix und instilliert 2 cm³ des Anästhetikums.

Technik der Stellatumblockade

Ist eine überdurchschnittliche wirksame vegetative Umschaltung im Bereich der oberen Körperquadranten erforderlich, steht eine Blockade des Ganglion stellatum zur Überlegung.

Hartnäckige Schulter-Arm-Syndrome mit begleitender Vegetativsymptomatik, das skapulokostale Syndrom, das obere Quadrantensyndrom, kardiovertebrale Symptome mit und ohne Rhythmusstörungen, aber auch vegetativ stigmatisierte vertebragene Zephalgien sprechen auf Stellatumblockaden gut an.

Entgegen der weitverbreiteten Meinung einer überdurchschnittlichen Gefährlichkeit von Stellatumblockaden, glauben wir, diese Methode genauso unbedenklich vorschlagen zu können wie etwa Sympathikusblockaden im Lumbalbereich. Voraussetzung ist allerdings die Beachtung einiger Kriterien und die Auswahl der Technik, wobei die Methode nach Leriche (1936), Fontaine (1965), Dosch (1966) am wenigsten problematisch erscheint. Die Ausführung erfolgt dabei im Sitzen mit abgestütztem Kopf. Dieser wird retroflektiert und zur Gegenseite rotiert gehalten. Zeige- und Mittelfinger der linken Hand liegen über dem Sternoklavikulargelenk und drängen den M. sternocleidomastoideus nach vorn ab und palpieren vorsichtig tiefer bis zum Knochenkontakt mit dem Köpfchen der 1. Rippe. Mit kurzer Nadel wird knapp über dem oberen Finger eingestochen und die Nadel bis zum Rippenköpfchen vorgeführt, das bei dieser Technik fast subkutan erreichbar ist. Nach Zurückziehen der Nadel um 1 mm und Aspirationsversuch, appliziert man zuerst 0,2 cm^3 des Anästhetikums, wartet einige Sekunden und spritzt, wenn diese Testmenge reaktionslos vertragen wird, weitere 2 cm^3 nach. Diese Vorgangsweise hat mehrere Vorteile. Die Verletzung von Pleura oder größeren Gefäßen wird durch das Wegdrücken mittels

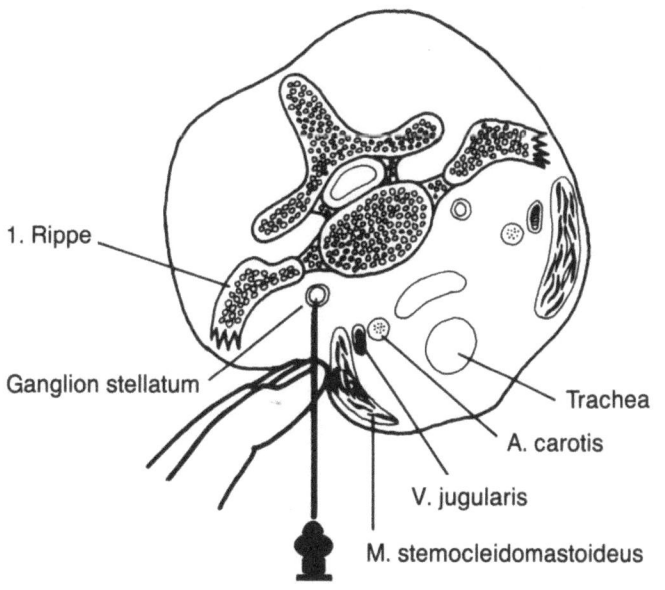

Abb. 50. Anatomische Situation bei der Injektion ans Ganglion stellatum

palpierender Hand vermieden, der Kontakt mit dem Rippenköpfchen verhindert eine endodurale Applikation, und nicht zuletzt sichert die Verwendung nur geringer Injektionsmengen vor unerwünschten Nebenwirkungen ab. Ein Ausbleiben des sog. Horner-Symptomenkomplexes ist bei der Verwendung kleiner Anästhetikadosen keine Seltenheit, dessen ungeachtet aber auch kein negatives Kriterium. Als Zeichen der erfolgreichen Blockade zeigt sich jedoch immer ein quadrantenorientiertes Wärmegefühl und vielfach eine begleitende Hautrötung. Der große therapeutische Einsatzbereich der Stellatumblockade und die unproblematische Anwendung mittels der vorgestellten Technik empfehlen die häufigere Verwendung der Methode (Abb. 50).

Technik der abdominalen Grenzstrangblockade

Um die Wechselreflektorik Diskus-Wirbelsäule-Vegetativum im Bereich des Oberbauches und segmental zugehöriger Wirbelsäulenabschnitte zu erfassen, bietet sich ein weiterer Angriffspunkt am Grenzstrang an, der das Ganglion coeliacum miteinbezieht. Die Injektion an den abdominalen Grenzstrang nach Wischnewsky, wie diese Technik benannt wird, ist in einigen Variationen ausführbar, wobei das anschließend genannte Verfahren am problemlosesten sein dürfte.

Am liegenden Patienten ertastet man den Einstichpunkt, der im Winkel zwischen 12. Rippe und Seitenkante des M. erector spinae liegt. Die Nadelführung der 10–12 cm langen Nadel geschieht so, daß vom Einstichpunkt unter der 12. Rippe die Richtung zur gegenüberliegenden Brustwarze anvisiert wird. In der Expirationsphase schiebt man dann die Nadel in voller Länge ein und deponiert „im leeren Raum" nach Aspirationsversuch, 5 cm^3 der Anästhesielösung. Die Nadelspitze liegt hier im Interfaszialraum, in Höhe des oberen Nierenpols, in unmittelbarer Nähe von Grenzstrang und Ganglion coeliacum (Abb. 51).

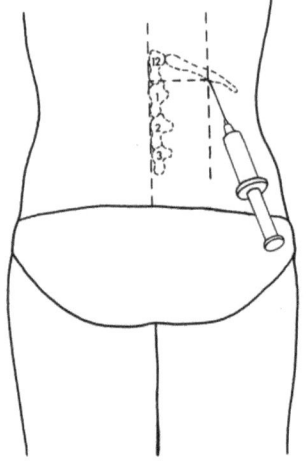

Abb. 51. Einstichpunkt und Stichrichtung zur Blockade des abdominalen Grenzstranges (Ganglion coeliacum)

Herddiagnostische Techniken

Über den bereits vorgestellten Anwendungsbereich hinaus besteht zusätzlich die Möglichkeit, in die Abläufe des Fokalgeschehens sowohl diagnostisch als auch therapeutisch einzugreifen. Die damit verbundenen Mechanismen münden letztlich im sog. Sekundenphänomen, das im Anschluß näher erläutert werden soll.

Kaum ein anderes Verfahren hat ärztliche Gemüter mehr erregt und Diskussionen pro wie kontra angefacht. Das nach den Brüdern Huneke (1961) sobenannte Phänomen beinhaltet das schlagartige Schwinden der Fernstörungssymptomatik des Herdgeschehens nach Unterspritzung der auslösenden Störstellen mit einem Lokalanästhetikum. Das Anhalten der Beschwerdefreiheit für 24 h war ein weiteres Kriterium für die positive Testbeurteilung. Jahrzehntelang blieb dieses Vorgehen umstritten, wurde mit dem Stempel des Suggestiveffektes abgetan oder als unseriös klassifiziert. Sehr zu Unrecht, wie Forschungen der letzten Jahre ergeben haben. Objektivierungsuntersuchungen, hauptsächlich aus österreichischen Ludwig-Boltzmann-Instituten (Bergsmann 1965;

Kellner u. Klenkhart 1970; Pischinger 1975 u.a.) bestätigen die Realität des Sekundenphänomens über verschiedene Parameter. Im wesentlichen waren es dieselben, die zur Erkennung herdbedingter Regulationsstörungen verwendet werden. Die Normalisierung der Parameter nach einem positiven Sekundenphänomen läßt keine andere als eine positive Bewertung zu. Weiterhin gelang über die Auslösung des Sekundenphänomens der Nachweis der herdbedingten allgemeinen Leistungsverminderungen. Kalcher (1977) konnte anhand ergometrischer Versuche eine signifikante Leistungssteigerung nach gezielten Herdausschaltungen feststellen.

Die Erklärung der Abläufe beim Sekundenphänomen führt über die bereits beschriebene elektrobiologische Wertigkeit und Grenzflächenaktivität der Lokalanästhetika. Die als Soforteffekt auftretende temporäre Entstörung, die an und für sich nur für die kurze Zeit der Procainwirkung zu erwarten wäre, wird im Anschluß durch die lokale Nadelstrichreaktion im Gewebe prolongiert (Kellner 1965). Der Normalablauf der Gewebsreaktion in der Mikrowunde des Stiches, also eine normale Mesenchymreaktion mit vom Organismus als regulär erkannten Signalen, überlagert die Störstellenimpulse und wirkt über die Initialphase des Anästhesieblockes hinaus.

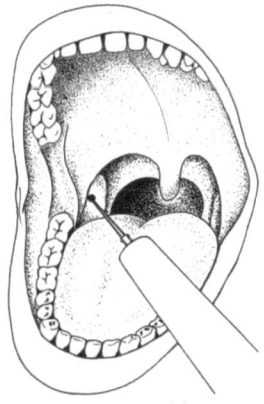

Abb. 52. Injektion an den unteren Tonsillenpol

Hier ist noch anzufügen, daß die ursprünglich geforderte 24-stündliche Beschwerdefreiheit als Kriterium des Sekundenphänomens nicht im vollen Umfang aufrecht erhalten werden kann. Das gleiche gilt für die Forderung nach augenblicklichem Erlöschen der Störstellensymptomatik. Die Komplexität biologischer Regulationen läßt dieses sicherlich nicht in allen Fällen zu. „Probatorische Besserungsphänomene" (Bergsmann u. Eder 1976) die erst nach Tagen erkennbar sind, besitzen die gleiche diagnostische Aussagekraft ebenso wie nur mehrere Stunden anhaltende Ausschaltungseffekte, wobei ein Durchschnittswert von 8 h als ausreichend zu bezeichnen ist.

Eine Verschlechterung bestehender Symptome auf die Testung läßt gleichfalls Rückschlüsse auf die Herdsituation zu. Sie zeigt, daß die angespritzte Stelle nicht als Führungsgröße des Herdgeschehens wirkt, die gesetzten Stichreaktionen mit den Störmechanismen des aktiven Herdes interferieren und so zur weiteren biokybernetischen Desintegration beitragen.

Die technische Ausführung der Störstellensuche mittels Lokalanästhetika ist einfach.

Zur Austestung der Tonsillen oder Narbengebiete nach Tonsillektomie infiltriert man mit ca. 6 cm langer, dünner Kanüle die Gegend des unteren Tonsillenpols mit jeweils 1 cm³ des Anästhetikums (Abb. 52).

Die Rachentonsille ist mit einem Einstich knapp über der Uvula und Vorschieben der Nadel bis zum Knochenkontakt mit der Vorderfront der Halswirbelkörper zu erreichen.

Die Nasennebenhöhlen lassen sich über 3 zu infiltrierende Punkte überprüfen. Rechts und links in der Nasolabialfalte in Höhe der unteren Nasenbegrenzung und genau in der Mitte zwischen den Augenbrauen liegen die Einstichpunkte (Abb. 53).

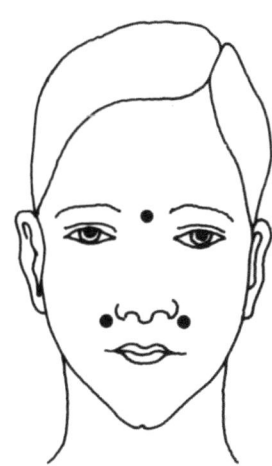

Abb. 53. Einstichpunkte zur Testung und Therapie der Nasennebenhöhlen

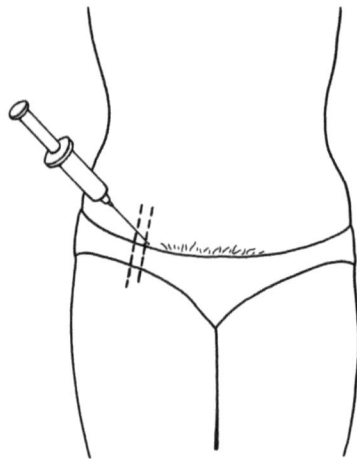

Abb. 54. Injektion in den „gynäkologischen Raum" bzw. an den Plexus pelvinus. Suprapubische Technik. Muß oft beidseitig ausgeführt werden

Testumspritzungen im Zahn-Kiefer-Bereich, die in der Literatur häufig angegeben werden, haben unser Vertrauen enttäuscht und wurden demzufolge aus dem Testrepertoire eliminiert. Die Ummantelung dentaler Störstellen mit intaktem Knochengewebe verhindert die exakte Testbeurteilung. Ein negativer Test schließt hier Irritationszonen keineswegs aus. Über die neuerdings von F. Hopfer (1982, persönliche Mitteilung) vorgeschlagene intraligamentale Einbringung des Anästhetikums in die Alveole mittels Hochdruckspritze und feinster Kanüle liegen noch keine persönlichen Erfahrungen vor.

Verläßlicher hingegen sind die Ergebnisse der Narbentestung. Je nach Narbenausdehnung wird die Nadellänge gewählt und das gesamte Narbengebiet mit dem Lokalanästhetikum unterspritzt.

Zur Testung chronischer Beckenherde hat sich für Mann und Frau der suprapubische Zugang bewährt. Mit dieser Technik können die organzugehörigen vegetativen Geflechte sowohl der Adnexen als auch der Prostata erreicht werden. Benötigt wird eine 6-cm-Kanüle, die, nach Blasenentleerung, 1 Querfinger medial von der getasteten Femoralispulsation am oberen Schambeinrand einzustechen und senkrecht evtl. etwas kaudalwärts gerichtet voll einzuführen ist (Abb. 54).

Die vorgestellten Testmethoden sollten des weiteren immer zur Nachbehandlung nach operativen Herdsanierungen eingesetzt werden. Nach Tonsillektomien, Kieferoperationen, Narbenrevisionen, gynäkologischen Operationen u. a. hat es sich bewährt, das Operationsgebiet im Sinn der vorgestellten Techniken nachzubehandeln. Nicht selten gelingt es erst dadurch, überhaupt nach langer Vorerkrankungsdauer und gestörtem Regulationsverhalten, die neural verankerten pathologischen Afferenzmuster zum Normalverhalten umzustimmen.

3.3 Therapiemaßnahmen über die Hautrezeptoren

- Salben und Linimente
- Kryo- und Wärmetherapie
- Bäder und Massagen

Bekannt sind Einreibungen mit Salben und Linimenten verschiedenster Zusammensetzung (Salizylderivate, Nikotinsäure, ätherische Öle u. v. m), die dem Patienten als Adjuvans bei akuten und subakuten Krankheitsbildern in die Hand gegeben werden können. Als wesentlich wirkungsvoller hingegen ist, überhaupt bei hochakuten Schmerzzuständen des Bewegungsapparates, die lokale Kältetherapie anzusehen. Die Kryotherapie, wie sie auch genannt wird, verwendet vereiste Kompressen oder peloidgefüllte tiefgekühlte Beutel, die unmittelbar und für die Dauer von 10–20 s auf das Schmerzgebiet angedrückt werden. Neben der antiexsudativen Wirkung der reaktiven Hyperämie ist es v. a. die Absenkung des pathologisch erhöhten Muskeltonus über die selektive Blockierung der γ-Schleife, die zur Schmerzreduzierung beiträgt.

Die Wärmetherapie, die über Packungen, Bäder, Wickel, Güsse, Bestrahlungslampen (Rotlicht, Infrarotstrahler etc.) ebenfalls zur erwünschten Hyperämie führt, beschleunigt Stoffwechselvorgänge und Reaktionsabläufe und sollte schon deshalb nur für chronische Krankheitsbilder Verwendung finden.

Während die klassische Massage in der Muskulatur ihren Hauptangriffspunkt findet, bietet die sog. Bindegewebsmassage (Dicke 1956; Leube u. a.) einen leider zu wenig genutzten Zugang zu Haut und Subkutis.

Mit ihrer Hilfe ist es möglich, reflektorisch angelegte Verquellungszonen des Bindegewebes, die, wie bereits ausgeführt wurde, als vegetative Komponente der Beantwortung von Dauerreizen betrachtet werden können, aufzulösen. Das Nichtbeachten solcher sekundärer Störzonen mit ihren negativen Rückwirkungen auf die Starter des bestehenden Krankheitsbildes kann sonst durchaus mögliche volle Behandlungserfolge blockieren.

Die technische Ausführung der Bindegewebsmassage unterscheidet sich grundlegend von der normal üblichen Handmassage. Sie wird fast ausschließlich nur mit 2 Fingern (Mittel- und Ringfinger) appliziert, die einen dosierten Zugreiz im Bindegewebe ausüben. In Abhängigkeit von der Stellung der ziehenden Finger, je nachdem, ob sie flach oder steiler gegen die Körperoberfläche aufgesetzt werden, ergibt sich die Wahl der Behandlungstiefe. Unnötig starker Druck muß vermieden werden, und meist genügt die durch die Fingerauflage entstandene Delle im Hautniveau. Von solchen Anhakpunkten aus kann dann mit vorbestimmter Strichführung das für ein bestehendes Leiden anzuwendende Programm abrollen, wobei dieser Ausdruck nahezu wörtlich zu verstehen ist, denn die im Bindegewebe ziehenden Therapeutenfinger rollen quasi eine Hautfalte vor sich her. In Verquellungszonen spürt der Patient dabei ein schneidendes Gefühl und hat den Eindruck, mit einem scharfen Gegenstand oder mit dem Fingernagel behandelt zu werden. Die Ausführung der Bindegewebsmassage muß aus naheliegenden Gründen ohne Massageöl oder Puder erfolgen.

Je nach Ausdehnung und Intensität der Ausübung ist die Bindegewebsmassage ein starker Reiz. Die Anpassung an die Akuität des Krankheitsbildes und die Reaktionslage des Patienten ist in jedem Fall erforderlich.

Die Vorstellung therapeutischer Methoden, die über Hautrezeptoren einwirken, wäre unvollständig, würde man die in den letzten Jahren auch bei uns stark in den Vordergrund getretene Akupunktur ignorieren. Gleich an dieser Stelle muß vorweggenommen werden, daß allerdings Erklärungsversuche zur Akupunktur, die rein auf Hautrezeptoren eingestellt wären, den Wirkungsmodus der Nadelungen nur ungenügend wiedergeben könnten. Erst die Einbeziehung tieferliegender Rezeptoren, (hier ist primär an die Muskulatur zu denken) sowie das Wissen um die nachgewiesenen zentralnervösen Reaktionen (Endorphinaktivierung) erlaubt eine schlüssigere Interpretation und rechtfertigt ein gesondertes Kapitel.

3.4 Akupunktur

- Abkehr vom Mystizismus
- Muskulatur und Meridiane
- Das biophysikalische Punktverhalten
- Akupunktur und Tonusverhalten
- Indikationsbereich und Punktwahl

Die traditionelle chinesische Akupunktur ist ein vor Jahrtausenden entstandenes medizinisches System, das zwischenzeitlich nie an Aktualität verloren hat und heute drauf und dran ist, weltweite Verbreitung zu finden. Zur Kurzdefinition der Methode schließt man sich am besten De La Fuye u. Schmidt (1952) an, die die Akupunktur als die Behandlung funktioneller Störungen durch Nadelstiche in bestimmte Hautstellen bezeichnen. Voraussetzung zur Ausübung und Integration in die westlich orientierte medizinische Gedankenwelt sind aber nicht nur das Wissen um wirksame Punkte und Meridianverläufe, sondern auch Überlegungen, die, befreit vom Mystizismus des Ostens, unsere neurophysiologischen Erkenntnisse einbeziehen.

> Die Muskulatur bildet einen Schlüssel zum Verständnis der Akupunktur.

Die Beschränkung der Ausführungen auf den Bewegungsapparat bzw. auf die WS und die Intention, nur Grundsätzliches zur Sprache zu bringen, läßt die bereits angesprochene Muskulatur als wichtiges Verbindungsglied zwischen östlicher und westlicher Ideologie hervortreten. Der Vergleich bestimmter Meridianverläufe deckt sich zum einen auffällig mit der segmentalen Gliederung im Bereich der Extremitäten, und zwar dann, wenn dazu nicht nur Dermatome, sondern auch Myotome und Sklerotome herangezogen werden. Zum anderen zeigen die Störungsmuster vertebraler Syndrome häufig ein Verhalten, das der Ausrichtung von Muskelkettenfunktionen entspricht, die ihrerseits wieder mit dem Verlauf eines oder mehrerer Meridiane übereinstimmen (Bergsmann).

Unterstützung findet diese Beobachtung durch das Resultat von Untersuchungen über Lichtreflexe an nassen oder eingeölten Körpern (Macdonald), die bei Einnahme bestimmter Körperhaltungen die Analogie von Muskelkonturen und Meridianverläufen erkennen ließen. Bei Fortführung dieser Gedankengänge drängt sich als Erklärung für die Punktlokalisation der Akupunkturpunkte die Vorstellung auf, daß neben einer sicherlich mitbestimmenden Empirie auch die Feinpalpation auf Schmerzverhalten und Irradiation Anhaltspunkte lieferte. Zum Punktverhalten selbst wäre noch zu bemerken, daß histologische Untersuchungen über die Strukturgestaltung der Punkte keine Abweichungen von neutralen Hautstellen aufdecken konnten, wohl aber waren Unterschiede im bioelektrischen Verhalten nachweisbar.

Die elektrische Leitfähigkeit ist am Punkt deutlich vergrößert, aber auch Potentialverhalten und Infrarotabstrahlung differieren erheblich. Organ- und Systemerkrankungen variieren die biophysikalischen Punkteigenschaften in verstärktem Maß. Punktsuchgeräte benützen dieses unterschiedliche elektrische Verhalten zur genauen Lokalisation der Einstichstellen. Die erwiesene biophysikalische Differenzierbarkeit leitet nun auch dazu über, sich Gedanken zu machen, wie der von traditioneller Seite her postulierte Energiekreislauf der Meridiane in unsere Vorstellungen übertragbar wäre. Vorwegzunehmen ist, daß eine exakte Erklärung zu diesem Problem derzeit noch nicht möglich ist, 2 Fakten aber für das Vorliegen einer übergeordneten Steuerung sprechen:

1. Jede systemorientierte Akupunktur erreicht eine sofortige Entspannung zugehöriger Reflexzonen und des Meridianverlaufes. Die begleitende Gesamtentspannung des Patienten ist subjektiv und objektiv feststellbar.
2. Generell gelingen Sedierungen besser als Tonisierungen. Letztere sind häufig wiederum nur über die Sedierung des Partnermeridianes erreichbar.

Beide Faktoren offenbaren die wiederholt angeführte Bedeutung der Tonuslage für die zu beurteilende Situation und lassen des weiteren die nicht zu übersehende Analogie vom Gesetz der reziproken Innervation der Muskulatur erkennen. Sicherlich unterstützen und rechtfertigen gerade solche Erkenntnisse den Einsatz der Akupunktur bei funktionellen Störungen des Achsenorganes. Eine weitere Begründung dafür ist die erwiesene Möglichkeit, mit Hilfe der Nadelung Schmerzbekämpfung zu betreiben. Neurophysiologische Abläufe, die damit verbunden sind, scheinen zumindest hypothetisch abgesichert, und im Zusammenhang soll an die allerdings umstrittene Gate-control-Theorie von Melzack (1978) und Wall sowie an die Arbeit von Kerr über intersegmentale Schaltungen von nozizeptiven Afferenzen erinnert werden.

Versucht man aus den vorausgegangenen Ausführungen den Indikationsbereich der Akupunktur bei vertebragenen Syndromen abzuleiten, so ergeben sich folgende Empfehlungen:

- Vertebragene Schmerzzustände,
- muskuläre Verspannungen und bindegewebige Verquellungen,
- viszerovertebrale bzw. vertebroviszerale Störungen.

Es ist nicht Aufgabe dieser Monographie, die Details der Akupunktur hinsichtlich Punktwahl und technischer Besonderheiten anzuführen. Nur so viel sei dazu gesagt, daß die leider weit verbreitete „Kochbuchakupunktur", abgesehen von Zufallserfolgen, nicht zielführend sein kann. Diese Behauptung ist beweisbar und geht nicht nur auf die Unzahl vergeblicher Akupunkturanwendungen zurück, mit denen man sich täglich konfrontiert sieht. Abgesehen von der struktur- und aktualitätsbedachten Diagnose, die jeglicher Wirbelsäulenbehandlung vorauszugehen hat, orientiert sich die gekonnte Akupunktur der Erkrankung des Bewegungsapparates am vorliegenden Störungsmuster. In diesem Terminus inkludiert sind sowohl Art und Richtung der Bewegungseinschränkung als auch die Gestaltung der Schmerzareale und deren Akuität sowie konstitutionelle Voraussetzungen und das verbundene Reaktionsverhalten des Patienten auf exogene Noxen wie Kälte, Wärme, Feuchtigkeit oder Zugluft.

Die anschließende beispielgebende Beschreibung eines zu behandelnden Krankheitsbildes stützt sich auf die von König u. Wancura (1979) vorgestellte *Praxis und Theorie der neuen chinesischen Akupunktur*.

Angenommener Schmerzort

Medialer Nackenanteil mit Trapeziusansatz und paravertebrale Ausstrahlung bis zum medialen Skapularand.

Betroffene Meridiane

Blasen- und Dünndarmmeridian.

Bewegungseinschränkung

Schmerzhafte und eingeschränkte Ante- und Retroflexion des Kopfes.

Punktwahl

Lokalpunkte auf den betroffenen Meridianen B 10 bis B 13, Dü 11, Nadelungsreihenfolge von kranial nach kaudal.

Fernpunkte am Dünndarmmeridian, und zwar Dü 6, bei Feuchtigkeitsempfindlichkeit jedoch Dü 3 oder bei Wärmeempfindlichkeit Dü 2.

Empfohlen wird zuerst, die Fernpunkte zu nadeln und das Schmerzgebiet aktiv und passiv zu bewegen. Erst im Anschluß daran sollten die Lokalpunkte akupunktiert werden.

Wäre der angenommene Schmerz aber nur geringfügig lateraler, und würde er bei gleichzeitiger Rotationseinschränkung zum Schulterkamm ausstrahlen, lägen die Meridiane 3-Erwärmer und Gallenblase im Störungsareal und die grundsätzliche Punktwahl müßte lauten: G 20 und 21, 3 E 14, 3 E 15.

Man sieht also schon an diesem Beispiel, wie diffizil die Punktwahl ist und wie wenig aussichtsvoll grobschematische Behandlungen sein können. Versucht man abschließend die Rolle der Akupunktur im Rahmen der Gesamtrehabilitation von Wirbelsäulengestörten festzulegen, so ist die Hauptaufgabe sicher die, daß sich ihre Effekte v. a. dann als Adjuvanz benützen lassen, wenn es darauf ankommt, durch Schmerzbefreiung und Tonusabsenkung in verspannten Muskelbezirken Voraussetzungen für manualmedizinische und krankengymnastische Aktivitäten zu schaffen. Damit ergeben sich bereits erste Parallelen zu der bereits vorgestellten TLA, die unserem medizinischen Weltbild leichter anpaßbar erscheint und auch ausbildungsmäßig weniger Probleme aufwirft.

3.5 Krankengymnastische Rehabilitation

Die theoretischen Voraussetzugen, die für eine sinnvolle krankengymnastische Rehabilitation erforderlich sind, wurden bereits abgehandelt, und es werden diesbezüglich speziell die Einzelheiten der strukturellen Störfaktoren und die Ausführungen über das Schmerzgeschehen in Erinnerung gerufen. Darüber hinaus sind auch die beschriebenen konstitutionellen Gegebenheiten und verbundenen Reaktionsweisen bei der Erstellung krankengymnastischer Behandlungspläne zu bedenken. Schon diese Grundfaktoren allein lassen erkennen, daß zumindest die primäre Gymnastikgestaltung individualtypisch und störungsbezogen zum Einsatz kommen sollte und standardisierte Gruppenprogramme nur im weiteren Verlauf des Heilverfahrens zur Stabilisierung der aufgebauten Erfolge brauchbar sind.

- Das persönliche Programm
- Allgemeine Kriterien
- Muskelfunktionsteste
- Dehnung und Kräftigung
- Regionale Anleitungen
- Die „Hausaufgabe"

Für die Erstellung des geforderten persönlichkeitsbezogenen Programms haben aber noch weitere Details eine entscheidende Bedeutung:

- Pathogenese und Pathomechanismen der vorliegenden Störung müssen im Sinn der Struktur und Aktualitätsdiagnose aufgeschlüsselt werden.
- Inhalt und Ausmaß des Gesamtprogramms werden vorrangig vom Intensitätsgrad des aktuellen Schmerzgeschehens bestimmt, wobei im Zusammenhang an die Kardinalforderung erinnert wird:
Keine Übung darf schmerzen oder vorhandene Beschwerden verstärken.
- Die kinesiologische Ausgangslage, einschließlich erworbener Fehlstereotypien, sind als stets vorhandene Komponenten genau zu beachten.
- Die richtige Einschätzung des Faktors M bestimmt darüber hinaus Inhalt und Ausmaß krankengymnastischer Hausaufgaben.

Aus diesen Forderungen ergibt sich außerdem, daß nur die Zusammenarbeit von Arzt und Physiotherapeut die Erfüllung aller Forderungen gewährleistet und damit absichert, daß

- eingeschränkte Funktionen verbessert und Normalfunktionen erhalten werden,
- Hypermobilitäten von einer Lockerungsgymnastik ausgeschlossen bleiben und stabilisierende Übungen eingesetzt werden,
- kontrakte, verkürzte Muskeln vorrangig gedehnt werden,
- abgeschwächte Muskeln gekräftigt werden,
- last, not least eine Beratung im Sinn der Aufdeckung aller bereits besprochenen Störfaktoren erfolgt, die deren Abbau bzw. den Ersatz durch eine gesunde Verhaltensweise nachziehen soll; speziell dabei ist wiederum und hier im hohen Ausmaß der Faktor M bei der prognostischen Beurteilung einzukalkulieren.

Die praktische Anwendung der krankengymnastischen Rehabilitation setzt sich bei Berücksichtigung der einleitenden Kriterien aus folgenden Maßnahmen zusammen:

- Prüfung des allgemeinen, regionären und segmentalen Motilitätsverhaltens,
- Prüfung der Stereotypien, Koordination und Geschicklichkeit,
- Muskelfunktionstestung,
- Beurteilung des Leistungsvermögens,
- krankengymnastische Verordnung.

Die Einzelheiten der Motilitätsprüfung wurden bereits behandelt. Die Beurteilung des Leistungsvermögens ist ebenfalls klar. Sie umfaßt v. a. die Bereiche Alter, Herz-Kreislauf-Situation und substantielle Gegebenheiten des Bewegungsapparates. Die restlichen Punkte sind so innig miteinander verknüpft, daß ihre Besprechung in synthetischer, regional gegliederter Schau ablaufen soll.

LBH-Region

Die einleitende Muskeltestung orientiert sich an den immer wieder betroffenen „Kennmuskeln" dieser Region.

Zur Verkürzung bzw. Kontraktion neigen:
- M. iliopsoas,
- die kaudalen Abschnitte des M. erector spinae.

Zur Abschwächung tendieren:
- die geraden und schrägen Bauchmuskeln,
- M. glutaeus maximus,
- M. glutaeus medius.

Testung des M. iliopsoas

Auf Verkürzung des M. iliopsoas wird in Rückenlage untersucht. Der Patient liegt mit dem Becken am Tischende, das Bein in Knie- und Hüftgelenk voll gebeugt, das andere Bein hängt frei über den Tischrand hinaus. Das abgewinkelte Bein wird vom Patienten selbst mit den Händen umfaßt, gegen die Brust gedrückt und so fixiert. Eine normale Spannung im M. iliopsoas vorausgesetzt, muß das freihängende Bein bis zur Horizontalen absinken, ohne daß der Unterschenkel vorgestreckt wird. Aus dieser Position läßt sich gleichzeitig eine manchmal mitlaufende Verkürzung des M. rectus femoris erkennen. Beugt man das hängende Bein im Kniegelenk passiv weiter ab, so kommt es bei einer Rektusverkürzung zu einer Ausweichbeugebewegung im Hüftgelenk und der Oberschenkel hebt sich (Abb. 55).

Dehnung des M. iliopsoas

Die eben geschilderte Testposition ist gleichzeitig die Ausgangsstellung für die kombinierte aktive und passive Dehnung, die unter Benutzung

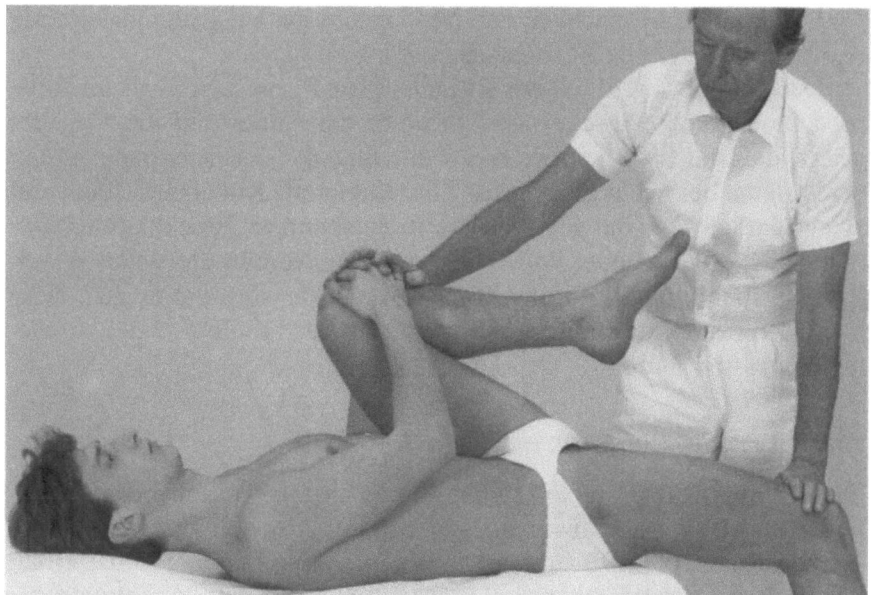

Abb. 55. Überprüfung auf Verkürzung des M. iliopsoas und Griffansatz zur Dehnungsbehandlung

der postisometrischen Relaxation vorgenommen wird. Dabei gibt der Therapeut Widerstand über dem Knie des freihängenden Beines und läßt den Patient mit mäßiger Kraftentfaltung im Sinn einer versuchten Hüftbeugebewegung gegendrücken. Die isometrische Spannung sollte 6-10 s unter langsamer Inspiration angehalten werden. Im anschließenden Exspirium muß voll entspannt werden. Die mitlaufende Strekkungsverbesserung im Hüftgelenk liefert die Ausgangsposition für die einige Male zu wiederholende Übung. Auch eine Selbstbehandlung ist möglich (Abb. 56 a).

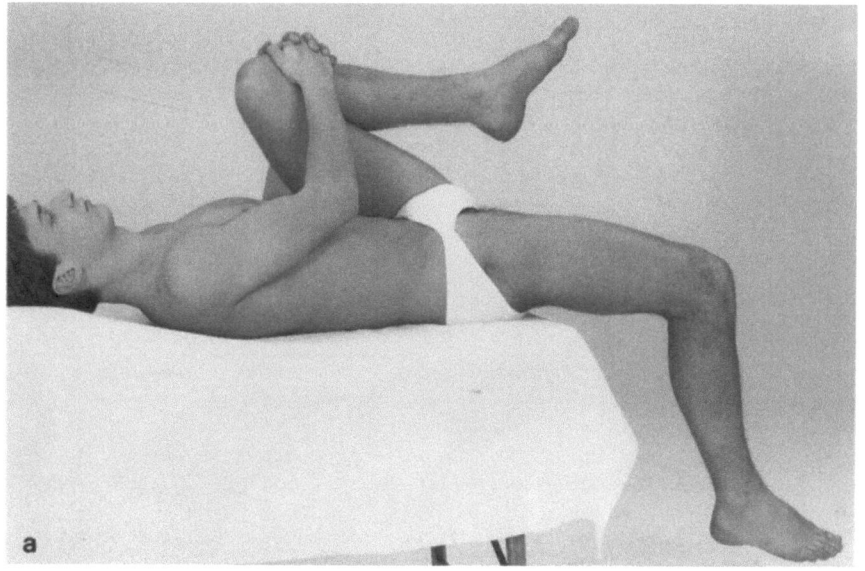

Abb. 56. a Selbstbehandlung des M. iliopsoas: nach isometrischer Beugeaktivierung Dehnung durch die Schwerkraftwirkung

Eine weitere Möglichkeit den M. iliopsoas beider Seiten gleichzeitig rein passiv zu dehnen ist folgende:

Der Patient liegt flach am Rücken. Eine 15 cm dicke weiche Rolle (zusammengerollte Decke) wird so unter den Unterrand des Gesäßes gelegt, daß die LWS kyphosierend durchhängt. Der Therapeut nimmt beide Beine bei leicht gespreizter Einstellung mit Knöchelgriff auf und achtet darauf, daß die Kniegelenke in entspannter Streckhaltung bleiben. Unter gleichzeitiger voller Innenrotation werden die Beine in weiterer Entspannung bis auf die Matte gesenkt. Bewährt hat es sich, diese Übung, die auch die Bauchatmung günstig beeinflußt, 1–2mal zu wiederholen (Abb. 56 b).

Die Testung der Rückenstrecker

Die Testung des M. erector spinae erfolgt in Sitzposition bei in Knie- und Hüftgelenken rechtwinkelig gebeugten Beinen. Bleibt beim Vorkippen des Rumpfes (Stirn zu den Knien führen) die Lendenlordose erhalten, so deutet das bei fehlenden Blockierungen auf eine Verkürzung des kaudalen Anteils des M. erector spinae.

Die Dehnung der Rückenstrecker

Die therapeutische Dehnung läßt sich am besten aus der Rückenlage bei angehockten Beinen ausführen. Der Therapeut lehnt sich mit seinem Oberkörper auf die angewinkelten Beine, umfaßt mit den Händen rechts und links den Tischrand, um diese Position zu fixieren, und fordert den Patient auf, bei gleichzeitiger Einatmung, mit den Knien isometrisch gegen seinen Oberkörper zu drücken. In der anschließenden Expirations- und Entspannungsphase preßt der Therapeut die angewin-

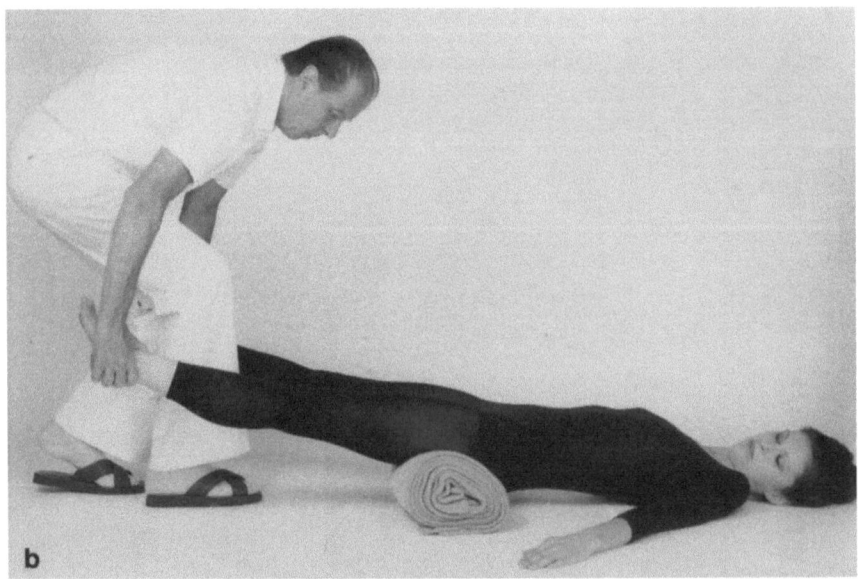

Abb. 56 b. Gleichzeitige Dehnungsbehandlung beider Iliopsoasmuskeln in Rückenlage

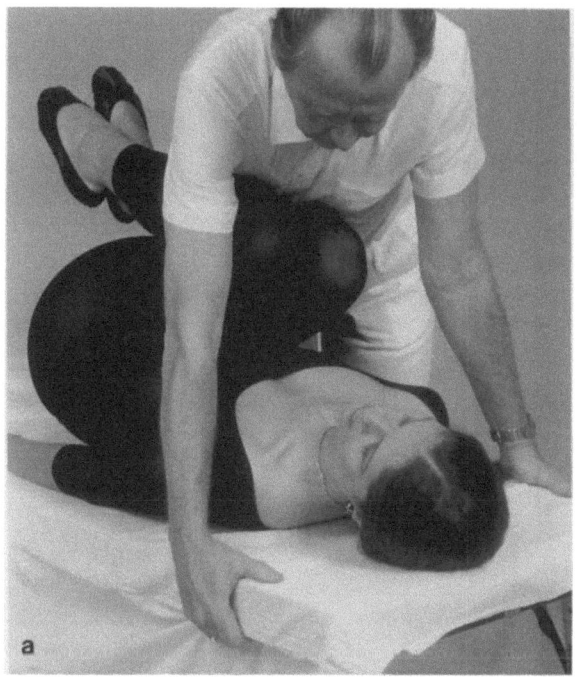 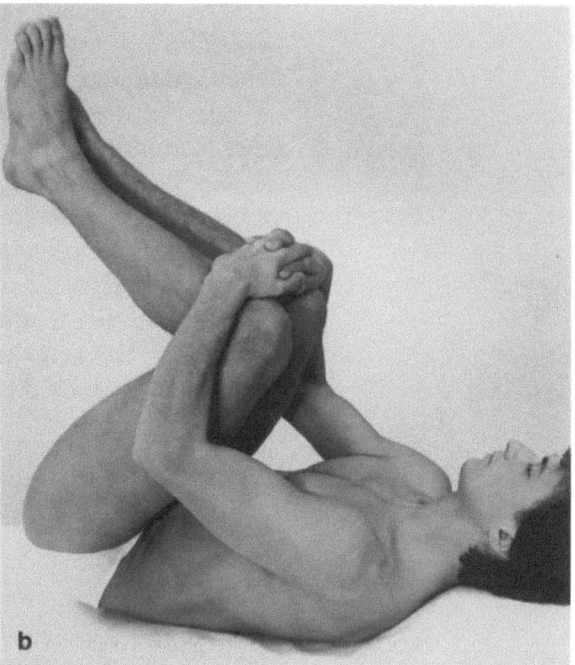

kelten Patientenbeine weiter gegen dessen Kinn und fixiert die neugewonnene Position. Der Vorgang wird einige Male wiederholt und bewirkt eine deutliche Dehnung der Erektoren (Abb. 57 a).

Zur Selbstbehandlung verkürzter Rückenstrecker eignet sich die in Abb. 57 b vorgestellte Technik.

Abb. 57. a Dehnungsbehandlung des lumbalen Erektoranteiles. b Selbstdehnung der Rückenstrekker: nach isometrischer Aktivierung gegen die haltenden Hände werden die Knie in Richtung Kinn gezogen

Nun zu den Abschwächungen

Jede testmäßig erfaßbare muskuläre Abschwächung wird in 6 Stufen unterteilt, wobei Grad 5 normale Kraft und Grad 0 den totalen Ausfall bezeichnen.

Grad 5 als Normalfunktion heißt, daß eine Bewegung gegen erheblichen Widerstand ausführbar bleibt.

Grad 4 charakterisiert sich dadurch, daß die gleiche Bewegung nur gegen geringen Widerstand möglich ist.

Grad 3 erscheint dann gegeben, wenn lediglich die Schwerkraft überwunden werden kann.

Für den Rehabilitationsbereich der Wirbelsäulengestörten kommen praktisch nur die Stufen 3 und 4 in Frage.

Testung und Training der Bauchmuskulatur

Die abschwächungsmäßig an vorderster Front stehenden geraden und schrägen Bauchmuskeln testet man in Rückenlage des Patienten, der dabei seine Beine mit aufgesetzten Fußsohlen aufgestellt und gebeugt hält. Aus dieser Ausgangsstellung sollte er sich bei voll erhaltender Muskelkraft mit im Nacken verschränkten Händen aufsetzen können.

Dieselbe Übung mit vorgestreckten Armen ergibt Grad 4, und Grad 3 liegt dann vor, wenn es eben noch möglich ist, den Schultergürtel abzuheben (Abb. 58).

Zur Prüfung der schrägen Bauchmuskeln wird diese Testung mit einer Rumpfrotation verbunden (Abb. 59).

Die Testaufgaben sind gleichzeitig die Hauptübung zur Kräftigung, wobei nochmals herauszustreichen wäre, daß die Beine dabei stets in Hüfte und Knie gebeugt gehalten werden müssen, um ein Mitüben der Iliopsoasmuskeln, die ohnehin zur Verspannung neigen, zu verhindern.

Für ältere Leute und bei starker Abschwächung empfiehlt sich eine Übung der Hockergymnastik. Aus der Sitzhaltung wird das gebeugte Bein zur Gegenschulter gehoben, während der im Ellbogen flektierte

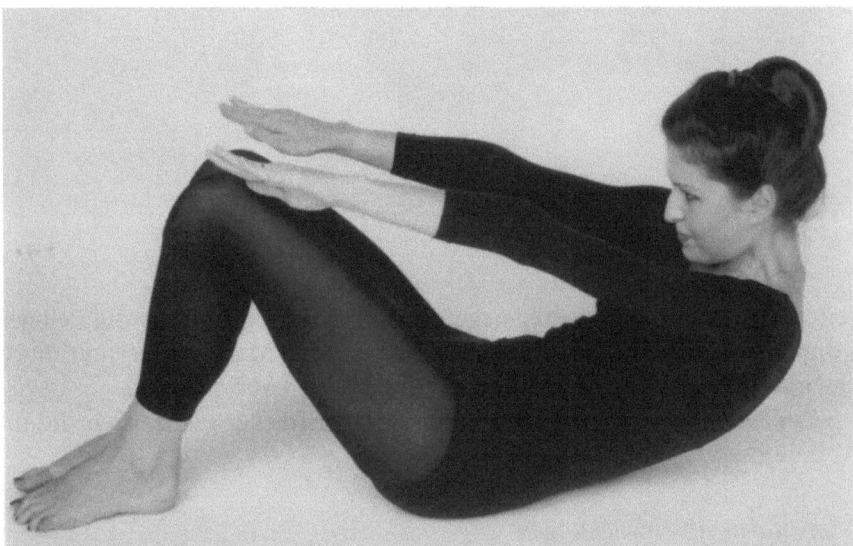

Abb. 58. Testung und Beübung der geraden Bauchmuskulatur

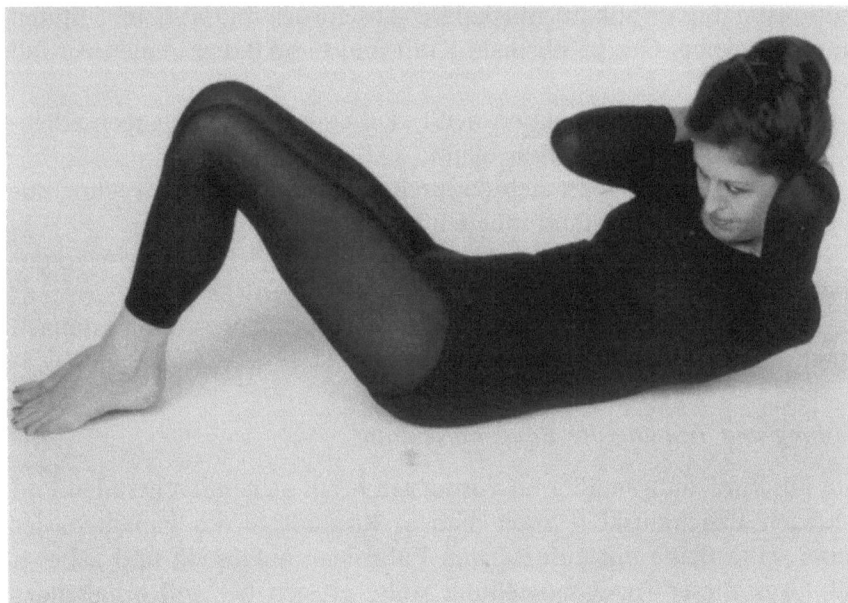

Abb. 59. Test und Übung für die schrägen Bauchmuskeln

Arm außen am hochkommenden Knie vorbei nach kaudal strebt. Der Vorgang wird rhythmisch abwechselnd rechts und links ausgeführt (Abb. 60).

Im Stehen erreicht man eine Kräftigung der Bauchmuskulatur bei gleichzeitiger Übung der Gesäßmuskeln durch rhythmisches Einziehen des Bauches und synchronem Zusammenkneifen des Gesäßes, wobei das Becken im Sinn einer Steilstellung nach dorsal kippt.

Die Untersuchung des M. glutaeus maximus

Die Testung dieses Muskels erfolgt in Bauchlage. Das Bein der Untersuchungsseite wird im Kniegelenk rechtwinklig gebeugt. Eine Hand fixiert das Becken, die andere Hand leistet auf der Rückseite des Oberschenkels Widerstand gegen die versuchte Retroflexion (Abb. 61).

Kräftigung des großen Gesäßmuskels

Ein gutes Training für den großen Gesäßmuskel ist das wiederholte Aufstehen aus tiefer Sitzposition mit geschlossenen Beinen sowie die wiederholte isometrische Aktivierung durch Zusammenkneifen der Gesäßbacken.

Abb. 60. *Links unten.* Hockerübung für die Bauchmuskulatur

Abb. 61. *Rechts unten.* Testung des M. glutaeus maximus: Widerstand gegen weitere Streckung im Hüftgelenk durch Gegenhalt an der Oberschenkelrückseite

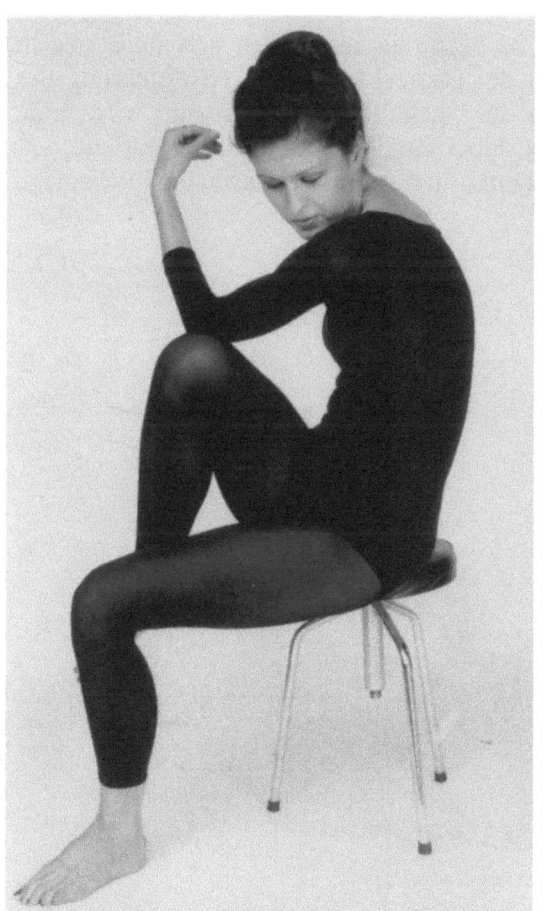
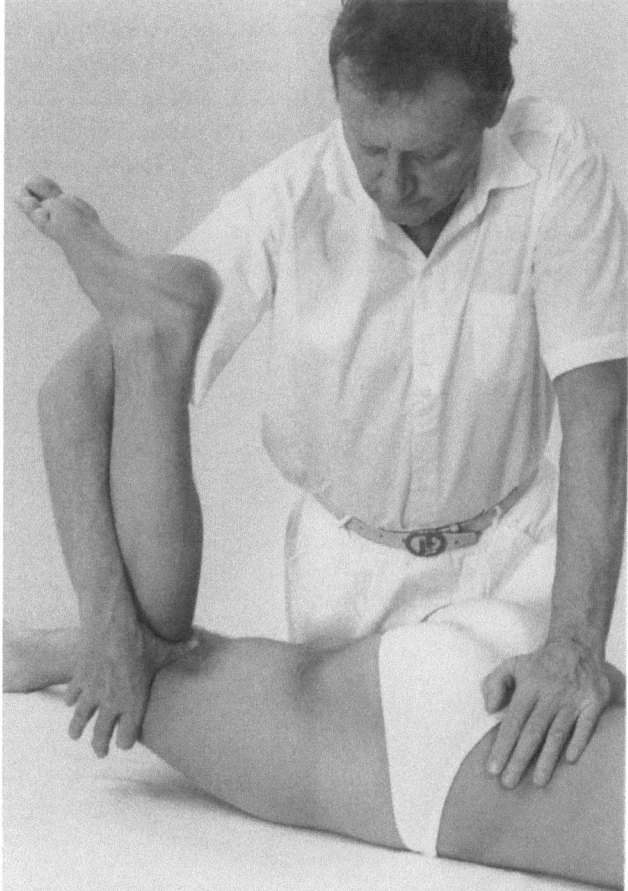

Testung und Übung der Hüftabduktoren

Die Testung der Hüftabduktoren (M. glutaeus medius) erfolgt in Seitenlage bei leicht gebeugt aufliegendem Bein. Das andere Bein sollte streng seitlich ohne begleitende Rotation gegen dosierten Widerstand abgehoben werden können. Erfolgt beim Testvorgang eine leichte Hüftgelenkbeugung unter gleichzeitiger Außenrotation, weist das auf den zusätzlichen Einsatz des M. tensor fasciae latae hin (Abb. 62). Die Beübung bedient sich einmal mehr der Testeinstellung, wobei vielfaches strenges Seitabheben des Beines die Hüftabduktoren trainiert.

BWS-Region

Krankengymnastisch vorrangig interessieren in dieser Region der zur Verkürzung neigende
- tonische M. pectoralis major,
- die zur Abschwächung neigenden phasischen Muskeln,
- mittlerer und unterer Trapeziusanteil,
- Mm. rhomboidei,
- M. serratus anterior.

Testung und Dehnung des M. pectoralis major

Die häufige Verkürzung des M. pectoralis major läßt sich am besten in Rückenlage erkennen, wenn der gestreckte Arm in Faserrichtung des Muskels schräg nach außen oben gehalten und entspannt wird. Eine Elevation unter 180° deutet dabei auf Kontraktion hin. Stärkere beiderseitige Verspannungen erkennt man schon bei normaler Rückenlage

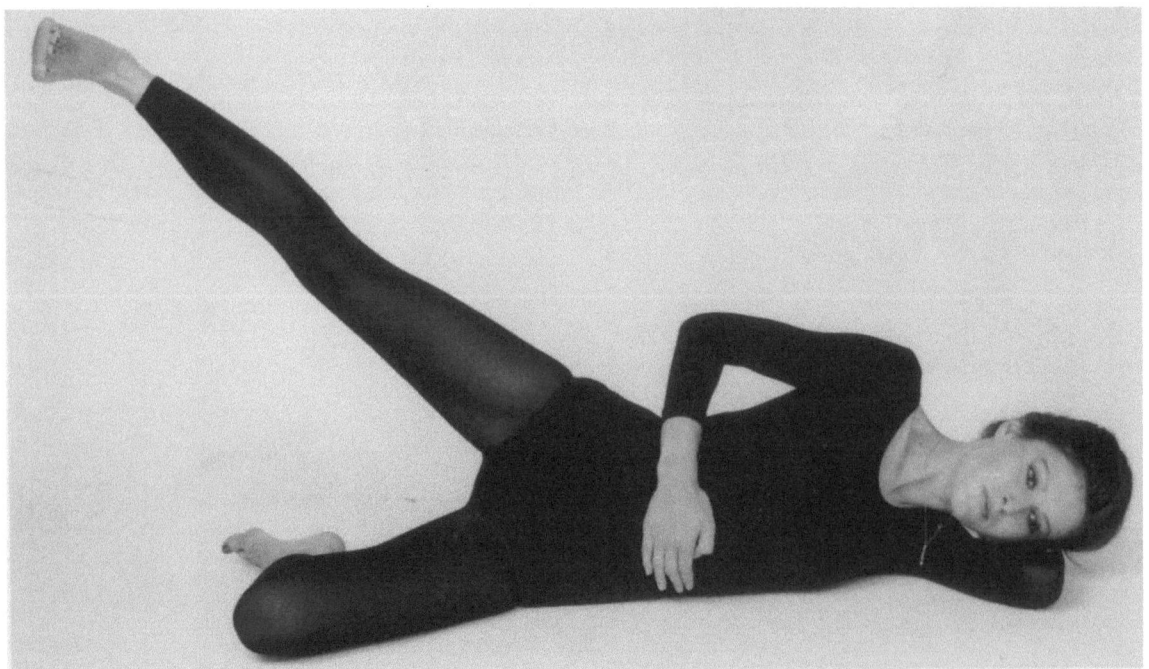

Abb. 62. Testung des M. glutaeus medius

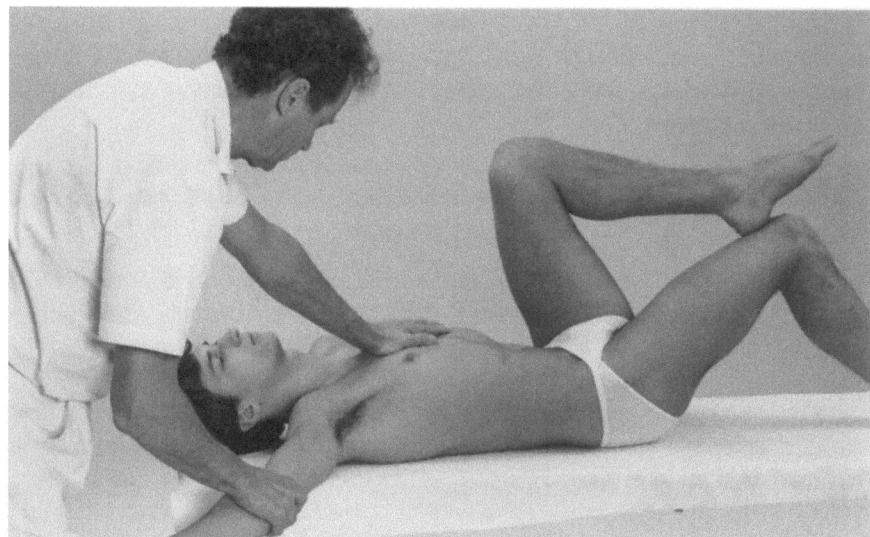

Abb. 63. Prüfung auf Verkürzung des M. pectoralis major und Griffansatz zur Dehnungsbehandlung

durch nach vorn gezogene Schultern und das Unvermögen, flach am Untersuchungstisch zu liegen. Ergänzend zu bemerken wäre noch, daß Pektoralisverspannungen eine Rundrückenbildung begünstigen (Abb. 63).

Zum Behandlungsansatz dient die Testposition, wobei die Technik der postisometrischen Relaxation, wie sie schon wiederholt beschrieben wurde, zum Einsatz kommt.

Selbstbehandlung und Dehnungen des großen Brustmuskels kann der Patient auch zusätzlich allein ausführen. Dazu stellt er sich so auf, daß der gestreckte und in Faserrichtung elevierte Arm mit der Hand an einer festen Fläche Widerstand findet (Türrahmen, Kastenkante o. ä.). Nach isometrischer Aktion, also dem Versuch des Wegdrückens am Widerstand, soll in der anschließenden Entspannung der Körper vorgelehnt werden. Der Dehnungsvorgang sollte einige Male ablaufen.

Testung der interskapulären Muskeln

Die zur Abschwächung neigenden interskapulären Muskeln (M. rhomboideus und mittlerer Trapeziusanteil) sind am besten in Bauchlage überprüfbar, wobei der Patient seine Arme dicht am Körper hält. Der Therapeut spreizt mit gekreuzt gehaltenen Händen die Schulterblätter soweit als möglich und fordert dann den Patienten auf, diese gegen seinen Widerstand in der Mitte zusammenzuziehen.

Der untere Trapeziusanteil wird so getestet, daß wiederum in Bauchlage ein Arm mit Schulter und Schulterblatt maximal nach kranial strebt und der Untersucher mit einer Hand an der Schulterblattspitze Kontakt hält. Die Aufforderung, mit der Skapulaspitze die Widerstand leistende Therapeutenhand wegzudrücken, ist bei normaler Muskelkraftsituation leicht erfüllbar. Besteht eine Abschwächung, hebt sich der untere Skapulaanteil vom Thorax ab.

Eine Läsion des M. serratus anterior wird in Liegstützposition mit leicht gebeugtem Ellbogen und weiterer Vorverlagerung des Körpergewichtes durch das Auftreten einer ein- oder doppelseitigen Scapula alata erkennbar.

Beübung der interskapulären Muskulatur

Zum Training der interskapulären Muskulatur hat sich eine Übung bewährt, die aus einer Liegestützposition, deren Schräglage sich nach dem Kräftezustand des Patienten richtet, ihren Ausgang nimmt. Der weitere Ablauf erfolgt so, daß sich der Patient, ohne die Arme zu beugen, nach ventral gleiten läßt, dabei nähern sich die Schulterblätter einander. Das anschließende hoch nach dorsal Drücken der Brustwirbelsäule spreizt die Scapulae weit nach lateral. Der Übungsablauf sollte betont langsam erfolgen. Ergänzend bewährt sich eine Übung in Rückenlage, bei der die Ellbogen, bei leicht abduzierten Armen, gegen den Boden drücken (Abb. 64 a, b).

HWS-Region

In der Zervikalregion erfordert v. a. das Verhalten der oberen Schulterblattfixatoren Aufmerksamkeit:

- oberer Trapeziusanteil,
- M. levator scapulae.

Sie neigen häufig zu Verkürzung, ein Zustand, der viele Zervikalsyn-

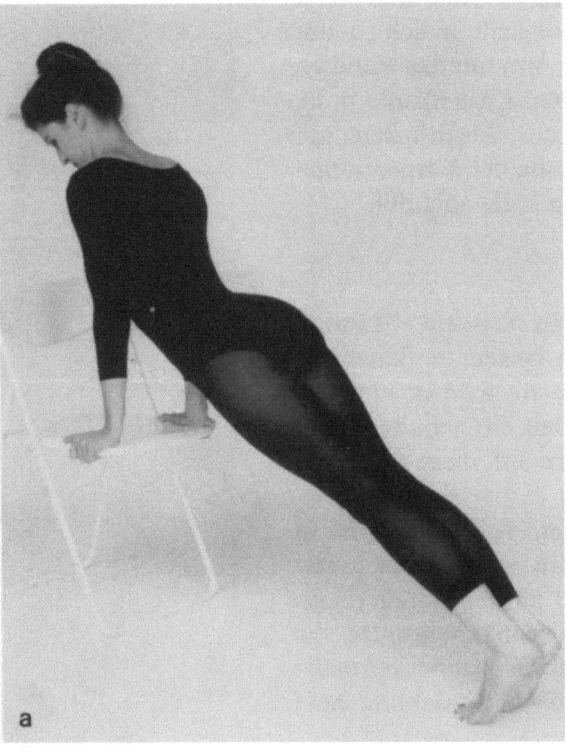
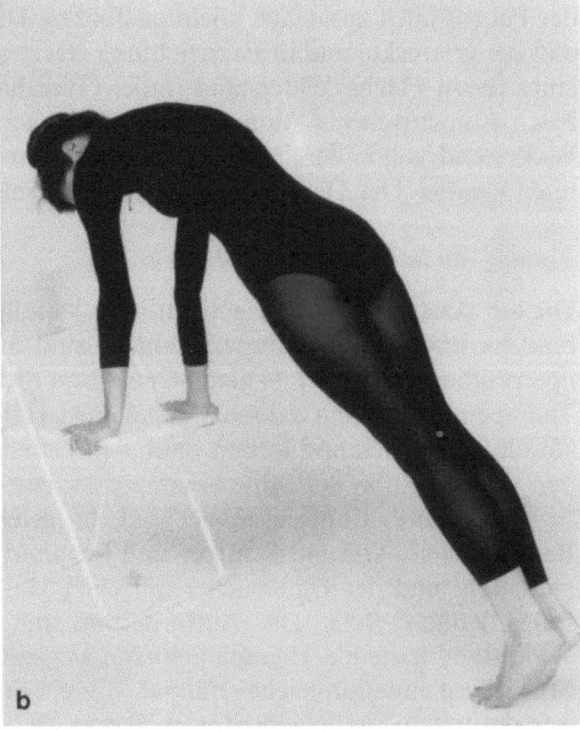

Abb. 64 a, b. Training der interskapulären Muskulatur. **a** Phase 1, **b** Phase 2

drome begleitet. Nicht unerwähnt bleiben soll die diesbezüglich eminente psychische Gebundenheit dieser Muskelgruppe. Eine Verspannung ist in den meisten Fällen schon blickdiagnostisch erfaßbar. Während bei normotoner Situation die Schultersilhouette nach oben konkavbogig erscheint, zeigt sie bei Verspannungen einen konvexbogigen Verlauf, der auch als „gotische Schultern" bezeichnet wird. Einseitige Trapeziusverkürzungen erkennt man beim Versuch der vergleichenden passiven Kopfseitneigung unter Fixierung der kontralateralen Schulter.

Dehnung des M. trapezius

Aus dieser Ausgangssituation läßt sich, wenn notwendig, gleich die sinngemäße Trapeziusdehnung nach den Gesichtspunkten der postisometrischen Relaxation ausführen (Abb. 65 a).

Eine Selbstbehandlung ist ebenfalls möglich, und zwar am besten aus der Rückenlage heraus. Zur Fixierung der Schulter umfaßt dabei die Hand des gestreckten Armes den Tisch- oder Bettrand. Mit der anderen Hand umgreift der Patient sein Hinterhaupt und zieht den Kopf, bei gleichzeitiger Rotation zur Spannungsseite, in eine maximale Lateroflexion. Aus der erreichbaren Endstellung heraus wird unter Inspiration versucht, den Kopf von der fixierenden Hand wegzuziehen. Im anschließenden Exspirium vergrößert sich unter leichtem Zug der am Kopf liegenden Hand die Seitneigung durch Entspannung des Trapezius (Abb. 65 b).

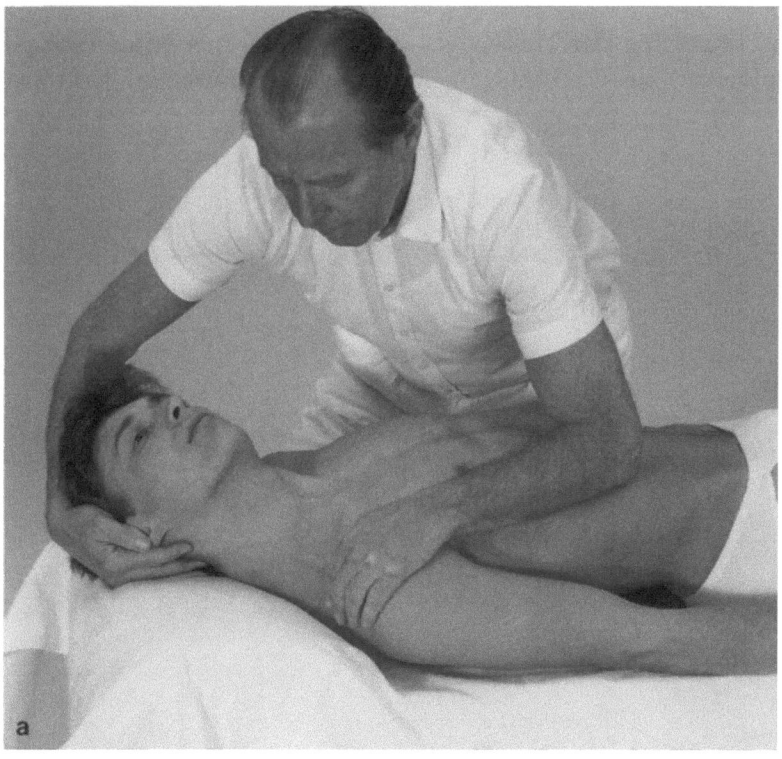
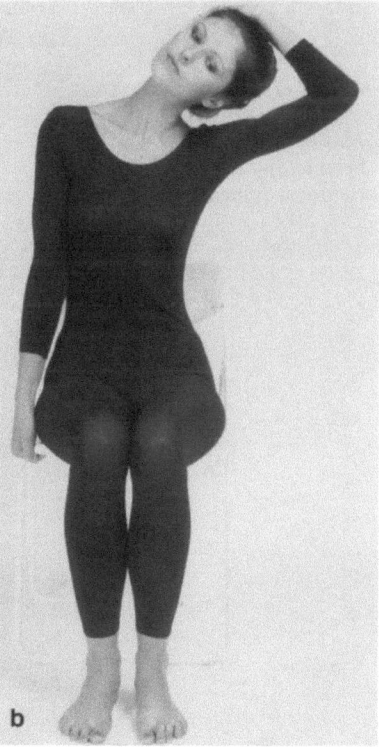

Abb. 65 a, b. Behandlung und Selbstbehandlung der Trapeziusverspannung. **a** in Rückenlage, **b** sitzend (Selbstbehandlung)

In vielen Fällen ist es notwendig, die Übung beidseitig und einige Male wiederholend vorzunehmen.

Untersuchung des M. sternocleidomastoideus

Verspannungen und Verkürzungen des M. sternocleidomastoideus kommen gleichfalls gar nicht so selten vor. Sie sind v.a. durch die Druckempfindlichkeit der Insertionsstelle am Sternoklavikulargelenk und, im Fall stärkerer Verkürzungen, durch die Rotationshaltung des Kopfes zur Gegenseite bei leichter Seitneigung zur Verspannungsseite zu erkennen.

Dehnung des M. sternocleidomastoideus und des M. levator scapulae

Zur Behandlung dieser Verspannung läßt der Patient den Kopf über das Tischende hinaushängen. Der Therapeut dreht den hängenden retroflektierten Kopf von der Verspannungsseite weg und gibt seitlich am Kinn von oben Widerstand. Nach Anspannung in Inspiration und Entspannung in Expiration werden Retroflexion und Rotation gesteigert und so der Muskel gedehnt (Abb. 66). Der M. levator scapulae wird in Rückenlage gedehnt. Mit einer Hand werden Schulter und Schulterblatt nach kaudal gedrängt. Während mit der anderen Hand das Hinterhaupt abgestützt wird, schiebt man den Kopf zur Gegenseite und führt so nach vorangehender isometrischer Aktivierung die Dehnung aus.

Testung und Beübung der Halsbeuger

Die Abschwächung der Halsbeuger dokumentiert sich beim Versuch des Kopfhebens aus Rückenlage heraus. Normale Muskelkraft voraus-

Abb. 66. Dehnungsbehandlung des M. sternocleidomastoideus (PIR)

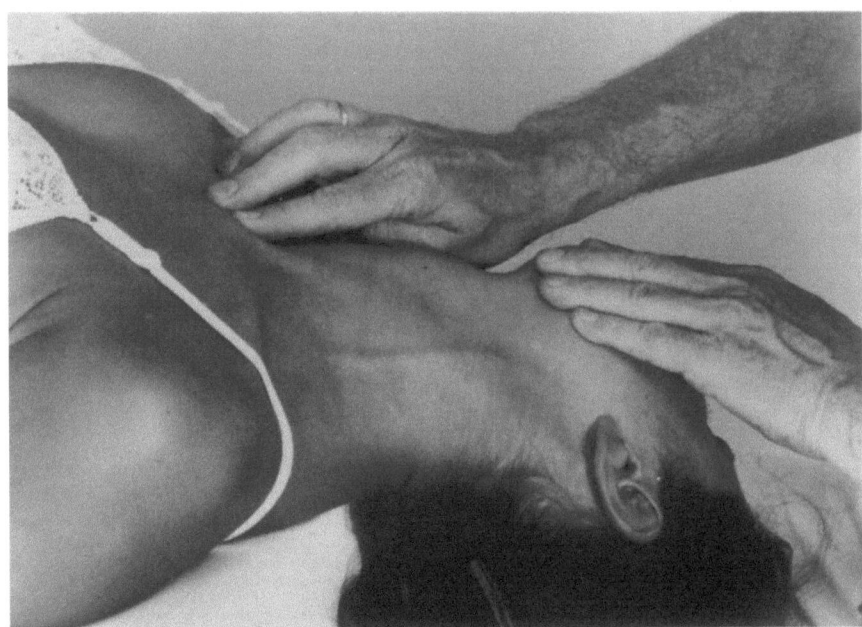

gesetzt, muß es mühelos möglich sein, den Kopf 20 s angehoben zu halten. Das notwendige Training abgeschwächter Halsbeuger ergibt sich fast von selbst. Der Patient drückt einfach mit dem Kopf gegen die an der Stirn Widerstand leistende eigene Hand und wiederholt diese isometrische Aktion einige Male.

Anleitungen zum Eigentraining der Patienten

Die bisher vorgestellten Übungen setzten in vielen Fällen die Mitwirkung des Physiotherapeuten voraus. Sie bestimmen des weiteren nur die 1. krankengymnastische Rehabilitationsphase und müssen im Zug des Programmaufbaues durch „Hausaufgaben" ergänzt werden, die der Patient, wenn er rezidivfrei bleiben will, auf Dauer fortsetzen sollte. Der im Anschluß vorgeschlagene Trainingsplan ist auf häufige vertebrale Störungen zugeschnitten und bezieht neben einigen bereits vorgestellten Kräftigungsübungen auch motilitätssteigernde Aufgaben ein, die sinngemäß natürlich nur bei mit Hypomobilitäten einhergehenden Beschwerden zusätzlich Verwendung finden sollten.

Wie im Sport üblich, muß auch bei gymnastischen Hausaufgaben ein Aufwärmen dem eigentlichen Programm vorausgehen. 2 min Laufen auf der Stelle eignen sich gut.

Anschließend denken wir an den großen Gesäßmuskel und stehen aus tiefer Sitzposition 10mal hintereinander auf.

Darauf folgen einige Übungen in Rückenlage:

Auf dem Programm steht zuerst die Dehnung der zur Verspannung neigenden Rückenstrecker. In Rückenlage umfassen beide Hände die angewinkelten Beine um die Kniegelenke. Nach isometrischer Aktivierung der Rückenstrecker durch Druck der Knie gegen die haltenden Hände, ziehen diese in der folgenden Entspannungsphase die Kniegelenke soweit als möglich zum Kinn (siehe Abb. 57b).

Dann wird mit aufgestellten Beinen das schon beschriebene Beüben der geraden und schrägen Bauchmuskeln ausgeführt, das bei konditionsschwachen oder leistungsreduzierten betagten Patienten durch die ebenfalls bereits vorgestellte Hockerübung ersetzbar ist. Nach dieser kleinen Anstrengung kann aus der gleichen Ausgangslage eine einfache, die Rotationsmotilität steigernde Bewegung nachfolgen, die so abläuft, daß die aufgestellten Beine mit dem Becken wechselweise nach links und rechts zum Boden gedreht werden (Abb. 67). Die Löschwiegenübung, ein schaukelndes Abrollen mit voll flektierter Wirbelsäule und angezogenen Knien, die von den Händen umfaßt werden, kommt als nächstes an die Reihe (Abb. 68).

Die letzte Übung in Rückenlage betrifft die Kräftigung der oft abgeschwächten Schulterblattfixatoren. Mit leicht abgespreizten Armen drücken dazu die Ellbogen gegen den Boden und aktivieren isometrisch die angesprochenen Muskeln.

In Seitenlage kommt danach die auch bereits vorgestellte Aktivierung des M. glutaeus medius an die Reihe (siehe Abb. 62).

Umdrehen zur Bauchlage. Abwechselnd das linke und das rechte im Knie gebeugte Bein vom Boden abheben, beübt den großen Gesäßmus-

Abb. 67. „Beckendrehen" in Rückenlage (links und rechts)

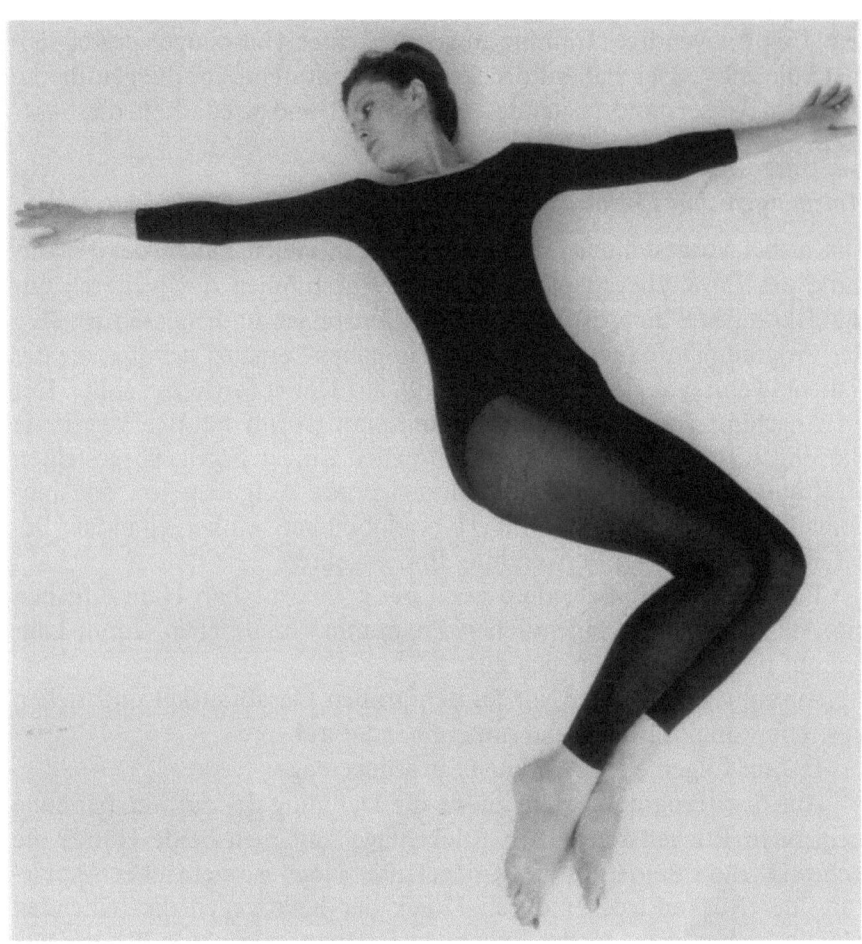

Abb. 68. „Löschwiegenübung"

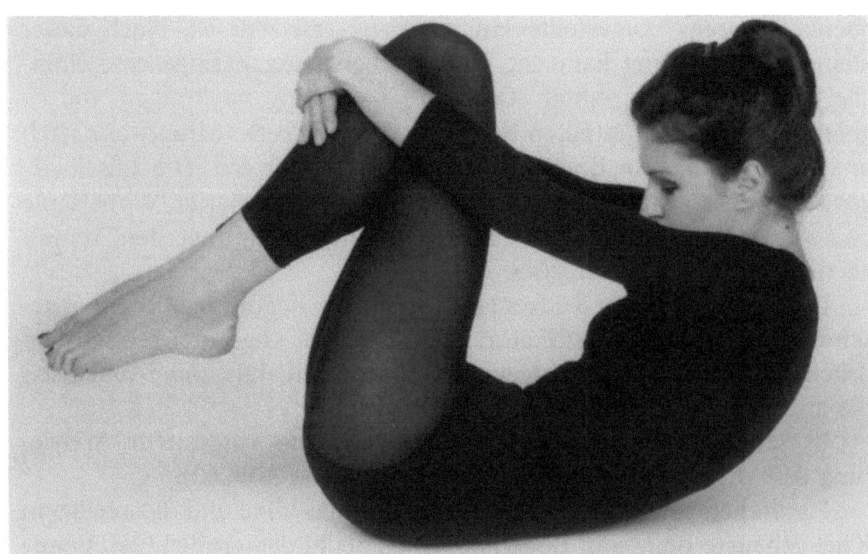

kel. Dieses Vorgehen kann auch als Ersatz für die eingangs angeführte Aufstehübung aus tiefer Sitzposition dienen, überhaupt dann, wenn Kniegelenkbeschwerden dazu zwingen.

Aus dem darauffolgenden Vierfüßerstand ergibt sich ein Übungablauf mit Variationsmöglichkeiten. Die sog. Katzenbuckel-Pferderücken-Übung erzielt, in Knie-Hand-Lage ausgeführt, eine Motilitätssteigerung in der LWS und im thorakolumbalen Übergang. Im Knie-Ellbogen-Stand vorgenommen, wandert die Wirkung nach kranial in die BWS (Abb. 69 a, b, 70 a, b).

Der restliche Programmteil wird aus stehender Position abgewickelt. Um den häufig verkürzten Psoasmuskel zu dehnen, setzt man einen Fuß voll auf einen Schemel oder auf eine Sesselfläche. Der andere Fuß bleibt durchgestreckt am Boden. Durch Schub des Beckens in Richtung Ferse des aufgesetzten Beines, kommt es zu einer Überstreckung im Hüftgelenk des Standbeines und so zu einer Dehnung des Psoasmuskels (Abb. 71). Besteht eine Pektoralisverspannung oder die Tendenz zur Rundrückenbildung empfiehlt es sich, die Pektoralisdehnung, wie sie bereits als postisometrische Relaxationsselbstbehandlung beschrieben wurde, anzuschließen.

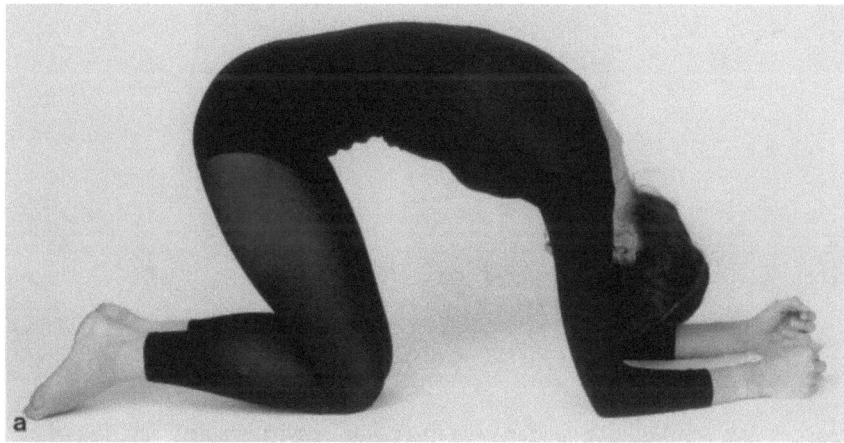

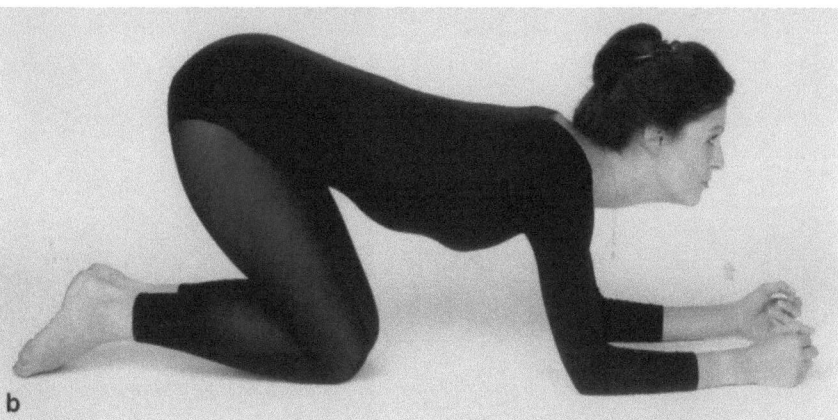

Abb. 69 a, b. Katzenbuckel-Pferderücken-Übung in Knie-Ellbogen-Lage. **a** Phase 1, **b** Phase 2

Abb. 70 a, b. Katzenbuk-kel-Pferderücken-Übung in Knie-Hand-Lage. **a** Phase 1, **b** Phase 2

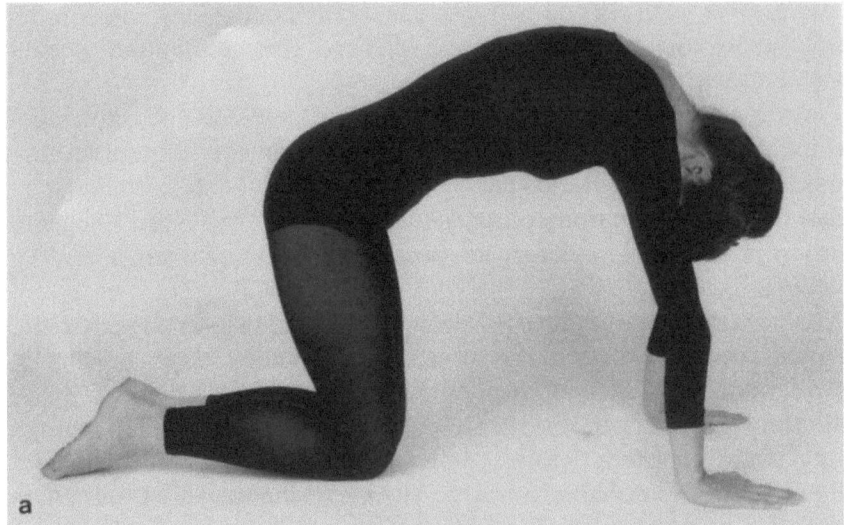

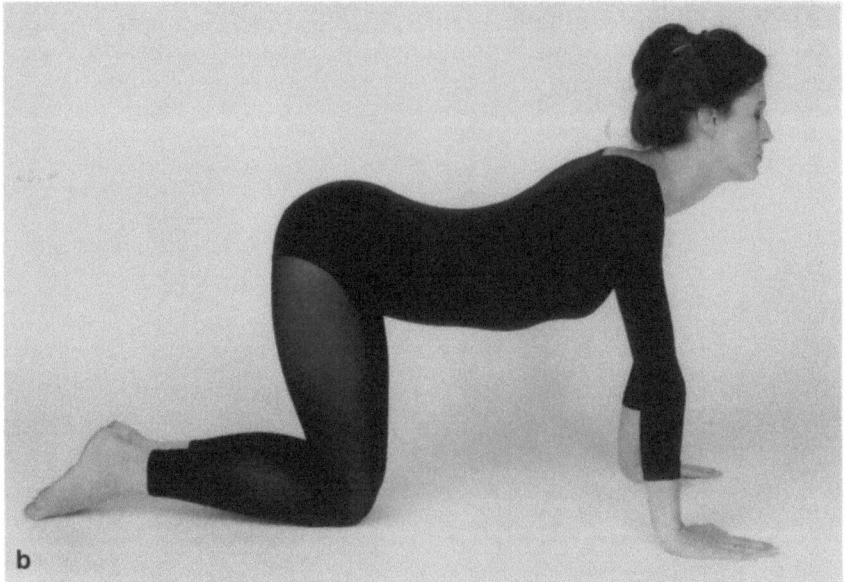

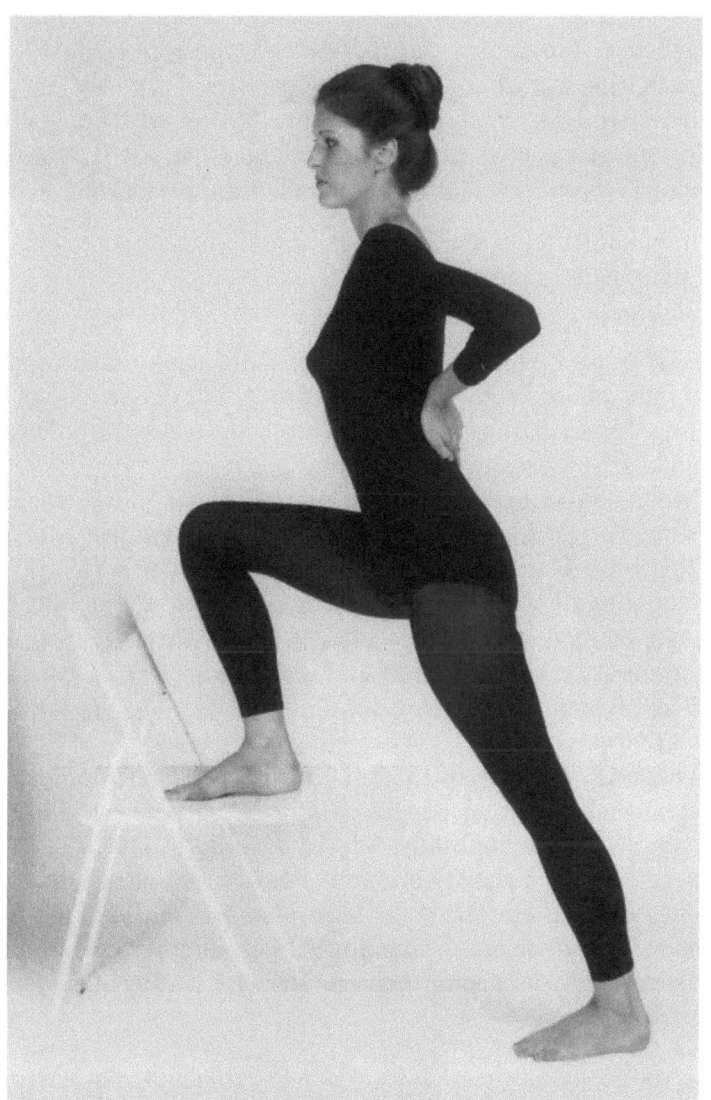

Abb. 71. Dehnung des Psoasmuskels als Selbstbehandlung

Für den Zervikalbereich wird in den meisten Fällen ein kleines zusätzliches Programm zur Motilitätsverbesserung notwendig sein. Abzuraten ist von dem überall propagierten Kopfrollen bzw.-kreisen, da der Retroflexionsteil der Übung eine Vertebralisreizung und Vertigoauslösung nachziehen kann. Es empfiehlt sich, das Bewegungstraining für die HWS in Einzelabläufe aufzugliedern, und zwar:

- In voller Anteflexion den Kopf links und rechts rotieren, als ob man „nein, nein" sagen wollte (Abb. 72).
- Summationsbewegung der HWS:

Vom Blick nach rechts oben wird der Kopf nach unten und zum Blick nach links oben geschwungen. Das entspricht der stereotypen Kopfbewegung der Eisbären im Zoo. Memotechnisch steht daher für diesen Ablauf: „Eisbärenschwingen" (Abb. 73).

- Mit ausrotiertem Kopf links und rechts je einige Male mit dem Kinn zur Schulter nicken, als wollte man grüßen. Merke: „Guten Tag, Frau Maier, Guten Tag, Frau Müller" (Abb. 74).
- Und um den zervikothorakalen Übergang zu mobilisieren, kann man dann den gerade gehaltenen Kopf sozusagen mit dem Kinn voraus nach vorn schieben und diese Bewegung öfters wiederholen. Esel pflegen emotionsgeladen ihren Kopf so nach vorne zu stoßen. Der Übungsname: „Das Eselchen" (Abb. 75).

Dieses Programmskelett läßt sich bei Bedarf erweitern, nur muß diesbezüglich schon wieder der Faktor M vortreten und in Erinnerung bringen, wie wenig mühsame Verordnungen auf Dauer befolgt werden. Besser ist es auf jeden Fall, der Patient erlernt ein kleines Programm, welches er auch abwickelt. Unter diesen Gesichtspunkten erscheint es dann vertretbar, selbst das gerade vorgestellte Pensum noch weiter zu reduzieren bzw. daraus nur regional gezielte Übungen zu verlangen.

Abb. 72. „Nein-Nein"

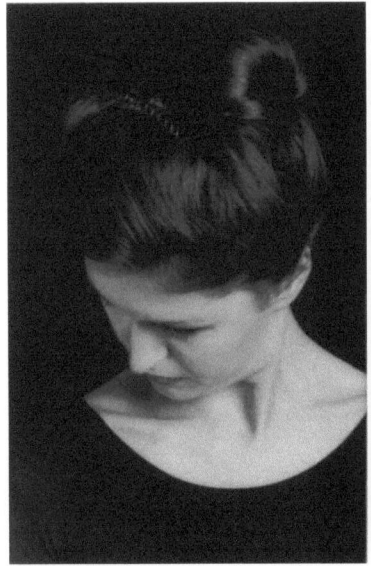
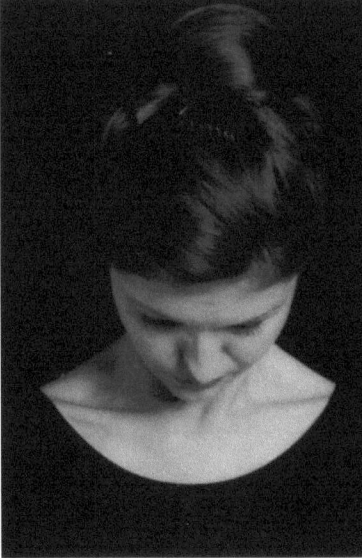
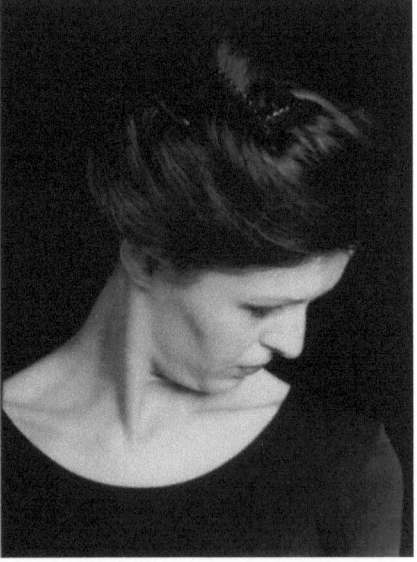

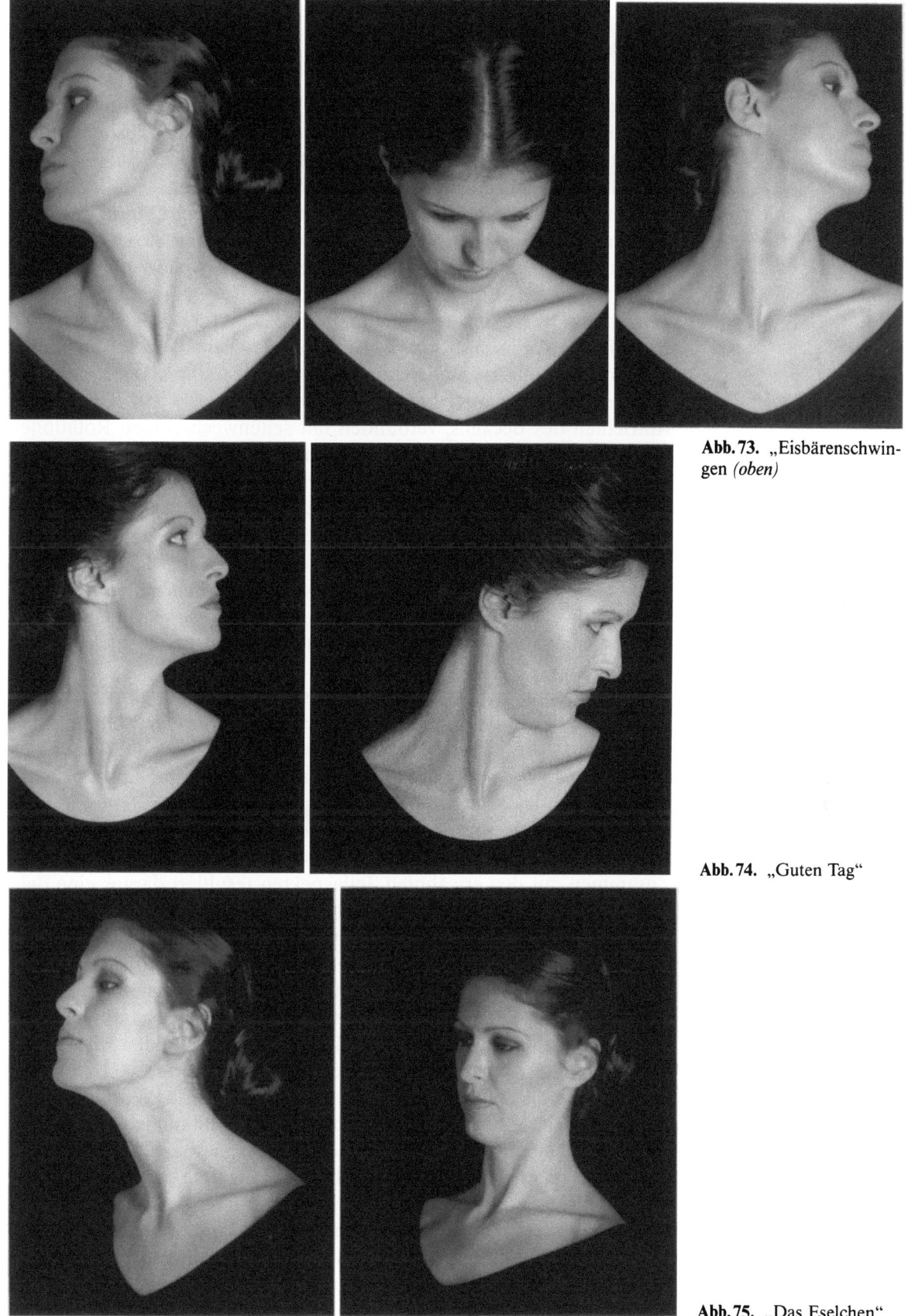

Abb. 73. „Eisbärenschwingen *(oben)*

Abb. 74. „Guten Tag"

Abb. 75. „Das Eselchen"

3.6 Therapeutisches Reiten

- Hippotherapie und Reittherapie
- Wie wirken sie, wann helfen sie?
- Teamarbeit als Voraussetzung
- Das Therapiepferd
- Vorteil der Motivation

Entgegen der herkömmlichen Meinung, daß Reiten bei Wirbelsäulenerkrankungen vermieden werden sollte, hat sich in den letzten Jahren gezeigt, daß das Pferd als „Therapiegrät" auch bei der Rehabilitation Wirbelsäulengestörter sinnvoll eingesetzt werden kann.

Der griechische Ausdruck „Hippos" bezeichnet das Pferd, und Hippotherapie bedeutet eine Behandlungsart, die unmittelbar vom Pferd ausgeht. Im Gegensatz zur Reittherapie dominiert dabei die Passivität des Patienten, der, auf dem Pferd sitzend, die Bewegungen und Schwingungen des Pferderückens annimmt. Diese werden auf Becken und Rumpf übertragen und bewirken in rhythmischem Wechsel Spannung und Entspannung im Sinne dynamischer Muskelarbeit. Der dreidimensionale vom Pferd ausgehende Rhythmus verursacht ein Kippen und Aufrichten des Beckens, verbunden mit seitenwechselnden Rotationen sowie Auf- und Abbewegungen des Rumpfes, und dies in einem regelmäßigen Ablauf, der dazu beiträgt, vorhandene muskuläre Verspannungen zu lösen. Das im Schritt gehende Pferd überträgt dabei auf den Patienten ein Bewegungsmuster, das den natürlichen Gangbewegungen des Menschen nahekommt. Die passive Übermittlung dieses physiologischen Bewegungsablaufes unter Ausschaltung muskulärer Fehlaktivitäten, die ansonsten das Bewegungsmuster Wirbelsäulengestörter bestimmen, erscheint als entscheidender Umstand für die Effizienz der Hippotherapie.

Dazu kommen eine sanfte mobilisierende Wirkung, vornehmlich auf die LBH-Region, eine mitlaufende verbesserte Durchblutung und nicht zuletzt die Übertragung der Körperwärme vom Pferd auf den Menschen, alles Faktoren, deren behandlungsmäßiger Nutzen bekannt ist.

Nicht vergessen werden darf bei der Beschreibung des therapeutischen Wirkungsmodus Pferd – Mensch die Reitsitzstellung an sich. Zusammen mit den erwähnten Teilaspekten resultiert daraus eine dehnende Wirkung auf die Adduktoren, von denen wir wissen, daß sie, als Schlüsselmuskeln ganzer Muskelketten, im Verspannungsfall das dynamische Verhalten des Achsenorganes entscheidend beeinflussen.

Eine höhere Reizintensität als die Hippotherapie vermittelt die Reittherapie, die als aktive krankengymnastische Übungsbehandlung angesehen werden kann. Zusätzlich zu den erwähnten Effekten wirken hier programmierte Aktivitäten des Patienten mit. Lockerungs-, Dehnungs- und Kräftigungsübungen mit und ohne Gerät, oft in Verbindung mit Atemübungen, können den vorliegenden Rehabilitationzustand weiter verbessern helfen. Nach dem Erreichen einer gewissen Sicherheit auf dem Pferd ist es dann auch möglich, die Gangarten zu beschleunigen, und gar nicht so selten gelingt es so, den Übergang von der reinen Reittherapie zum vernünftig betriebenen Reitsport zu schaffen.

Während die milde, nur lockernde und entspannende Hippotherapie schon relativ frühzeitig im Rehabilitationsprogramm Platz finden kann und durchaus in der Lage ist, bei bestehenden chronischen vertebragenen Schmerzsyndromen eine Besserung zu erzielen, bleibt die aktive Reittherapie einer bereits schmerzarm gewordenen Rehabilitationsphase oder der Rezidivprophylaxe vorbehalten.

Günstig wirkt sich die Reittherapie auch auf die zunehmend häufiger vorkommenden Haltungsschäden Jugendlicher aus. Die mit dem Reiten einhergehende bzw. dazu erforderliche Haltungsaufrichtung führt zur Abflachung evtl. bestehender Hohlkreuzbildungen und/oder Kyphosierungen der BWS sowie zu einem frei getragenen Kopf, alles Einstellungen, die ansonsten krankengymnastisch mühsam anerzogen werden müssen. Darüber hinaus bewirkt die mitlaufende symmetrische Beübung der Rumpfmuskulatur die Ausbildung eines stützenden Muskelkorsettes, wobei der zwangsläufig erfolgenden Aktivierung der zur Abschwächung neigenden Bauch-, Gesäß- und Interskapularmuskeln besondere Bedeutung zukommt.

> Akutzustände bleiben von jeder Reittherapie ausgeschlossen.

Der Indikationsbereich der Hippo- und Reittherapie ist dementsprechend weitgesteckt und wiederum einmal abhängig von der aktualitäts- und strukturbedachten Diagnose. Wie überall bei krankengymnastischen Maßnahmen gilt auch hier, daß Schmerzauslösung und/oder Verstärkung zur Revision zwingen. Natürlich bleiben deshalb alle Akutzustände a priori ausgeschlossen. Ansonsten können sowohl hypo- als auch hypermobilitätsverbundene Syndrome nach der jeweils erforderlichen funktionsanalytischen und kinesiologischen Beurteilung dem therapeutischen Reiten zugeführt werden. Ein röntgenologisch nachweisbares Degenerationsgeschehen allein ist keine Kontraindikation. Dies gilt vollinhaltlich für alle spondylarthrotischen und osteochondrotischen Befunde und genauso auch für die meisten, immer wieder mit Reitverbot belegten Spondylolysen und Spondylolisthesen.

Nach Bandscheibenoperationen erscheint es angezeigt, die notwendige Vernarbungszeit einzukalkulieren und erst frühestens 2 Monate nach Krankenhausentlassung mit milder Hippotherapie zu beginnen.

Zur praktischen Durchführung des therapeutischen Reitens ist ein eingespieltes Team erforderlich. Die komplexe medizinisch-hippologische Materie benötigt die Zusammenarbeit von Arzt, Krankengymnast, Reitlehrer und eventuellen Helfern. Eine weitere Voraussetzung besteht im Vorhandensein geeigneter Therapiepferde, die gymnastiziert und im vollen reiterlichen Gehorsam geschult sein müssen. Das so ausgerichtete Pferd geht gelöst, vermittelt dem Reiter ein angenehmes und bequemes Bewegungsgefühl und reduziert Unfallgefahren auf ein Minimum (Abb. 74).

Unter der Vielzahl vorhandener Pferde gibt es immer wieder einige, die für diese Aufgaben besonders gut geeignet erscheinen. Letztlich sind es dabei weniger die Rassenmerkmale, sondern vielmehr die charakterlichen Eigenschaften des Pferdes, die über seine Eignung zum Therapiepferd entscheiden. Vom körperbaulichen her bevorzugt man

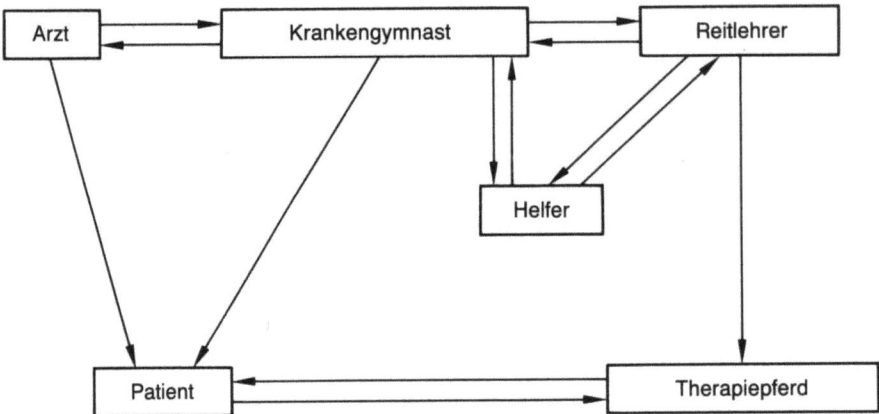

Abb. 76. Das Behandlungsteam. (Nach Heipertz 1977)

mittelgroße Pferde und achtet des weiteren auf die Korrektheit der Gänge. Die diesbezügliche Beurteilung bleibt dem erfahrenen Reitlehrer vorbehalten.

Abschließend und zusammenfassend kann das therapeutische Reiten als vollintegrierbare Rehabilitationsmaßnahme für Wirbelsäulengestörte angesehen werden, das v. a. die bei chronischen Leiden therapiemüde gewordenen Patienten motivieren kann, wiederum aktiv an der weiteren Gesundung mitzuarbeiten.

3.7 Diätetische Rehabilitation

- Problemkreis Übergewicht
- Fasten
- Kalorienbeschränkung
- Eiweißweg
- Kohlenhydrateliminierung
- Säure-Basen-Haushalt
- Der therapeutische Versuch
- Hay-Trennkost – ein Kompromiß

Bereits im theoretischen Teil des Buches wurde auf die Probleme aufmerksam gemacht, die aus falscher und überreichlicher Ernährung für WS und Gelenke, natürlich aber auch für den gesamten Organismus erwachsen. Die folgenden Ausführungen wollen einerseits den Weg zur Findung des Normalgewichtes, andererseits erprobte Formen der anzuschließenden bleibenden Ernährungsumstellung vorstellen.

Um den angeschnittenen Begriff des Normalgewichtes, der verschiedentlich interpretiert wird, herauszuarbeiten, ist eine gewisse Flexibilität erforderlich, und, neben dem Einsatz von Normen, sollten individuell die konstitutionelle Situation und der Trainingszustand des Untersuchten (im weitesten Sinne) in die Normalgewichtsbestimmung einbezogen werden. Die immer wieder angeführte Broca-Formel ist keineswegs der Weisheit letzter Schluß. Der einfache Rechenmodus 100 von der gemessenen Körpergröße abzuziehen, also z. B. bei einem 175 cm großen Menschen das Normalgewicht mit 75 kg anzunehmen, hat viel zum Bekanntheitsgrad der Formel beigetragen. In manchen Fällen wird sich damit auch ein Annäherungswert ergeben, so etwa beim athletischen Habitus eines austrainierten Sportlers.

Allerdings würde die Zugrundelegung der Formel für einen asthenischen schlaffen Büromenschen sicherlich zu hohe Werte liefern. Als Ausgangspunkt für die individuell einzuschätzende Normalgewichtigkeit kann eher eine Modifikation der Formel dienen, die beim Mann 10% und bei der Frau 15% vom errechneten Wert noch abzieht.

Findet man bei Patienten überhöhtes Körpergewicht und erscheint ein Behandlungserfolg bei Wirbelsäulengestörten nur möglich, wenn das Gewicht reduziert wird, so stehen eine Reihe von Problemen ins Haus, die ihrerseits mit der Entwicklung der Adipositas ursächlich verknüpft sind:

- Erziehung und Gewohnheiten,
- die psychische Basis,
- das Mißverhältnis der Energiebilanz,
- der Kohlenhydratanteil der Ernährung.

Das sind Punkte, die im diätetischen Rehabilitationsprogramm über Erfolg oder Mißerfolg entscheiden. Vorwegzunehmen wäre, daß gerade die Überwindung der ersten beiden Faktoren die größten Schwierigkeiten bereitet. Wie bei allen Karenzmaßnahmen ist die Kooperationsbereitschaft der Patienten auch oder gerade bei Ernährungsumstellungen mehr als mangelhaft, und so ist es kaum verwunderlich, daß die Diätetik ein ungeliebtes Kind der Rehabilitationsmedizin bleibt. Nach unserer Ansicht liegt die Dauererfolgsrate bei „Abspeckungsverordnungen" unter 10%, und das ist ein erschütterndes Ergebnis, wenn man die Gesamtfolgen der Adipositas bedenkt.

Glaubt man, die Bereitschaft des Patienten zur Mitarbeit aber doch gewonnen zu haben, dann stellt sich als nächstes die Frage, welche Methode der Gewichtsreduzierung empfohlen werden soll. Eine Unzahl verschiedenster Diätformen wurden und werden zur Körpergewichtsreduktion empfohlen.
Im folgenden beschränken sich die Ausführungen auf wenige, aber bewährte Verfahren, und zwar auf die verschiedenen Formen der Fastenkuren, die Kalorienbeschränkung, den Eiweißweg und die Kohlenhydratreduzierung sowie im Anschluß auf die Vorstellung einer sinnvollen Dauerernährung zur Absicherung der gewonnenen Ergebnisse.

Fasten

Bei mehr als 20% Übergewicht kann als erster energischer Schritt eine Fastenkur empfohlen werden. Das Fasten oder, wie wir heute zu sagen pflegen, die Nulldiät, ist eine der ältesten Heilmethoden der Menschheit und vielschichtig wirksam. Neben der erwünschten prompten Gewichtsreduktion erzielt man damit auch die rascheste Normalisierung entgleister Stoffwechselparameter sowie eine tiefgreifende Änderung somatischer und psychischer Fehlregulationen. In den meisten Fällen wird es zweckdienlich sein, den Patienten zu einer stationären Behandlung zu überreden. Nur wenige charakterstarke Patienten schaffen eine ambulante Fastenkur.

Die technische Abwicklung der Fastenbehandlung ist einfach, einfacher jedenfalls als die in den ersten Tagen notwendige tägliche Motivation des Patienten zum Durchhalten. Hat man die ersten 3–4 Tage geschafft und der Fastende die Primärkrise überwunden, so ist es nicht mehr so schwierig, die meist vorgesehenen 14 Tage ablaufen zu lassen.

Begonnen wird das Vollfasten besser ohne gelegentlich empfohlene initiale Obsttage mit sofortigem völligen Nahrungsentzug. Verabreicht werden Kräutertees ohne Zucker (Hagebutte, Pfefferminze, Kamille, Apfelschalen u. a.), Wasser oder Mineralwasser, und zwar in einer Mindestmenge von 2,5 l/Tag. Diese Menge erscheint erforderlich, um über eine reichliche Diurese die Ausscheidung von Schlackenstoffen zu fördern. Aus dem gleichen Grund ist auch eine tägliche Darmentleerung zu beachten, und es hat sich bewährt, die Defäkation durch die morgendliche Gabe salinischer Abführmittel (Karlsbader Salz o. ä.) anzuregen. Nicht vergessen werden darf ferner, auf eine gewissenhafte Mundpflege mittels Spülungen sowie auf das Putzen der Zähne und der Zunge zu achten. Letzteres ist erforderlich, um zu starke Zungenbeläge und üblen Mundgeruch zu unterbinden. Eine dosierte Bewegungstherapie mit leichter, dem Alter und Kreislaufzustand angepaßter Gymnastik sowie milde physiotherapeutische Maßnahmen können sinnvoll in die Fastenkur eingebaut werden ebenso wie gleichzeitige manualmedizinische oder neuraltherapeutische Aktivitäten zur Behandlung mitlaufender Schmerzsyndrome.

Beachtet werden muß dabei nur, daß der fastende Organismus viel sensibler reagiert und schon auf kleine therapeutische Reize zufriedenstellend antwortet. Das „Fastenbrechen" mit dem Übergang auf die im Anschluß geplante Ernährungsweise entscheidet mit über die Langzeitergebnisse der Kur, erfordert einen Zeitraum von 4-5 Tagen und beginnt mit der Verabreichung eines Apfels. Dieser muß extrem langsam gegessen, gut gekaut und eingespeichelt werden. Durch die Gabe von Buttermilch, Joghurt, Gemüsen und Salaten in den darauffolgenden Tagen, kommt es zum langsamen Abbau der Fastenazidose. Es ist streng darauf zu achten, daß alle Zubereitungen salzfrei erfolgen, da bei Nichtbeachtung dieser Regel eine unangenehme Wasserretention einsetzt. Schon aus psychologischen Gründen ist das unerwünscht, weil die damit verbundene starke Gewichtszunahme die Patienten frustriert. Nach dem 5. Tag kann langsam tierisches Eiweiß den Speiseplan bereichern. Sehr wesentlich ist es, den Patienten darauf aufmerksam zu machen, das nach der Fastenzeit viel früher einsetzende, normalisierte Sättigungsgefühl nicht durch die Aufnahme zu großer Nahrungsmengen zu verdrängen. Bei Beachtung aller Kautelen sollte eine 14tägige Fastenkur eine Gewichtsreduktion von 6-8 kg erbringen.

Von ganz entscheidender Wichtigkeit und deshalb als Merksatz und Synopse zur Fastenkur abschließend vorgebracht, erscheint die absolute Freiwilligkeit des Patienten, sich der Kur zu unterziehen. Diese Freiwilligkeit bedingt den großen Unterschied zum unfreiwilligen Hungern. Der unter innerem Protest ablaufende erzwungene Hunger ruft eine Fehlsteuerung der Stoffwechselvorgänge hervor und kann bereits nach wenigen Tagen zum Zusammenbruch führen. Der fastende Organismus hingegen gehorcht einer inneren Logik, verbrennt das unnötige Luxusfett und schont hochwertiges Organeiweiß. Dem Hunger fehlt die Logik. Das ist auch einer der Gründe, warum klinische Untersuchungen zur Nulldiät an „eingeteilten" Kollektiven vielfach negative Ergebnisse und Komplikationen gebracht haben und zur Ablehnung der Methode führten.

Eigene Erfahrungen bestätigen die positiven Resultate bekannter Fastenärzte (Buchinger 1960; Zabel u.a.) und rechtfertigen die Empfehlung des Vollfastens bei starkem Übergewicht und entgleistem Stoffwechsel.

Eine mildere Form des Fasten kann über Saftfastentage gesetzt werden, wobei Gemüsepreßsäfte Obstsäften vorzuziehen sind. Letztere führen immerhin bei der üblichen Tagesmenge von 1 l zur Zufuhr von ca. 600 Kalorien, aktivieren das Insulinsystem stärker und bewirken so auch mehr Hungergefühl. Gleichfalls darf bei Saftfastentagen nicht vergessen werden, die tägliche Flüssigkeitsmenge durch Kräutertees oder Minderalwasser auf die Mindestmenge von 2,5 l zu bringen. Ein Saftfasten mit Gemüsepreßsäften erzielt bei gleicher Kurdauer eine nahezu gleiche Gewichtsreduktion wie die Nulldiät, weist aber darüber hinaus einen nicht so starken Umstimmungseffekt auf Metabolismus und Allgemeinzustand auf.

Reduktionsdiät

Läßt sich eine stationäre Fastenkur aus wie immer gearteten Gründen nicht durchführen, oder ist die Übergewichtigkeit nicht so gravierend, daß drastische Maßnahmen erforderlich werden, stellt sich die Frage nach der Art der zu empfehlenden *Reduktionsdiät*. Zur Auswahl stehen eine Reihe von Methoden, deren Beliebtheit wie die Mode wechselt. Ihren Platz behaupten konnten jedoch Diätformen, die rein kalorischen Wegen folgen und im verschieden hohen Ausmaß die tägliche Kalorienzufuhr absenken. Je nach Lage des Falles und Grad der Übergewichtigkeit sehen diese Diätformen die tägliche Zufuhr von 500, 800 oder 1200 Kalorien vor. Höherkalorische Diäten erscheinen kaum sinnvoll, da der Reduktionseffekt bereits so gering ist, daß den Patienten die Lust daran vergeht. Überhaupt ist es die Umständlichkeit in jeder Hinsicht, die der Kalorienbeschränkung im Weg steht. Das Leben mit Waage und Tabellen wird von den meisten Patienten nur kurzzeitig mitgemacht, ist darüber hinaus mit vielen Berufsverpflichtungen nicht vereinbar, führt, was besonders schwerwiegend ist, zur ungenügenden Sättigung und verführt so zu Diätsünden.

Die Kalorienbeschränkungsdiät eignet sich demzufolge hauptsächlich für stationäre Behandlungen, wo Diätassistentinnen die Speisenzusammenstellung und Kalorienzahl bestimmen und anhand der Gewichtskurve überwachen.

Eiweißweg

Die Antwort auf die Frage „Was nun?" gibt der in jedem Lehrbuch der Physiologie aufscheinende Begriff der spezifisch-dynamischen Wirkung der Eiweißkörper. Es daraf daran erinnert werden, daß sich darunter nicht anderes verbirgt als die Tatsache, daß Eiweißprodukte auf ihrem metabolen Weg mehr Kalorien verbrauchen als sie selber zur Verfügung stellen. Reine Eiweißdiäten, wie sie etwa von Atkins vorgeschlagen wurden, sind zwar äußerst wirkungsvoll, und die erzielbaren Gewichtsreduktionen, bezogen auf die Zeitdauer der Anwendung, übertreffen manchmal sogar die Resultate des Vollfastens, die Dauer ihrer Anwendung muß jedoch begrenzt bleiben. Hungergefühle gibt es während der Kur keine, da jegliche Mengenbeschränkung unterbleibt. Im Gegenteil, je mehr an Eiweiß zugeführt wird, desto größere Gewichtsreduktionen treten ein. Bei reinen Eiweißdiäten sind nur Fleisch, Fisch, Eier und als Zugabe ein paar Blätter Salat erlaubt. Erfahrungsgemäß wird diese Methode der Gewichtsreduktion nicht gern angenommen und auch von uns schon aus Gründen des völlig unphysiologischen Eingriffs in den Metabolismus und wegen der weiteren Überspielung des Sättigungsgefühles nicht empfohlen.

Kohlenhydrateliminierung

Ein neuerlicher Griff zum Physiologielehrbuch bietet im Kapitel über den Metabolismus der Kohlenhydrate eine diätetisch verwertbare Ergänzung zur spezifisch-dynamischen Wirkung der Eiweißstoffe. Die Basis diesbezüglicher Überlegungen bildet dabei die Rolle der Kohlenhydratzufuhr für die Fettsuchtentstehung. In kurzen Umrissen skizziert, bestimmen folgende Abläufe den Fettansatz: Überhöhte Kohlenhydratzufuhr stimuliert zum Hyperinsulinismus, wobei über die verbundene erhöhte Bereitstellung von α-Glyzerophosphat eine Steigerung der Lipogenese und Hemmung der Lipolyse durch die Aktivitätsbremsung intrazellulärer Lipasen resultiert. Auf einen einfachen Nenner gebracht heißt das: Insulin fördert die Depotfettbildung. Die naheliegende Schlußfolgerung kann also nur darin bestehen, über eine weitgehende Eliminierung der Kohlenhydrate aus der Ernährung die Insulinproduktion möglichst gering zu halten.

Schon lange besteht Einigkeit darüber, daß speziell die niederen Kohlenhydrate (Zucker!) diesbezüglich zu bedenken sind. Der tägliche durchschnittliche Zuckerkonsum der Zivilisationsländer liegt bereits viel zu hoch. Dazu kommt noch eine fast ausschließliche Verwendung völlig ausgemahlener Getreideprodukte, die in ihrer Wertigkeit dem Zucker gleichzusetzen sind und des weiteren Trinkunsitten, die entweder wiederum zuckerhaltige Limonaden oder aber ebenfalls insulinaktivierende Alkoholika beinhalten.

Streicht man die angeführten Komponenten aus der Nahrung, so liegt das Gerüst der vorzustellenden Diätform bereits vor. Ergänzend zu bemerken wäre dazu noch, daß der Fettgehalt der Nahrung keinen Einfluß auf die Effizienz der kohlenhydratarmen Diät ausübt. Im Gegenteil, ein hoher Fettanteil wirkt eher günstig, wie entsprechende Untersuchungen ergeben haben (Kekwick, Pawan).

Wichtig erscheint hingegen, die quantitative Zusammenstellung der Diät so auszurichten, daß neben den Eiweiß- und Fettanteilen eine mindestens gleich große Menge vegetabiler Produkte zugeführt wird. Rohkost und mehlfrei zubereitete Gemüse sind als Ergänzung schon deswegen erforderlich, weil sich der Säure-Basen-Haushalt des Gewebes unter einer einseitigen Eiweißfettdiät zu sehr in Richtung Azidose entwickelt. Dazu muß ergänzend gesagt werden, daß man unter Säure-Basen-Haushalt Ein- und Ausfuhr sowie Stoffwechsel von Protonen und Hydroxylionen versteht und dieser Begriff nicht mit dem ähnlich klingenden Terminus Säuren-Basen-Gleichgewicht zu verwechseln ist, der für die Erhaltung der Normalreaktion des Blutes steht.

Der *Säure-Basen-Haushalt* bzw. die variable Wasserstoffionenkonzentration des Gewebes spiegelt sich im Azidiätsquotienten des Harnes wider (Santner), der über die quantitative titrimetrische Bestimmung des Phosphatpuffers erfaßbar ist. Der Säure-Basen-Überschuß der zugeführten Nahrung, daß ist die Differenz der Summe basenbildender und säurebildender Mineralstoffe, angegeben in chemisch vergleichbaren Gewichtsmengen, bestimmt die erwähnte Reaktion. Die Ergänzung der kohlenhydratreduzierten Kost mit basenbildenden Nahrungsmitteln in Form von Gemüsen und Salaten sichert darüber hinaus die Zufuhr wichtiger Mineralstoffe, reduziert beim mengenmäßigen Überwiegen dieser Produkte die Gewebsazidose und bremst so die an ein azidotisches Gewebsmilieu gebunden Entzündungsreaktionen.

Bei entsprechender Ernährungszusammenstellung gelingt es also nicht nur, Übergewicht abzubauen und statisch-dynamisch zu entlasten, sondern auch gleichzeitig entzündlichen Reaktionen den metabolen Boden zu entziehen.

An einem eigenen Kollektiv (Eder 1976) wurde eine solche Kostform auf ihre metabole und gewichtsreduzierende Wirkung untersucht. Bei 50 Patienten, die wegen vertebragener oder arthrogener Syndrome in stationärer Behandlung standen und neben ihrer Adipositas als Ausdruck einer Stoffwechselstörung eine Hyperurikämie und teilweise erhöhte Blutfettwerte sowie diabetische Entgleisungen aufwiesen, waren bei 14tägiger Kurdauer erstaunliche Resultate zu erkennen, die aus Tabelle 16 zu entnehmen sind.

Erstaunlich war dabei v.a. das Absinken der Harnsäurewerte bei unbeschränktem Purinkörperanteil der verabfolgten Diät. Zu erwähnen wäre noch, daß keine Mengenbeschränkung vorgenommen wurde und die Patienten aus folgenden Produkten ihre Mahlzeiten selbst zusammenstellen konnten.

Frühstück. Milch, Tee, Kaffee, Schinken, Eier, Quark, Käse.

Mittagessen. Gemüsesuppen, klare Suppen, Fleisch, Fisch, Geflügel, Gemüse, Salate.

Abendessen. Yoghurt, Buttermilch, Rohkost, kaltes Fleisch, Selchwaren.

Getränke. Als Getränke waren Wasser, Mineralwasser sowie Kräutertee in beliebiger Menge erlaubt.

Diese Kostform kann ohne Bedenken bei abwechslungsreicher Gestaltung lange Zeit, mit einigem guten Willen auch im Berufsleben und auf Reisen, eingehalten werden. Die damit erzielbare durchschnittliche

Tabelle 16. Ergebnisse nach 14tägiger Diät. 48 von 50 Probanden erreichten eine Gewichtsreduktion von 1 kg

Vor Diät	n = 50 mg%	Nach Diät
50	Harnsäure über 6 (1,0 mmol/l)	8
38	Cholesterin über 250 (6,5 mmol/l)	17
32	Triglyceride über 150 (1,69 mmol/l)	9
6	Kreatinin über 1,1 (97,2 μmol/l)	2
14	Blutzucker über 100 (5,55 mmol/l)	2

Gewichtsabnahme liegt bei ungefähr ½ kg/Woche. Ist eine raschere Reduktion wünschenswert, so gelingt das über den zusätzlichen Ausschluß der Milchprodukte. In keinem Fall sollte vergessen werden, den Patienten darüber aufzuklären, daß schon kleinste Mengen unerlaubter Nahrungsmittel die Abnahmetendenz sofort unterbrechen, und in diesem Zusammenhang ist es besonders wichtig herauszustellen, daß Brot bzw. Backwaren jeglicher Art unbedingt zu meiden sind, einschließlich Knäckebrot, von dem die meisten annehmen, daß dies ja erlaubt sei. Eine ähnliche Einstellung besitzen viele Übergewichtige zum Obst, von dem sie ebenfalls glauben, daß es schlank macht, und so ist darauf zu verweisen, daß diese Ansicht nicht stimmt. Obst gehört in der Reduktionsphase zu den verbotenen Nahrungsmitteln.

Abschließend zum Thema Kohlenhydrateentzug sei an die Ausführungen über die metabole Komponente der Osteoporoseentstehung erinnert. Die vorgestellte Diätform kann als, man möchte fast sagen, Conditio sine qua non und Basisbehandlung der Osteoporose angesehen werden.

Hay-Trennkost – ein Kompromiß

Nach jeder gewichtsreduzierenden Kur taucht die Frage nach der anzuschließenden Ernährungsumstellung auf. Dazu kommen nur Empfehlungen in Frage, die realisierbar sind, d.h. im Familienverband, Berufsleben und Urlaub gleichermaßen als Dauerlösung eingehalten werden können. Eine Ernährungsform, die diesen Anforderungen entspricht und, was vielleicht am entscheidensten sein mag, Familientauglichkeit besitzt, ist die Hay-Trennkost.

Der amerikanische Arzt, Dr. Howard Hay, stellte bereits vor 50 Jahren seine Ernährungslehre vor, deren Einhaltung die prinzipielle Trennung von Kohlenhydraten und Eiweiß in den Mahlzeiten vorsieht. Im deutschen Sprachraum wurde diese Idee v.a. von Walb aufgegriffen sowie verbreitet, und es spricht für die Methode, daß dessen diesbezügliches Diätbüchlein heute bereits in der 32. Auflage vorliegt. Ohne auf die ideologischen Grundlagen der Hay-Ernährungslehre näher einzugehen, soll hier nur das Gesamtkonzept zur Vorstellung kommen.

Hay stellt 4 Hauptfehler unserer Eßgewohnheiten in den Mittelpunkt seiner Überlegungen und baut darauf Ernährungsvorschläge auf. Es sind dies:

1. die Verwendung denaturierter Nahrungsmittel,
2. die Zufuhr übergroßer Mengen von niederen Kohlenhydraten einerseits und konzentriertem Eiweiß andererseits,
3. die Verdauungsverzögerung,
4. die falsche Kombination der Nahrungsmittel.

Zu den denaturierten Nahrungsmitteln müssen Zucker, weißes Mehl, polierter Reis, Marmeladen und Konserven gerechnet werden. Der Mangel an Balaststoffen, der mit dem Konsum dieser Produkte verbunden ist, erklärt auch die angeprangerte Verdauungsverzögerung. Des weiteren bewirkt das gewohnte Überangebot an konzentriertem Eiweiß und niederen Kohlenhydraten, die auch schon von Hay als schädlich erkannte Gewebeazidose. Und last, not least führt die überhöhte Mischung von Kohlenhydraten und Eiweiß in den Mahlzeiten zu vermeidbaren Verdauungsstörungen, die darauf beruhen, daß Kohlenhydratverdauung und Eiweißaufbereitung völlig getrennte Wege gehen. Die Kohlenhydratverdauung beginnt im Mund durch das Ptyalin des Speichels bei Basenmilieu, die von Eiweiß im Magen durch Pepsin auf Säurebasis. Beim gleichzeitigen Genuß von Eiweiß und Kohlenhydraten resultiert daraus eine ungenügende Verdauung der Einzelelemente mit Gärungsfolgen im Darm.

Aus diesen Überlegungen ergeben sich folgende Vorschläge zur Umgestaltung bestehender Eßgewohnheiten:

- Der Kernpunkt liegt in der Trennung von Kohlenhydraten und Eiweiß.
- Die Mengen von konzentriertem Eiweiß (Fleischprodukte, Eier und Stärkeprodukte) müssen klein gehalten werden.
- Um die Mahlzeiten sättigend zu gestalten, empfiehlt sich die reichliche Verwendung von Gemüse, Salaten, Obst und Milchprodukten.

Die nachfolgende Tabelle stellt in Kurzform Zusammenstellungsmöglichkeiten von Mahlzeiten vor, wobei die in der mittleren Spalte vorgestellten Lebensmittel sozusagen als neutral gelten und entweder mit den Produkten der linken oder der rechten Spalte kombinierbar sind. Nicht in einer Mahlzeit gemischt werden dürfen die Nahrungsmittel der linken und rechten Spalte.

Prinzipiell verboten bleiben: Ausgemahlene Mehle und deren Produkte, polierter Reis, Zucker, Süßigkeiten, Marmelade, Hülsenfrüchte, Konserven, Essigessenz, Preiselbeeren und Rhabarber (Tabelle 17).

Im Anschluß an die Vorstellung der verschiedenen therapeutischen Möglichkeiten, die zur Rehabilitation Wirbelsäulengestörter in erster Linie geeignet erscheinen, sollen die Tabellen 18–20 einen zusammenfassenden Überblick über deren sinnvollen Einsatz in struktur- und aktualitätsbedachter Schau geben.

Tabelle 17. Hay-Trennkost. Die in den äußeren Spalten angeführten Nahrungsmittel dürfen *nicht* zusammen in einer Mahlzeit Verwendung finden! Die Produkte der Mittelspalte sollen *entweder* mit den Nahrungsmitteln der linken *oder* rechten Reihe kombiniert werden

Stärke - Zucker	Neutrale Nährmittel	Eiweiß und saures Obst
Honig	Fetter Speck	Eier
Naturzucker	Fette und Öle	Fisch
Naturreis	Butter	Fleisch, Wild, Geflügel
Kartoffeln	Rahm	Sojamehl
Vollkornprodukte	Quark	Milch
Schrotbrot	Fettkäse	Käse bis 55% Fett
Bananen	Gemüse	Saures Obst
	Salate (Obstessig!)	Kernobst
Datteln	Gewürze	Steinobst
		Melonen
Feigen	Gartenkräuter	Zitrusfrüchte

Tabelle 18. Überblick über die Rehabilitationsmöglichkeiten - Muskulatur

Art der Störungen	Schmerzhafte Verspannung			Schmerzhafte Insertion		
Verlaufsform	Akut	Subakut	Chronisch	Akut	Subakut	Chronisch
Therapieform						
Ruhigstellung, Entlastung	+ +	+	−	+ +	+	−
Therapeutische Lokalanästhesie	+ +	+ +	+ +	+ +	+ +	+ +
Tiefe Nadelung	+ +	+ +	+ +	+ +	+ +	+ +
(Locus-dolendi-Akupunktur)						
Inhibition, Friktion	+ +	+	+	+ +	+	+
Klassische Muskelmassage	+	+	+	+	+	+
Weichteiltechnik (Manualmedizin)	+	+	+	+	+	+
Postisometrische Relaxation	+ +	+ +	+ +	+	+	+
Bewegungstherapie (Gymnastik)	−	+	+ +	−	+	+ +
Elektrotherapie						
Galvan, Diadynamik, Interferenzstrom	+	+	+	+	+	+
Kurzwelle, Dezimetermikrowelle	−	+	+	−	+	+
Ultraschall	−	+	+	−	+ +	+ +

Tabelle 19. Überblick über die Rehabilitationsmöglichkeiten - Gelenke

Art der Störungen	Schmerzhafte Blockierung			Schmerzhafte Hypermobilität		
Verlaufsform	Akut	Subakut	Chronisch	Akut	Subakut	Chronisch
Therapieform						
Ruhigstellung	+ +	−	−	+ +	+	−
Mobilisation:						
Traktion	+ +	+ +	+ +	−	−	−
Translatorisches Gleiten	+	+ +	+ +	−	−	−
Dehnen	−	+	+ +	−	−	−
Postisometrische Relaxation	+ +	+ +	+ +	−	−	−
Manipulation	+	+ +	+ +	−	−	−
Therapeutische Lokalanästhesie	+ +	+	+	+ +	+ +	+ +
Tiefe Nadelung	+	+	+	+ +	+ +	+ +
(Locus-dolendi-Akupunktur)						
Sklerosierung	−	−	−	−	+	+ +
Stabilisierung	−	−	−	+	+ +	+ +
Bewegungstherapie (Gymnastik)	−	+	+ +	−	−	−

Tabelle 20. Überblick über die Rehabilitationsmöglichkeiten – Haut

Art der Störung	Verquellung			Hyperalgesie			Parästhesie			Oberflächlicher Austrahlungsschmerz			Gestörte tiefe Struktur		
Verlaufsform	Akut	Sub-akut	Chro-nisch	Akut	Sub-akut	Chro-nisch	Akut	Sub-akut	Chro-nisch	Akut	Sub-akut	Chro-nisch	Akut	Sub-akut	Chro-nisch
Therapieform															
Salben, Linimente, Gele	+	+	−	+	+	−	+	+	−	+	+	−	+	+	−
Lokal kalt (Kryotherapie)	++	−	−	++	−	−	+	−	−	+	−	−	++	−	−
Lokal kühl (Leitungswasser)	−	+	−	−	+	−	−	+	−	−	+	−	−	+	−
Lokal warm (Wärmetherapie)	−	−	++	−	−	++	−	−	+	−	−	+	−	−	++
Nadelung (Locus-dolendi-Akupunktur)	+	++	++	+	++	++	++	++	++	++	++	++	+	++	++
Quaddeln	++	++	++	++	++	++	++	++	++	++	++	++	++	++	++
Reflexzonenmassage	−	++	++	−	++	++	−	++	++	−	++	++	++	++	++
Akupunktur	+	+	+	++	++	++	++	++	++	++	++	++	++	++	++

4 Synopse

Alle Rehabilitationsbemühungen bei Wirbelsäulengestörten müssen von der Grunderkenntnis getragen sein, daß bestehende Leiden selten monokausal, sondern fast immer als das Resultat einer Mehrkomponentenpathogenese zu betrachten sind. Mitlaufende unbeeinflußbare Faktoren dürfen in keinem Fall dazu verleiten, solche zu überwerten. Sie stellen zwar ihren Anteil am multifaktoriellen Krankheitsaufbau, in den seltensten Gegebenheiten aber den entscheidenden. Die erfolgsbestimmende Voraussetzung für die Konstruktion des Rehabilitationskomplexes liegt in der Aufdeckung krankmachender Funktionsstörungen bzw. von Pathomechanismen, die diese begründen. Die mehrfach herausgestellte Aktualitäts- und Strukturdiagnose liefert dazu den nötigen Ansatz. Das zu erstellende therapeutische Gesamtprogramm sollte der abgeklärten Mehrkomponentenpathogenese Rechnung tragen und in mehrschichtiger Gliederung eine Restitudio ad integrum oder die weitgehenste Annäherung an diesen Idealzustand anstreben.

Um dieses Ziel zu erreichen, – und der folgende Ausdruck wurde bewußt gewählt – erscheint es erforderlich, eine „gezielte Polypragmasie" zu betreiben, wobei der ärztliche Aufgabenbereich durch das Eigenprogramm des Rehabilitanden ergänzt werden muß. Mit anderen Worten und detaillierter kann man sagen:

Die Aufgabe des Arztes bei der Rehabilitation Wirbelsäulengestörter ist die Wiederherstellung optimaler Funktionen unter Mitarbeit der Patienten.

Wirksame Waffen dazu bieten v.a. manuelle Medizin und TLA, am besten in sinnvoller Kombination, unterstützt durch krankengymnastische Maßnahmen und vielfach ebenfalls erforderliche diätetische Umstellungen. Darüber hinaus liefert das klärende Gespräch mit dem Patienten über die auf ihn einwirkenden Störfaktoren einen weiteren wichtigen Baustein zum Rehabilitationserfolg. Wesentlich ist es, den gesamten Lebensbereich des Betroffenen auszuleuchten. Arbeitsplatz, Freizeitverhalten, Schlaf- und Ernährungsgewohnheiten müssen diesbezüglich im gleichen Maß bedacht und gewertet werden wie anamnestische Angaben und Diagnostikergebnisse. Das Abgleichen der offengelegten Lebensgewohnheiten mit den vorhandenen medizinischen Daten bietet die Grundlagen für die häufig notwendigen Korrekturanweisungen. Während ergotherapeutische Ratschläge diesbezüglich vielfach auf fruchtbaren Boden fallen, muß die Einhaltung gleichfalls empfohlener Karenzmaßnahmen jeglicher Art und Weise mit einem gewissen Pessimismus beurteilt werden, wobei der sattsam bekannte Faktor M nicht nur diesen Punkt, sondern auch den erwartbaren Gesamterfolg mitbestimmt.

Summa summarum jedoch eröffnet das im buchthematischen Sinn ausgerichtete Rehabilitationsvorgehen Erfolgsdimensionen, die ansonsten unerreichbar bleiben. Neben den in den einzelnen Kapiteln vorgestellten Details, erscheint die in der Einleitung offengelegte ideologische Grundeinstellung ein weiterer Schlüssel zum Gelingen zu sein.

Nur die biokybernetische Interpretation des Achsenorganes als kleines Untersystem des Homöostaten „Mensch" und dessen im weitesten Sinn zu verstehende Eingebundenheit in das allesumfassene System unserer Welt öffnet die Tore zu einem Weg, der nicht nur für die Rehabilitationsmedizin vorgezeichnet erscheint.

5 Literaturverzeichnis

Adler E (1973) Erkrankungen durch Störfelder im Trigeminusbereich. Fischer, Heidelberg
Adrian ED (1947) The physical background of perception. Clarendon Press, Oxford
Ashby WR (1952) Design for a brain. Wiley & Sons, New York Chichester
Becker E (1968) Skoliosen- und Diskopathienbehandlung. Fischer, Stuttgart
Bergsmann O (1965) Asymetrische Leukozytenbefunde bei Lungentuberkulose. Wien Klin Wochenschr 10: 77
Bergsmann O (1977) Bioklima. Biomed Tech (Berlin) 10: 23
Bergsmann O (1979a) Steigerung der körperlichen Leistungsfähigkeit durch Inhalation negativer Ionen u. d. elektrischen Felder. Zentralbl Bakteriol [B] 169: 362–365
Bergsmann O (1979b) Meteorologisch bedingte Regulationsänderungen. Phys Med Rehab 4: 180–192
Bergsmann O, Eder M (1976) Thorakale Funktionsstörungen. Haug, Heidelberg
Bergsmann O, Eder M (1982) Funktionelle Pathologie und Klinik der Brustwirbelsäule. Fischer, Stuttgart
Bergsmann O, Kellner G, Maresch O (1972) Synopse zur Frage der biologischen Regulation, DAH 1969/70. Banaschewsky, München
Biedermann F (1953) Grundsätzliches zur Chiropraktik vom ärztlichen Standpunkt aus. Haug, Saulgau
Birkmayer W (1970) Über die Korrelation von Muskeltonus und Psyche. Entspannung – neue therapeutische Aspekte. Ciba, Basel
Brügger A (1967) Über die neurologischen Gesetzmäßigkeiten der Schmerzzustände des Bewegungsapparates. Therapie über das Nervensystem, Bd 7. Hippokrates, Stuttgart
Brügger A, Rhonheimer Ch (1965) Pseudoradikuläre Syndrome des Stammes. Huber, Bern
Buchinger O (1960) Das heilende Fasten. MD-Verlag, Hamburg
Cloward RB (1959) Cervical discography-a contribution to the etiology and mechanism of neckshoulder and arm pain. Ann Surg 150: 1052
Curry M (1946) Bioklimatik. Ammersee, Riederau
Delius L (1966) Psychovegetative Syndrome. Thieme, Stuttgart
Dicke E (1956) Meine Bindegewebsmassage. Hippokrates, Stuttgart
Dittmar F (1949) Die Untersuchung der reflektorischen und algetischen Krankheitszeichen. Haug, Berlin Tübingen
Dittmar F, Dobner E (1961) Die neurotopische Diagnose und Therapie innerer Krankheiten. Haug, Ulm
Djerassi E, Owtscharow R (1961) Radioisotopenuntersuchungen der Dentin-Zementgrenze im Tierversuch. Herderkr. u. prakt. Med. DAH 65/66 Werkverlag, München
Donner M (1974) Psychische Aspekte bei vertebralen Störungen. Man Med 4: 12
Dosch P (1966) Lehrbuch der Neuraltherapie nach Huneke. Haug, Ulm
Eder M (1975) Das Osteoporosesyndrom. Phys Med Rehab 16: 10
Eder M (1976) Alimentäre Gesichtspunkte der Hyperurikämiebehandlung. Wien Med Wochenschr 126: 7
Eder M (1977) Herdgeschehen – Komplexgeschehen. Haug, Heidelberg
Eder M, Tilscher H (1978) Das Herdgeschehen als pathogenetischer Faktor bei Schmerzsyndromen der Lenden-Becken-Hüftregion. Manuel Med 16: 14

Eder M, Tilscher H (1981) Zur Pathogenese und Klinik pseudoradikulärer Schmerzbilder. Manuel Med 19: 54
Eder M, Tilscher H (1988) Schmerzsyndrome der WS, 4. Aufl. Hippokrates, Stuttgart
Eder M, Tilscher H (1987) Chirotherapie. Hippokrates, Stuttgart
Eppinger H (1949) Permeabilitätspathologie als die Lehre von Krankheitsbeginn. Springer, Wien
Eynern P von (1975) Mensch und Wetter. Heyne, München
Faust V (1976) Biometereologie. Hippokrates, Stuttgart
Fenz E (1955) Behandlung rheumatischer Erkrankungen durch Anästhesie. Steinkopff, Darmstadt
Fischer G (1973) Die bioklimatische Bedeutung des elektrostat. Gleichfeldes. Zentralbl Bakteriol [B] 115-130
Fischer E, Kaiserling H (1938) Experimentelle Sympathicoganglionitis. Dtsch Z Chir 251: 525
Fleckenstein F (1950) Die periphere Schmerzauslösung und Schmerzausschaltung. Steinkopff, Frankfurt
Fontaine R (1965) Irradiation im vegetativen Nervensystem. Hippokrates, Stuttgart
de la Fuye R, Schmidt H (1952) Die moderne Akupunktur. Hippikrates, Stuttgart
Ganquelin M (1973) Wetterfühlig. Müller, Rüschlikon
Gaus W (1972) Kieferhöhlenprozeß und Herdforschung - Prävention und Fehldiagnose. Werk, München
Glaser M, Türk R (1982) Herdgeschehen. Fischer, Heidelberg
Grober J (1970) Klinisches Lehrbuch der Physikalischen Therapie. Fischer, Stuttgart
Gross H (1967) Rheumatische Krankheitsbilder und Kieferherde-Herderkrankung und praktische Medizin. Werk, München
Günter R (1979) Thermotherapie einschließlich Hydro- und Kryotherapie. In: Jesserer H (Hrsg) Prakt Rheumatologie. Österr Rheumaliga
Gutmann G (1968) Schulkopfschmerz und Kopfhaltung. Z Orthop 105: 497-515
Gutmann G (1970) Klinisch-röntgenologische Untersuchung zur Statik der Wirbelsäule. In: Wolff HD (Hrsg) Manuelle Medizin und ihre wissenschaftlichen Grundlagen. Verlag f. physik. Medizin, Heidelberg
Gutmann G (1975) Die pathogenetische Aktualitätsdiagnose. Rehabilitacia [Suppl] 8: 10-11
Gutzeit K (1951) Die Wirbelsäule als Krankheitsfaktor. Dtsch Med Wochenschr 3: 44
Hackett GS (1958) Ligament and tendon relaxation. Thomes, Springfield
Hansen K, Schliak H (1962) Segmentale Inervation, ihre Bedeutung f. Klinik und Praxis. Thieme, Stuttgart
Harmon LD (1973) The recognition of faces. Sci Am 229: 75
Haus WH, Gerlach W (1966) Rheumatismus und Bindegewebe. Steinkopff, Darmstadt
Head H (1898) Die Sensibilitätsstörungen der Haut bei Visceralerkrankungen. Hirschwald, Berlin
Hehnrich HE (1975) Passive Entspannung. Haug, Heidelberg
Heipertz W (1977) Therapeutisches Reiten. Franckh, Stuttgart
Hoepke H, Kantner M (1971) Das Muskelspiel des Menschen. Fischer, Stuttgart
Holst E, Mittelstaedt H (1950) Das Reafferenzprinzip. Naturwissenschaften 37: 464-476
Huneke F (1961) Das Sekundenphänomen. Haug, Ulm
Janda V (1979) Muskelfunktionsdiagnostik. Fischer, Leuven
Junge-Hülsing G (1965) Untersuchungen zur Pathophysiologie des Bindegewebes. Hüthig, Heidelberg
Junghanns H (1979) Die Wirbelsäule in der Arbeitsmedizin. Teil I u. II. Hippokrates, Stuttgart
Kalcher G (1977) Beeinflussung der Leistungsfähigkeit durch Herde. Vortrag, Tagung der DAH, Nauheim
Kaufmann W (1968) Der umbaute Raum und seine technische Einrichtung als biologischer Störfaktor. Wetter Boden Mensch 3: 103-119
Kellgren JH (1939) On the distribution of pain arising from deep somatic structures with charts of segmental pain areas. Clin Sci 4: 35
Kellner G (1965) Nachweismethoden der Herderkrankungen und ihre Grundlagen, Therapiewoche 15: 24
Kellner G (1974) Implantation und Implantat. Oesterr Z Stomat 71: 3

Kellner G, Klenkhart E (1970) Zur Differenzierung der Serumjodometrie nach Pischinger. Österr Z Erforsch Bekämpf Krebskrankh 25: 2
Kellner G, Pritz W (1973) Zur Frage der Restostitis. Dtsch Zahnärztl Z 28: 6
Kelsey JL, Hardey RJ (1975) Driving of motors vehicles as a risk factor for acute herniated lumbar discs. int J Epidemiol 102: 63
Kibler M (1951) Segmenttherapie. Hippokrates, Stuttgart
Kilian M (1973) Lokalanästhesie und Lokalanästhetika. Thieme, Stuttgart
Knotz J (1931) Die Phänomene der reflektorischen Halbseitenabwehr. Münch Med Wochenschr 78: 1039, 1086
Kohlrausch W (1959) Reflexzonenmassage in Muskulatur und Bindegewebe. Hippokrates, Stuttgart
Kohlrausch W, Teirich-Leube H (1953) Hockergymnastik. Fischer, Stuttgart
König G, Wancura J (1979) Praxis und Theorie der neuen chinesischen Akupunktur, Bd 1. Maudrich, Wien
König HL (1977) Unsichtbare Umwelt. König, München
Krokowsky E (1979) Natriumfluorid in der Osteoporosetherapie. Fortschr Med 97: 37
Kučera M, Charvat A (1976) Körperüberlastung bei Jugendlichen und ihr Einfluß auf die chronischen Schäden des Bewegungsapparates. Sportarzt Sportmed 6: 130
Kügler H (1972) Medizin - Meteorologie nach den Wetterphasen. Eigenverlag, München
Lampert H (1965) Die Bedeutung der vegetativen Ausgangslage für die Therapie. Physik Diät Ther 2: 29-32
Laux G (1958) Über Quadrantensyndrome. Bibl Psychiatr [Suppl] 104: 32
Leriche R (1936) Die Stellatumanästhesie bei der Lungenembolie. Rev Chir 55
Lewit K (1973) Manuelle Medizin im Rahmen der ärztlichen Rehabilitation. Barth, Leipzig
Lewit K (1982) Röntgenologische Kriterien statischer Störungen der Wirbelsäule. Manuel Med 20: 26-35
Lutz W (1970) Leben ohne Brot. Selecta, München
Machalek A, Tilscher H, Friedrich M, Polt E (1980) Der Einfluß des Wetters auf den Verlauf von Lumbalsyndromen. Z Orthop 118: 376-384
Maruyama M (1978) The epistemological revolution. Futures 10: 240
Melzack R (1978) Das Rätsel des Schmerzes. Hippokrates, Tübingen
Menell J McM (1964) Joint pain. Churchill, London
Monnier M (1967) Die funktionelle Ordnung im vegetativen Nervensystem. Therapie über das Nervensystem, Bd 7. Hippokrates, Stuttgart
Moruzzi G, Magoun HW (1949) Brain stem reticular formation and aktivation of the EEG. Clin Neurophysiol 1: 455
Mumenthaler M, Schliack H (1973) Läsionen peripherer Nerven. Thieme, Stuttgart
Münchinger R (1961) Hebe richtig. Merkbl. 1001 Schweiz. Unf. Vers. Anst., Luzern
Münchinger R (1964) Die Funktionsstörungen der Wirbelsäule. Rheuma Forsch Praxis 2: 136
Perger F (1974) Reaktionslagenbestimmung, Sanierungszeitpunkt, Schutztherapie bei herdbed. und herdbeeinfl. Erkr. Oesterr Z Stomat 71: 11
Pischinger A (1975) Das Sytem der Grundregulation. Haug, Heidelberg
Reischauer F (1949) Untersuchungen über den lumbalen und zervikalen Bandscheibenvorfall. Thieme, Stuttgart
Riccabona A (1955) Kritik der Herderkrankung vom HNO-Arzt. Kritische Betrachtungen des Herdgeschehens. Hanser, München
Schliack H (1962) Grundriß einer klinischen Segmentalpathologie. Hippokrates, Stuttgart
Schuh E (1961) Primat des odontogenen Herdes im Rahmen des Gesamtstatus. In: DAH (Hrsg) Möglichkeiten und Grenzen der Herdtherapie. Banaschewsky, München
Schwamm E (1968) Thermoregulation und Thermodiagnostik. Physik Med Rehab 9: 5
Schwarz E (1974) Manuelle Therapie und innere Medizin. Schweiz Rdsch Med 69: 27
Sherrington CS (1906) The integrative action of the nervous system. Constable, London
Slauck A (1955) Herdgeschehen in internistischer Schau. In: DAH (Hrsg) Kritische Betrachtungen des Herdgeschehens. Hauser, München
Speransky AD (1950) Grundlagen der Theorien der Medizin. Saenger, Berlin

Stoddard A (1970) Lehrbuch der osteopathischen Technik an Wirbelsäule und Becken, die WS in Forschung und Praxis, Bd 19. Hippokrates, Stuttgart
Storck H (1962) Rheumatische Fernstörungen aus Beckenherden. Urban & Schwarzenberg, München Berlin
Sutter M (1975) Wesen, Klinik und Bedeutung spondylogener Reflexsyndrome. Schweiz Rdsch Med 64: 42
Taillard W (1955) Les lesions des petites articulations vertebrales dans le spondylolisthesis. Schweiz Med Wochenschr 85: 971
Teirich-Leube H (1957) Grundriß der Bindegewebsmassage. Fischer, Stuttgart
Tilscher H (1975) Die Rehabilitation von Wirbelsäulengestörten. Fischer, Heidelberg
Tilscher H (1979) Ursachen für Lumbalsyndrome. In: Hauss WG (Hrsg) Der Rheumatismus. Steinkopff, Darmstadt
Tilscher H (1979b) Salben, Linimente, Gelee, Peloide und andere äußerlich anzuwendende Substanzen. In: Jesserer H (Hrsg) Prakt. Rheumatologie. Österr. Rheumaliga
Tilscher H (1980) Beeinflußbarkeit von Erkrankungen, besonders des Bewegungsapparates, mittels segmental applizierter Lokaltherapeutika. In: Chlud K (Hrsg) Percutane Rheumatherapie. Pharm & Medical, Frankfurt, S 9-12
Tilscher H, Oblak O (1973) Untersuchungsergebnisse an einer Gruppe von Leistungsturnerinnen. Österr Sportmed 1: 19-27
Tilscher H, Oblak O (1974) Untersuchungen von ehemaligen Jugendleistungssportlern. Orthop Praxis 6: 339-342
Tilscher H, Steinbrück K (1979) Funktionsdiagnostik bei vertebragenen Störungen. In: Mrscher E (Hrsg) Funktionelle Diagnostik in der Orthopädie. Enke, Stuttgart, S 6-10
Tilscher H, Eder M (1986) Lehrbuch der Reflextherapie. Hippokrates, Stuttgart
Töndury G (1958) Entwicklungsgeschichte und Fehlbildungen der Wirbelsäule. Hippokrates, Stuttgart
Torklus D, Gehle W (1975) Die obere Halswirbelsäule. Thieme, Stuttgart
Velé F (1970) Die propriozeptive Informationsentstehung im Wirbelbogengelenk und die Verarbeitung dieser Afferenz. In: Wolff HD (Hrsg) Manuelle Medizin und ihre wissenschaftlichen Grundlagen. Verlag f. physik. Medizin, Heidelberg, S 78-84
Vester F (1980) Neuland des Denkens. Deutsche Verlagsanstalt, Stuttgart
Waller U (1975) Pathogenese des spondylogenen Reflexsyndroms. Schweiz Rundschau Med 42: 127
Weintraub A (1970) Psychosomatische Überlegungen zum Thema Rheuma und Nervensystem. Wissenschaftlicher Dienst Roche, Basel
Wiener N (1969) Kybernetik. Rowohlt, Hamburg
Wieser W (1959) Organismen, Strukturen, Maschinen. Fischer, Frankfurt
Wolff HD (1967) Bemerkungen zur Theorie der manuellen Therapie. Manuel 6ed 5: 1
Wolff HD (1970) Manuelle Medizin und ihre wissenschaftlichen Grundlagen. Verl. f. physik. Medizin, Heidelberg
Wolff HD (1975) Neurophysiologische Aspekte der manuellen Medizin. Eigenauflage, Trier

MIX
Papier aus verantwortungsvollen Quellen
Paper from responsible sources
FSC® C105338

If you have any concerns about our products,
you can contact us on
ProductSafety@springernature.com

In case Publisher is established outside the EU,
the EU authorized representative is:
**Springer Nature Customer Service Center GmbH
Europaplatz 3, 69115 Heidelberg, Germany**

Printed by Libri Plureos GmbH
in Hamburg, Germany